Clinical Trial for New Drug Development

新药临床试验实践

主编　范大超

上海科学技术出版社

图书在版编目（CIP）数据

新药临床试验实践 / 范大超主编. -- 上海 ： 上海
科学技术出版社，2021.8（2023.1重印）
ISBN 978-7-5478-5415-0

Ⅰ．①新… Ⅱ．①范… Ⅲ．①新药—研制 Ⅳ.
①R97

中国版本图书馆CIP数据核字（2021）第127483号

新药临床试验实践

主编　范大超

上海世纪出版(集团)有限公司
上海科学技术出版社 出版、发行
（上海市闵行区号景路 159 弄 A 座 9F–10F）
邮政编码 201101　　www.sstp.cn
上海当纳利印刷有限公司印刷
开本 787×1092　1/16　印张 16.25
字数 400 千字
2021 年 8 月第 1 版　2023 年 1 月第 5 次印刷
ISBN 978 - 7 - 5478 - 5415 - 0/R·2340
定价：128.00 元

内容提要

  本书以药品临床试验管理规范等指南为原则，介绍了新药临床试验从理论到实践的全部过程。全书共分十三章，介绍了新药开发的过程，强调新药临床试验设计、执行和质量控制的国际化、标准化和规范化；临床试验的管理和方法，包括受试者招募、保留及依从性；临床试验的监查、稽查和检查；国际性临床试验的统计方法和数据管理，统计报告的撰写；临床试验药物安全和药物警戒、药事法规、临床试验执行团队分工等。

  全书内容包括了新药临床试验的各个方面，重点突出，深入浅出，是一本实用性很强的新药临床试验指导用书。

编委会名单

前　言

　　药物研发分为三个阶段，药物探索（drug discovery）、临床前实验阶段（preclinical study）、人体临床试验阶段（clinical research），涉及化学、药理学、毒理学、医学、技术转移、规模扩大、生产质量管理、临床试验伦理、注册资料整理等步骤，是一个非常复杂的系统工程。一种新药从开发到上市，耗时约 10 年，费用在 10 亿美元以上。人体新药临床试验在药品开发过程中是一个里程碑，新药临床试验必须有高质量的数据，证明其有效性和安全性，所以试验的结果是决定药物是否能够获得药品监督管理部门批准上市的关键。过去，我国的药物研发以仿制国外已经上市的药品为主，几乎所有创新药都来自欧美，临床试验的总体水平也处于在中国患者中验证国外临床研究结果的状态；新药开发的临床试验在欧美国家非常成熟，但在亚洲许多国家则相对年轻。回顾历史，1995 年世界卫生组织（WHO）颁布了药品临床试验管理规范，也就是 GCP（Good Clinical Practice）指南，希望该指南能够成为其所有成员都遵守的共同标准。我国也于 1998 年 3 月颁布了中国的《药品临床试验管理规范（试行）》，2020 年 4 月 26 日由国家药品监督管理局颁布了新版《药物临床试验质量管理规范》，也就是中国新版的 GCP（以下简称 GCP2020 版）。新版 GCP，可以说是一份非常完善的文件，让中国的临床研究更加与国际接轨。按照 GCP2020 版的定义"临床试验，指以人体（患者或健康受试者）为对象的试验，意在发现或验证某种试验药物的临床医学、药理学以及其他药效学作用、不良反应，或者试验药物的吸收、分布、代谢和排泄，以确定药物的疗效与安全性的系统性试验"。纵观我国新药临床试验的历史，近年来伴随着一些以新药开发为主的生物技术公司的建立，我国的新药开发临床试验也有了快速的发展。

　　我从事新药临床试验这个工作转眼已有 20 余年，深感在遵循国际临床试验准则的前提下，有必要总结出一些我们中国临床试验的经验和特点。我们结合多年在跨国临床试验公司的工作经验，在总结国际、国内培训临床试验专门人才经验的基础上，编写了本书。编写人员主要来自跨国专业临床试验公司（contract research organization，CRO）、跨国制药公司以及医学院校等。他们大多在海内外跨国公司担任高层职位，本身就是临床试验一线的专家，从事过许多大型的新药开发的多国多中心临床试验，在各自的专业领域具有深厚的基础理论和丰富的实践经验。他们全方位、多视角、系统、深入地介绍了新药临床试验的各个方面。本书编写历时 3 年，编写团队数易其稿，求真务实，精益求精，以期为广大读者奉献理论性、实用性强的参考读物。

本书的编写主要有三个目的：第一，对于制药公司和生技公司从事新药开发的同行来说，临床试验是新药开发中极其重要的一环，本书对于试验的过程及各个环节的阐述可供参考。第二，对于手中已有一笔研究经费、准备开展医学临床研究的医界同仁来说，可参阅本书中的试验的设计，试验团队的组成，试验的项目管理、进度管理、费用管理、质量管理以及受试者招募的策略等，从而使临床试验在科学化的管理模式下进行。第三，对于相关专业学生或有志成为新药临床研究协调员（clinical research coordinator，CRC）、临床研究监查员（clinical research associate，CRA）、药政法规专业人员以及质量管理和质量保证专业人员等的人士，本书可提供本产业中的主要岗位和职责的介绍，提供选择专业时的学习参考。

本书以 ICH - GCP 以及新版 GCP 等相关法规与国际指南为原则，结合作者的实际经验，从理论到实践介绍了新药临床试验过程，强调试验设计、执行和质量控制的国际化、标准化和规范化。全书共分为十三章，第一章新药研发的基本流程，介绍新药开发的主要过程，包括药物探索、临床前的动物药理和毒理实验、人体临床试验阶段、人体试验的程序和要求，由 PPD 百时益医药研发有限公司高级医学总监范大超医师编写。第二章人体试验伦理原则的发展历程，介绍 GCP 的发展历史和现状，由重庆医科大学药学院郑航副教授和华氏康源首席医学官李宾医师编写。第三章伦理委员会，介绍伦理委员会的组成、运行以及知情同意书的撰写，由范大超、李宾和精诚医药（CRO）董事长武海波医师编写。第四章临床试验方案的设计和撰写，介绍临床试验的方法学，同时按照 GCP 的要求，分析试验方案的格式、撰写方法和经验，由范大超和 PPD 百时益医药研发有限公司亚太高级医学总监邱文心医师编写。第五章临床试验的项目管理，从项目管理的角度，按照 GCP 的要求，介绍如何建立试验团队，做好临床试验的进度管理、费用管理、质量控制，并介绍临床试验的标准作业程序（standard operation procedure，SOP），由李宾编写。第六章临床试验受试者招募、保留及依从性，主要介绍在遵循伦理学的原则下，如何招募、保留受试者，并分析国外的招募理论、策略及方法。由 PPD 百时益医药研发有限公司临床运营执行总监臧冬宁和范大超编写。第七章临床试验的监查，为了保证临床试验按照试验方案、标准操作规程和相关法律法规要求实施、记录和报告，重点介绍监查策略、方法、职责和要求，由臧冬宁、李宾编写。第八章临床试验的稽查和检查，介绍建立临床试验质量保证体系和系统，以保证临床试验的实施和数据的生成、记录和报告均遵守试验方案和相关法律法规，由新加坡国际 CRO 质量保证经理李严、广州华怡成医药科技发展有限公司资深稽查员叶飞和李宾编写。第九章临床试验的统计学原理简介，介绍统计方法和统计报告，以及在进行统计分析时常见的问题，由 PPD 美国总部统计及编程部副总监陆芸编写。第十章临床试验的数据管理，介绍在国际性临床试验中数据管理的理论和方法，由陆芸编写。第十一章药物安全和药物警戒，由缔脉生物医药科技（上海）有限公司药物安全和药物警戒副总裁、执行总监谢珺和范大超编写。第十二章药事法规，主要介绍新药临床试验在我国的各类申请和流程简介,简单介绍了美国 FDA、欧盟 EMA 和日本 PMDA 以及上述机构临床试验法规中应该注意的问题,由 PPD 百时益医药研发有限公司法规事务总监刘国梁和郑航合作撰写。第十三章临床试验执行团队和分工,介绍制药企业的医学部、研究医院管理组织、CRO、中心实验室、独立影像评估委员会在临床试验中的作用和各自的分工,由范大超、邱文心、郑航、李宾及德国国际 CRO 医学副总监周丹编写。

本书涉及领域较广,我们期待读者的反馈,指出书中需要修订的内容,以帮助我们改进表述或调整内容,这些信息将成为改进和完善后续版本的重要参考。

在本书的撰写过程中,河南科技大学第一附属医院院长高社干教授组织河南科技大学医学院副院长王建刚教授及李艳教授、邱相君教授、李瑞芳副教授、杜景霞副教授、王学廷高级实验师等积极参与了审读工作,对一些章节也提出了一些建设性的意见和修改建议,在此表示衷心的感谢。该院药学专业研究生高子涵、陈克莉、段一梦同学在图表制作及文字校对方面做了大量工作,也在此表示感谢。

范大超

PPD 百时益医药研发有限公司高级医学总监

2021 年 4 月上海

目录

第一章　新药研发的基本流程

药物的研究与开发，首先必须明确疾病的病理机制。因此，对疾病的病因和发病机制的研究是任何新药研发的起点。当医学基础研究对疾病的病理机制已经相当清楚，接下来的步骤就是研究治疗这种疾病的药物，通过对一种化合物作用机制的探索和研究，开发出具有临床治疗作用的药物。药物研发分为三个阶段：药物探索（drug discovery）、临床前实验阶段（preclinical study）、人体临床试验阶段（clinical research）。

一、药物探索

药物探索阶段主要包括新药的发现及其价值的确认。现代药物的重要来源包括小分子化合物、蛋白质药物。目前临床上使用的药物仍以化学合成的小分子化合物为主，大分子药物主要包括抗体、激素、疫苗等。

1. 小分子化合物　一种药物由发现作用到成为真正有用的新药，一种有药效的化合物（先导药物，lead compound），通常需再合成几百到几千种衍生物，评估并比较其活性、毒性、稳定性、药物动力学后，从中选择几种具有潜力的候选药物进入下一阶段的临床前实验。为了加快药物研发的时间，药企或药物研究所会采取不同的策略，如以组合化学（combinatorial chemistry）来加快合成药物的数量，并配合高效率筛选（high throughput screening）来筛选出有效的化合物。有时需借助电脑，了解药物与生物体结构的相互作用，来设计更具选择性的衍生物，以提高药效，降低副作用，并减少实际合成化合物之数量和成本。

2. 大分子药物　大分子药物（macromolecules），也被称为生物制品（biologics），是指应用普通的或以基因工程、细胞工程、蛋白质工程、发酵工程等生物技术获得的微生物、细胞及各种动物、人源组织和液体等生物材料制备的用于人类疾病预防、治疗和诊断的药品。生物大分子药物包括多肽、蛋白质、抗体、聚糖与核酸等。大分子药物的作用机制与一般药物或小分子药物不同，大分子药物主要是通过刺激机体免疫系统产生免疫物质（如抗体）从而发挥其功效，在人体内出现体液免疫、细胞免疫或细胞介导免疫，多用于治疗肿瘤、艾滋病、心脑血管病、肝炎等重大疾病，被认为是 21 世纪药物研究开发中最有前景的药物之一。目前已上市的有来那西普、贝伐单抗、利妥昔单抗等。

二、临床前实验阶段

此阶段包括产品原料药的开发、制程、剂型及动物毒理试验等。药物最终目的是要在患者身上证明有效，但为了安全起见，一定要先在动物身上证明其具有药效，并且安全。为了达到这个目的，有许多实验必须在人体临床试验前完成，才能向药物监管机构申请试验新药（investigational new drug，IND），通过审核批准后再执行临床试验。以下简述 IND 所需完成的研发项目。

1. 化学、制造与监控（chemical manufacture and control，CMC）　主要包含化合物的大量制

造、纯度分析、物化性质、安定性试验、剂型设计等。原料药合成工艺研发（process R & D），这是一个不断改进、完善的过程。第一批提供的原料药主要用于毒理研究（100～1 000 g），要求是越快越好，成本不是主要考虑因素。但随着项目的推进，工艺部门会根据需要，设计全新合成路线，开发合理生产工艺来满足Ⅰ～Ⅲ期临床用药与商业化的需求。同理，制剂部门首先也会以最简单的形式给药，完成毒理研究，然后不断完成处方工艺研究，开发出商业化的制剂工艺。

2. 药代动力学（pharmacokinetics，PK） 了解药物如何在体内被吸收、分布、代谢、排泄，这些数据可提供未来临床试验给药途径的依据，如口服、注射剂、吸入剂等。

3. 安全性药理（safety pharmacology） 证明该化合物针对特定目标疾病具有生物活性，同时评估药物对疗效以外的作用，需进行动物安全性药理试验，以了解可能的副作用，尤其对心血管系统、呼吸系统、中枢神经系统、消化系统等的影响。

4. 毒理实验（toxicology） 毒理研究种类较多，包括急性毒性、亚急性毒性、慢性毒性、生殖毒性、致癌性、致突变性等。为了使新药能及早评估是否有疗效，有些毒理实验如致癌性、生殖毒性，可放在临床试验Ⅰ、Ⅱ期同时执行。

5. 制剂开发（preparation development） 早期制剂研究并不需要完整的处方开发，所有研究围绕毒理学研究和Ⅰ期临床时方便给药即可，目的是将候选药物尽快推向临床。随着项目推进，给药方式和处方研究越来越全面。比如，有的药胃肠吸收很差，就需要开发为注射剂。有的药在胃酸里会失去活性，就需要开发为肠溶制剂。有的化合物溶解性不好，也可以通过改变制剂来解决这个问题。

新药临床试验申请（investigational new drug application，INDA），也就是向药品监督管理部门申请批准新药临床试验，指在原创新药的研发过程中，从动物实验中获得能够安全用于人体的一些基本信息和数据，然后才能申请进入临床试验。申请被批准后，才能进行各期临床试验，一旦证明有效，可以进行新药上市申请，IND才正式结束。获准药品进入人体试验后的IND阶段包括Ⅰ期、Ⅱ期和Ⅲ期临床试验。IND阶段的每个临床试验方案和临床试验总结报告需要及时申报国家药品监督管理部门。在临床试验中出现的药物不良反应和年度报告也需要及时报告。新药上市申请（new drug application，NDA）要提交包括从分子治疗机制开始的所有药品质量、临床前和临床研发数据，目的是要证实药品的安全、有效和优质。NDA一旦生效，其来源的IND随即废止。NDA一直跟随药品上市全程。除了及时提交严重不良反应的报告，在药品上市的每周年需要提交该药品的NDA年度报告。

在临床前阶段，也就是在申报新药临床试验申请之前，需要花费5～10年的时间。① 用于研究药物对疾病的作用，在分子水平基础上，研究药物的靶点和作用机制。② 药物有效成分的化学合成、提纯、筛选和生产。③ 用对靶细胞亲和力最大的几个合成分子，在动物体外和动物体内进行药理学、药代动力学和长期或短期毒理学实验，也就是在动物模型上做安全性实验，验证药物的作用机制（mood of action，MOA），同时找出其中一个能够在人体使用的安全起始剂量。

在临床前研究的基础上，对药物的各种质量参数进行评价，把临床前实验数据汇总成总结报告，再加上临床试验方案，就构成了IND的主要申请资料。经过国家药品监督管理部门对提交资料的审查，确认新合成的药物不会对人体构成不必要的风险，就可以开始临床试验。在依次完成Ⅰ期、Ⅱ期、Ⅲ期临床试验后，申办者可以整合所有的数据报告，做新药上市申请。新药上市以后，再做Ⅳ期临床试验，以进一步评价更大人群中用药的药物安全性。

从最初的筛选上万种左右潜在的化合物，到最后有一种新药上市，涉及化学、药理学、毒理学、医学、技术转移、规模扩大、生产质量管理、临床试验伦理、注册资料整理等步骤,是一个非常复杂的系统工程。有学者分析了 98 家药企 10 年来所开发的新药,对于那些有能力在 10 年内开发出 8～13 种新药的公司,开发 1 种新药的费用最高可达 55 亿美元,包括多国多中心试验和药物警戒等安全性的观察(Herper,2013)。所以新药上市是一个高技术、高投资、高风险漫长的过程。这样的过程不仅仅局限于小分子的化学药物,也见之于风险更大、开发难度更复杂、花费更多的大分子(比如抗体及疫苗)生物药的开发。开展人体新药临床试验在药品开发过程中是一个非常重要的里程碑。对药企来说,完成新药临床试验,可能有 1 种新药上市,同时也标志着该药被国家药品监督管理部门正式纳入监管范围。经过药品监督管理部门的审核批准,这种合成分子才能开始进入临床试验,探索在人体使用的既安全又有效的剂量。经过Ⅰ期、Ⅱ期和Ⅲ期临床试验,分别在健康人群、小批量和大批量患者中试用药物,得到进一步的安全性和足够的有效性依据之后,该药品才能得到药品监督管理部门的审核批准进入市场。图 1-1 是以美国药品开发的基本模式来显示临床前研究、临床试验和 NDA 审批三个阶段之间的关系和一些重要的里程碑(FDA,2015)。

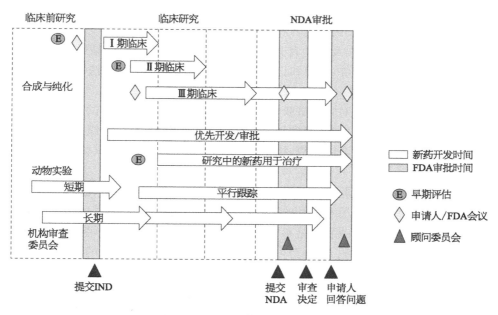

图 1-1　美国新药开发过程示意图

三、人体临床试验阶段分期

1. Ⅰ期临床试验　初步的临床药理学及人体安全性评价试验。观察人体对于新药的耐受程度和药物代谢动力学,为制定给药方案和用药剂量提供依据。

2. Ⅱ期临床试验　治疗作用摸索阶段。其目的是摸索药物对目标适应证患者的疗效和安全性,也包括为Ⅲ期临床适应试验设计和给药剂量方案的确定提供依据。此阶段的试验设计可以根据具体的试验目的,采用多种形式,包括随机、双盲、对照试验。

3. Ⅲ期临床试验　治疗作用确证阶段。其目的是进一步验证药物对预期适应证患者的疗效和安全性,并为利益与风险关系的评估提供依据,最终为药物注册申请获得批准提供充分的依据,如果试验成功,也就是该药拿到了上市许可。如果试验失败,该药就不能被批准上市,试验一般采用随机双盲对照试验。

4. Ⅵ期临床试验　新药上市后由申请人自主进行的应用研究阶段。其目的是考察在广泛使用条件下的药物治疗和不良反应,评价在普通或特殊人群中使用的利益与风险关系。

四、药物临床试验术语及定义

按照 GCP2020 版第二章第十一条,部分药物临床试验用语含义如下。

临床试验,指以人体(患者或健康受试者)为对象的试验,意在发现或验证某种试验药物的临床医学、药理学以及其他药效学作用、不良反应,或者试验药物的吸收、分布、代谢和排泄,以确定药物的疗效与安全性的系统性试验。

临床试验的依从性,指临床试验参与各方遵守与临床试验有关的要求、本规范和相关法律法规。

非临床研究,指不在人体上进行的生物医学研究。

独立的数据监查委员会(数据和安全监查委员会、监查委员会、数据监查委员会),指由申办者设立的独立的数据监查委员会,定期对临床试验的进展、安全性数据和重要的有效性终点进行评估,并向申办者建议是否继续、调整或者停止试验。

伦理委员会,指由医学、药学及其他背景人员组成的委员会,其职责是通过独立地审查、同意、跟踪审查试验方案及相关文件,获得和记录受试者知情同意所用的方法和材料等,确保受试者的权益、安全受到保护。

研究者,指实施临床试验并对临床试验质量及受试者权益和安全负责的试验现场的负责人。

申办者,指负责临床试验的发起、管理和提供临床试验经费的个人、组织或者机构。

合同研究组织,指通过签订合同授权,执行申办者或者研究者在临床试验中的某些职责和任务的单位。

受试者,指参加一项临床试验,并作为试验用药品的接受者,包括患者、健康受试者。

弱势受试者,指维护自身意愿和权利的能力不足或者丧失的受试者,其自愿参加临床试验的意愿,有可能被试验的预期获益或者拒绝参加可能被报复而受到不正当影响。包括研究者的学生和下级、申办者的员工、军人、犯人、无药可救疾病的患者、处于危急状况的患者、入住福利院的人、流浪者、未成年人和无能力知情同意的人等。

知情同意,指受试者被告知可影响其做出参加临床试验决定的各方面情况后,确认同意自愿参加临床试验的过程。该过程应当以书面的、签署姓名和日期的知情同意书作为文件证明。

试验方案,指说明临床试验目的、设计、方法学、统计学考虑和组织实施的文件。试验方案通常还应当包括临床试验的背景和理论基础,该内容也可以在其他参考文件中给出。试验方案包括方案及其修订版。

研究者手册,指与开展临床试验相关的试验用药品的临床和非临床研究资料汇编。

病例报告表,指按照试验方案要求设计,向申办者报告的记录受试者相关信息的纸质或者电子文件。

标准操作规程,指为保证某项特定操作的一致性而制定的详细的书面要求。

试验用药品,指用于临床试验的试验药物、对照药品。

对照药品,指临床试验中用于与试验药物参比对照的其他研究药物、已上市药品或者安慰剂。

五、药物临床试验的类型

（一）对照试验(control trial)

临床治疗中所获得的疗效可能由药物引起，也可能是由于非药物因素如休息、疾病或症状自愈等因素引起。临床试验的目的是评价某种药物或治疗措施的疗效，因此，必须设立对照组。治疗组的患者接受研究药物，而对照组的患者接受安慰剂或另外一种已经开始上市的药物。对照药物的选择分为阳性对照药(即有活性的药物)和阴性对照药(即安慰剂)。新药为注册申请进行临床试验，阳性对照药原则上应选同类药物中公认的最好品种。新药上市后为了证实对某种疾病具有优于其他药物的优势，可选择特定的适应证，并选择对这种适应证公认最有效的药物（可以是与研究药物不同结构类型、不同家族，但具有类似作用的药物）作为对照。对照研究的最高原则是组间一致原则，即治疗组与对照组在受试者的一般情况、试验因素、试验条件、操作、干预时间等方面的一致性。一致性越高，越具有可比性。随机双盲对照临床试验是临床研究的金标准。主要的对照类型有安慰剂对照、阳性(即有活性的药物)对照、历史性对照、空白对照。

1. 安慰剂对照(placebo control)　　安慰剂是没有生物活性、没有治疗作用的片剂、液体或粉末。但是其外观、大小、颜色、剂型、重量、味道和气味等物理特征都要尽可能与研究药物相同。安慰剂常用于安慰剂对照的临床试验，研究药物要和安慰剂进行比较，以评价其疗效，这时对照组就会使用安慰剂。对于在什么情况下允许使用安慰剂做对照组，要从伦理学的角度进行分析。一般情况下急症、重症、感染性疾病或有严重器质性病变的患者，不能用安慰剂作对照。但对于轻症或功能性疾病的患者，尤其是如果研究药物作用较弱，而且受试者是一般轻、中度功能性疾病的患者时，为确定药物本身是否有肯定的治疗作用，宜选择安慰剂作为对照。只有证实研究药物显著优于安慰剂对照组时，才能确认药物本身的药效。但是如果不使用安慰剂对照，无论观察到的疗效有多好，也很难说研究药物是否真的有效。对照的意义在于给出观察指标变动的对比值以及消除偏倚的影响。

在镇痛药、抗抑郁药、抗失眠药、抗焦虑药的试验中，尤其应该考虑到安慰剂效应(placebo effect)。安慰剂效应于 1955 年由 Henry K. Beecher 提出(Beecher，1955)，也就是非特定效应(non-specific effects)或受试者期望效应(subject-expectancy effect)。许多临床试验结果显示，安慰剂效应所产生的效果甚至可以达到治疗组药物疗效，比如有研究发现服用抗抑郁药物的治疗组中出现自杀或者企图自杀的下降 40%，而服用安慰剂的对照组中出现自杀或者企图自杀的情况也可以下降达 30%(Khan，et al.，2000)。因为尽管在试验中安慰剂本身并无药理效应，但是由于受试者自身的心理暗示作用，以及受到的很多照顾，包括频繁的探视、良好的医疗护理、各项检查等，使得他们一般状态好转，自觉病情改善，虽然事实上他们只是接受了安慰剂治疗。大量的研究表明现有疾病对于安慰剂也的确有一些反应，包括降低血压，缓解术后疼痛，减轻焦虑、沮丧、恐惧和精神分裂等症状。我们必须知道这是一种真实存在的现象，并且认识到安慰剂对临床试验有着重要的影响。安慰剂效应不但在安慰剂对照组中产生影响，有时试验中没有接受安慰剂治疗的受试者也会受到安慰剂效应的影响。因为试验中所有的受试者，无论是治疗组或在安慰剂对照组，都受到了同样的关注和医疗护理包括较多的诊疗、探望、照顾。因此，接受真实治疗和接受安慰剂治疗的受试者都体验到了安慰剂效果。

在临床试验中使用安慰剂对照意味着治疗组使用活性药物而对照组使用安慰剂，以便两组结果进行比较。试验中使用安慰剂有助于控制心理暗示作用和使用活性药物产生的副作用带来的影响。有时试验中会设计安慰剂导入期（placebo run-in period），以排除那些易受安慰剂影响的受试者。也就是说，在用药前，先设定一个导入期，每一位受试者均服用安慰剂治疗（2周），然后对受试者再做一次检测。那些症状有明显改善的，就会被排除在外，而未受到安慰剂影响的受试者进入真正的治疗期。此导入期的目的是排除安慰剂对研究药物的影响，从而使研究药物的作用可以更准确地反映出来（范大超，2009）。

此外，安慰剂导入期也可用于排除依从性较差的受试者。在治疗周期较长的试验中（如1年），有时会设置安慰剂导入期（如1个月），那些不能按时回访和依从性较差的受试者就会被剔除，从而使那些依从性较好的受试者进入试验，以降低失访率。

安慰剂也可用在叠加（add-on）试验中。例如，假设我们的试验用药品是A药，对照组是安慰剂，而受试者在试验前一直在服用B药，且由于伦理学的原因不能停用该药。因此，在受试者继续服用B药的前提下，药物随机分配后分别进入B+A组或B+安慰剂组，但是这个设计首先要排除A+B的交互作用如协同作用。否则这个试验设计的正确性会被质疑。此外，在原有的治疗方案基础上，一组加用研究药物，对照组加用安慰剂，安慰剂可用于阳性药物对照试验中。为了保证双盲试验的执行，常采用双模拟技巧，受试药和阳性对照药都制作了安慰剂以利于设盲。

2. 阳性对照（active control）　在一些从伦理学角度考虑不能使用安慰剂的病例中，研究药物必须同另外一种有活性的化合物进行比较，这种研究方法称为阳性对照研究。作为对照组的阳性对照药物，必须是治疗药物中，对于所研究的疾病，疗效是公认最好的药物，一般是与所研究新药性质相同的药物。如果选择不是疗效最好的药物作对照组，既不合理，更不会被药监局接受。阳性对照主要可分两种类型，即平行对照试验与交叉对照试验。

3. 平行对照（parallel control）　设试验组与对照组，将病情相同的受试者分为两组：试验组与对照组以1∶1配对，也可以是2∶1配对（试验药两组，对照药一组），或者是3∶1配对（试验药三组，对照药一组），甚至于3∶1组以上。也可以设对照药一组，试验药则以不同剂量或不同给药途径分为两组或三组以上。这是在临床试验中最普遍、最直接的统计学设计。在这样的设计中，每一个受试者进入一个治疗组或者是对照组，所有的受试者按照同样试验进度，参与试验所要求的体格检查、实验室检查和相关的疗效和安全性评估，以便试验完成时在各个组之间进行比较分析。这里可以通过图来表示常见的几种设计，平行试验如图1-2、图1-3。

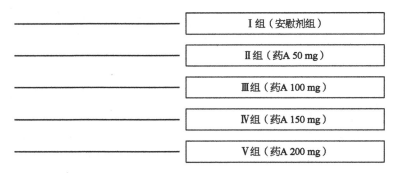

I组（安慰剂组）

II组（药A 50 mg）

III组（药A 100 mg）

IV组（药A 150 mg）

V组（药A 200 mg）

图 1-2　平行对照试验分组示意图

注：药A各剂量组为平行试验组

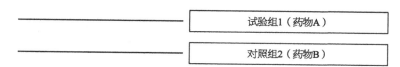

图 1-3　平行对照试验分组示意图

注：药物 A 与药物 B 为平行试验组

4. **交叉对照**(crossover control)　两组受试者使用两种不同的治疗措施,然后相互交换用药,最后比较试验结果。整个试验设计分为两个阶段,先将受试者随机分为Ⅰ、Ⅱ两组。第一阶段：Ⅰ组接受 A 药,Ⅱ组接受 B 药。此阶段结束后,两组受试者均停药一段时间进行洗脱。之后再进入第二个阶段,对换治疗用药,即Ⅰ组接受 B 药,Ⅱ组接受 A 药。各组试验用药的顺序通过随机化方法确定,如图 1-4。

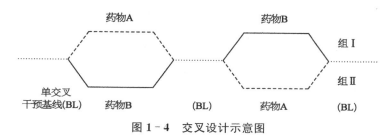

图 1-4　交叉设计示意图

每组都有机会接受 A 药和 B 药,在试验的第一个阶段,有点类似平行设计,但是在第二个阶段,该组要使用对照组的药物。每一组既要同自己比较,也就是第一阶段和第二阶段比较,同时还要和对照组比较。最简单的交叉设计如图 1-4。交叉设计同平行设计相比可变性减少了。然而,许多药物在停药后有遗留效应或后遗效应,因此在第一阶段和第二阶段之间,要设计一个洗脱期(washout period),这个洗脱期的长短,应该按照研究药物的半衰期,同时考虑到研究药物的适应证。一般而言,可以参考第一阶段所用药物的半衰期,洗脱期以 5～7 个半衰期为停药时间,然后开始第二阶段用药治疗,目的是排除第一阶段的药物的遗留效应或后遗效应,其作用不至于影响第二阶段疗效和安全性的观察。

此外,在设计交叉试验时,受试者在两个治疗阶段之间,让病情恢复到第一阶段治疗前基线,以保证进入第二阶段之前,两组患者的病情均与进入第一阶段时相同,这样两个治疗期开始前的基线是一致的。如果两个基线值不一致,第一阶段和第二阶段就不具有可比性。不但基线值要一致,而且不能有遗留效应或后遗效应。交叉对照的优点是每例受试者先后接受试验组或对照组的治疗,不仅有组间对照,而且有自身前后对照,降低了两组的变异度,受各种干扰因素和偏倚作用的影响很小,可以提高评价疗效的效率,且需要受试者的数量较少。缺点是应用病种范围受限,对于各种急性重症疾患或不能恢复到第一阶段治疗前状况的疾病(如心肌梗死),及那些不可停止治疗让病情回到第一阶段的疾病(如心力衰竭)等,都不能采用交叉对照试验。

5. **历史对照**(historical control)　有时在临床试验中也采用历史性对照研究。历史性对照是一种非随机、非同期的对照研究方法。此型对照是一组受试者(试验组)接受新疗法,将其疗效与以前的某个时间用某种方法治疗的同类型受试者的疗效加以比较。可分为两类：一类是以受试者本身既往的数据作为对照(没有接受治疗的、接受过相同或不同治疗的数据)。另一类是以既往其他病例的数据作为对照进行比较(没有接受治疗的、接受过相同或不同治疗的数据)。这类研究对于肿瘤这类自然病程非常清楚,没有有效治疗方法的疾病更为合适。试验是将一般人群中没有接受治疗的同一肿瘤患者与接受治疗的受试者作为对照进行死亡率的比较。例如,如果在一段特定时间内某一肿瘤未接受治疗的患者的死亡率是 55%,而同一时间段内同一肿瘤类型接受治疗后患者的死亡率是 25%,这就显示出使用研究药物和没有使用药物有着明显的不同。历史对照的优点是易为受试者接受,也符合伦理学要求,省钱、省时间。缺点是特别容易产生偏倚,不能保证两组患者的病情和所试验的药物以外其他因素是否具有可比性,亦不能排除目前所观察到的疗效实际上是由于其他因素所造成的。

6. 空白对照(blank control)　此外,还有一种空白对照研究,即治疗组使用研究药物,而对照组不采取治疗措施的研究。但在新药临床试验中,极少采用这种研究方法。有时安慰剂对照和阳性对照可在同一个试验中同时使用(把受试者分成三个治疗组)。这就允许试验用药物可以同安慰剂做比较也可以同阳性对照做比较,以减少前面谈到的安慰剂效应。一般来说,应该有更多的受试者接受活性药物治疗而不是安慰剂治疗。如果入选的受试者被随机分配到三个治疗组中,就有 2/3 的患者接受活性药物治疗而 1/3 的患者接受安慰剂治疗。既然大多数的受试者都愿意接受活性药物治疗,那么这个对照设计也能够使研究更加吸引受试者的参加。

(二)盲法原则(type of blinds)

按照 GCP2020 版第二章第十一条(三十八)设盲,"指临床试验中使一方或者多方不知道受试者治疗分配的程序。单盲一般指受试者不知道,双盲一般指受试者、研究者、监查员以及数据分析人员均不知道治疗分配"。设盲目的是为了消除临床试验中主观因素所导致的偏倚,这种主观影响可以来自研究者,也可以来自受试者或者是其他参与试验的工作人员。盲法设计又可以分为单盲法、双盲法、三盲法,也可以进一步分为混合性盲法、双盲双模拟法及开放性试验。

1. 单盲法(single blind)　单盲法试验是指研究者及试验人员不设盲,受试者设盲,受试者不知道自己接受的是哪一种药物和分组,不知道接受的是试验组还是对照组。单盲法由于研究者及试验人员不设盲,因而不能排除研究者及试验人员的主观偏倚(bias)。有时采用双盲法在技术上有一定的操作困难,而又必须使数据具有一定的说服力,这时通常可以采用单盲法。

2. 双盲法(double blind)　研究者和受试者设盲,研究者和受试者都不知道受试者接受的是哪一种药物和分组。治疗药物与安慰剂或对照药物应大小、形状、颜色均一致。这样能充分保证研究结果不受研究者和受试者心理因素的影响。大多数的试验采用双盲法。如果在整个试验过程中盲法没有被破坏、方案的执行没有严重的偏差(deviation)、把握度(power)足够、受试者的依从性也较好的话,其数据将会有较强的说服力。

3. 三盲法(triple blind)　是研究者、受试者及其他试验人员(药剂师、监查员或统计分析师)均设盲。三盲法的目的是为了更好贯彻执行双盲法,任何与研究者和受试者有接触的试验人员,比如监查员或统计分析师、药剂师或其他药品包装人员都应该设盲,从而避免这些人员对试验产生影响,避免干扰,确认双盲的有效性。如果一个试验采用双盲法,应该在临床试验之前、试验中,以及试验结束直到揭盲之前,都应始终保持盲法的有效性。

4. 混合性盲法(combination of blind)　试验分两个阶段,第一阶段采用单盲、第二阶段采用双盲。或者盲态在试验过程中有所改变,比如在治疗期采用双盲;进入随访后,采用开放试验,可见于一些抗肿瘤药物的试验。

5. 双盲双模拟法(double-dummy)　双盲双模拟法用于 A 与 B 两种药的外观(片剂与鼻喷

剂)或气味均不相同又无法改变时,可制备两种外观或气味分别与 A 或 B 相同的安慰剂,分组服药时,服 A 药组加服 B 药安慰剂,服 B 药组加服 A 药安慰剂,每组受试者均分别服用一种药物和另一种药物的安慰剂两种药,且外观与气味完全一样,这样研究者和受试者均无法区别。

6. 揭盲(unblinding)　有时在治疗组与对照组中,由于不良反应发生率的不同,或者疗效不佳,或者试验室检查的数据改变,或药物本身的特性,双盲会在不自主的情况下被揭盲。例如某些会使尿液变成橘红色的药物,在临床试验中,就会被受试者发现,从而得知自己是在治疗组或对照组。因此,在制定盲法设计时,这些因素必须纳入考虑。曾经有这样一个试验,在关节腔中注射一种药物,对照组采用生理盐水,在整个试验的设计过程当中,在送伦理委员会审查及药监局的审查当中,都认为可行,但是在临床试验中有护士报告,在注射时,手感可以感觉生理盐水与研究药物的不同,事实上这个试验的双盲已经被破坏了。

7. 开放试验(open label)　受试者和研究者都知道受试者接受的是哪一种药物。临床试验的最高准则是随机的对照试验,但是在有些情况下,也会采用开放性对照试验,开放性试验多见于晚期抗肿瘤药的新药试验,药代动力学试验,剂量范围探索的试验,受试者为疾病晚期、危重或昏迷状态的试验,治疗周期较长的Ⅱ、Ⅲ期临床试验,上市后考察药物长期使用的安全性和耐受性的试验,以及一些从伦理学角度不适合设盲的试验。

(三)随机化(randomization)

临床对照试验中各组病例的分配必须实行随机化。随机化是指将病例分配进入试验药组或对照药组不以人们的意志为转移,完全按照随机编排的序号入组。其目的为排除分配误差,使病例或试验对象均匀分配到各试验组(随机化的方法详见第九章临床试验的统计学原理简介)。

新药研发中临床试验依照不同的特性、是否设对照组、是否随机、是否盲法对临床试验进行分类。如果按照参加试验的中心分类,新药临床试验分为单中心试验、多中心试验、本国试验或国际多国多中心试验。

如果依据临床试验的目的,则可以分为以下几类:① 以观察药物疗效为主要目的,主要为Ⅱ期和Ⅲ期临床试验。② 评估药物安全性的试验,对于几乎所有的临床试验,安全性都是必不可少的观察项目,但是把安全性作为主要试验目的的试验,多见于Ⅰ期和Ⅳ期的临床试验,Ⅰ期临床试验主要在于决定研究药物对于健康受试者临床耐受性的剂量范围,以及观察不良反应、体征或生命指数的变化。Ⅳ期临床试验在新药上市后大规模人群中评价安全性。③ 药代动力学参数的评估试验。④ 新检查方法评估的试验,比如新型的造影剂需要临床试验的验证。⑤ 新剂型的临床试验。⑥ 新给药途径的临床试验。⑦ 评价医疗器械受试产品是否具有预期的安全性和有效性,如血糖仪、测氧仪。

六、临床试验中的相关方

新药临床试验人员和临床医师做临床研究的学术试验最大的不同是,临床学术试验不需要国家药品监督管理部门的批准,只要医院伦理委员会审核批准就可以执行,但新药临床试验必须由国家药品监督管理部门批准,还要医院伦理委员会审核批准。新药临床试验不管是什么样的适应证、什么样的新药,试验项目中的利益相关方一般可以分为三种:第一是代表临床试验的发起人,也就是制药公司(申办者);第二是国家的药品监督管理部门,如中国国家药品监督管理局(National Medical Products Administration,NMPA)、美国食品药品监督管理局(Food and Drug Administration,FDA)、欧洲药品管理局(European Medicines Agency,EMA)和日本独立

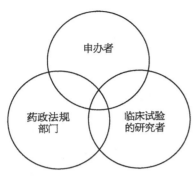

图 1-5 临床试验中的相关三方

行政法人医药品医疗器械管理局（Pharmaceutical and Medical Device Act，PMDA）；第三是临床试验的执行机构，也就是临床试验研究者、医院以及相关的伦理委员会（图 1-5）。下面以我国药政法规要求为例，谈谈这三者之间的关系。

1. 申办者　申办者可以是国内或国外的制药公司，或者是生物技术公司、医疗器械公司。新药研究包括临床试验的申办者必须是在我国有法人资格的单位，若申办者为外国机构，则必须有在中国具有法人资格的代表并按中国法规履行规定的责任。申办者的职责：① 准备试验资料。进行临床试验前，申办者必须提供研究药物的临床前研究资料，包括处方组成、制造工艺和质量检验结果。所提供的药学数据、临床前数据和已有的临床数据必须符合开始进行相应各期临床试验的要求，同时还应提供该研究药物已完成和其他地区正在进行的与临床试验有关的疗效和安全性资料，以证明该研究药物可用于临床试验，为其安全性和临床应用的可能性提供充分依据。② 得到国家药品监督管理局和伦理委员会批准。申办者在获得国家药品监督管理局批准并取得伦理委员会批文后才可以按照试验方案和 GCP 要求组织临床试验。③ 选择研究者并签署试验合同。申办者选择临床试验承担单位和研究者，认可其资格及条件以保证试验的完成。临床试验开始前，申办者和研究者应就试验方案、试验的监查、稽查和标准操作规程以及试验中的职责分工等达成书面协议，述明在数据处理、统计分析、结果报告和发表论文方式等方面的职责及分工。④ 对试验的监查。申办者任命监查员，并为研究者所接受，监查临床试验的进行，保证研究者按照已批准的方案、GCP 或有关法规进行临床试验。⑤ 质量控制和保证。申办者负责建立临床试验的质量控制和质量保证系统，并采用标准操作规程，以保证临床的质量控制和质量保证系统的实施。需要时，申办者可组织对临床试验的稽查以保证质量。⑥ 不良事件的处理和报告。申办者与研究者必须迅速研究所发生的严重不良事件，采取必要的措施以保证受试者的安全，并及时向药品监督管理部门报告，同时向参加同一药物的临床试验的其他研究者通报不良事件。⑦ 试验的中止。申办者中止一项临床试验应迅速通知研究者、伦理委员会和国家药品监督管理局，并阐述理由。⑧ 临床试验总结报告。申办者负责向国家药品监督管理局递交试验的总结报告。⑨ 经济补偿和保险。申办者应对参加临床试验的受试者提供保险，对于发生与试验相关的损害或死亡的受试者承担治疗费用及相应的经济补偿，也应向研究者提供法律上与经济上的担保，但由医疗事故所导致的除外。⑩ 试验资料的保存。临床试验中的资料均须按规定保存及管理。

2. 药品监督管理部门　新药的临床试验必须得到国家药品监督管理局和伦理委员会批准。申办者在获得国家药品监督管理局批准并取得伦理委员会批文后才可以按照试验方案和 GCP 要求组织和执行临床试验。新药临床试验是药品注册的一个非常重要的部分，药品注册是控制药品市场准入的前置性管理，是对药品上市的事前管理。国家药品监督管理局根据药品注册申请人的申请，依照法定程序，对拟上市药品的安全性、有效性、质量可控性等进行审查，并决定是否批准上市。如果通过药品注册申请，则发给药品注册证书，也就是这个药物可以上市了。

3. 临床试验研究者　按照我国的 GCP2020 版第四章第十六条，研究者和临床试验机构应当具备的资格和要求包括："（一）具有在临床试验机构的执业资格；具备临床试验所需的专业知识、培训经历和能力;能够根据申办者、伦理委员会和药品监督管理部门的要求提供最新的工作履历和相关资格文件。(二)熟悉申办者提供的试验方案、研究者手册、试验药物相关资料信息。(三)熟悉并遵守本规范和临床试验相关的法律法规。(四)保存一份由研究者签署的职责分工授权表。(五)研究者和临床试验机构应当接受申办者组织的监查和稽查,以及药品监督管理部门的检查。(六)研究者和临床试验机构授权个人或者单位承担临床试验相关的职责和功能,应当确保其具备相应资质,应当建立完整的程序以确保其执行临床试验相关职责和功能,产生可靠的数据。研究者和临床试验机构授权临床试验机构以外的单位承担试验相关的职责和功能应当获得申办者同意。"第十七条,研究者和临床试验机构应当具有完成临床试验所需的必要条件:"(一)研究者在临床试验约定的期限内有按照试验方案入组足够数量受试者的能力。(二)研究者在临床试验约定的期限内有足够的时间实施和完成临床试验。(三)研究者在临床试验期间有权支配参与临床试验的人员,具有使用临床试验所需医疗设施的权限,正确、安全地实施临床试验。(四)研究者在临床试验期间确保所有参加临床试验的人员充分了解试验方案及试验用药品,明确各自在试验中的分工和职责,确保临床试验数据的真实、完整和准确。(五)研究者监管所有研究人员执行试验方案,并采取措施实施临床试验的质量管理。(六)临床试验机构应当设立相应的内部管理部门,承担临床试验的管理工作。"第十八条,研究者应当给予受试者适合的医疗处理:"(一)研究者为临床医生或者授权临床医生需要承担所有与临床试验有关的医学决策责任。(二)在临床试验和随访期间,对于受试者出现与试验相关的不良事件,包括有临床意义的实验室异常时,研究者和临床试验机构应当保证受试者得到妥善的医疗处理,并将相关情况如实告知受试者。研究者意识到受试者存在合并疾病需要治疗时,应当告知受试者,并关注可能干扰临床试验结果或者受试者安全的合并用药。(三)在受试者同意的情况下,研究者可以将受试者参加试验的情况告知相关的临床医生。(四)受试者可以无理由退出临床试验。研究者在尊重受试者个人权利的同时,应当尽量了解其退出理由。"

通常来讲会有一个研究团队,其中包括一个主要研究者(principle investigator)、一个或几个合作研究者(sub-investigators)、一个或几个研究护士(临床试验协调员,CRC)以及其他研究辅助人员。研究团队可来自医学中心、省市医院,在国外还有可能是私人诊所。申办方为试验确定一位合格的主要研究者,并通过项目经理及试验监查员(CRA)在整个试验过程中与研究团队保持沟通。临床试验协调员(CRC)处理临床试验的大多数管理工作,负责试验中心和申办方间的沟通联系,并在监查员进行监查之前审阅所有数据及原始记录。

以下介绍几个重要的药政法规参考资料平台供从业人员学习参考:

(1)中国国家药品监督管理局(National Medical Products Administration,NMPA),其网页为 http://www.nmpa.gov.cn/,可以查看相关的法律与法规文件,提供了药品相关的大量政策文件。这些文件可用于指导药品研发、生产和上市注册申请。

(2)国家药品监督管理局下属的药品审评中心(Center for Drug Evaluation,CDE),其网页为 http://www.cde.org.cn/,可以查看中心规章制度、国内指导原则、国外指导原则、ICH 指导原则等,同时也提供了一些国外指导原则的中文翻译稿,包括大多数 ICH 指导原则的全文翻译。

(3)美国食品药品监督管理局(U.S. Food and Drug Administration,FDA),其网页为 https://www.fda.gov/,可以查看美国各类申请需要的资料等。

(4)欧洲药品管理局(European Medicines Agency,EMA),其网页为 https://www.ema.europa.eu/en,可以查看欧洲各类申请需要的资料等。

（5）日本厚生劳动省（Ministry of Health，Labor and Welfare，MHLW），其网页为https://www.mhlw.go.jp/english/，可以查看日本各类申请需要的资料等。

（6）ICH（International Conference on Harmonization）网页为https://www.ich.org/。

（7）MeDRA的详细情况，中文网址为https://www.meddra.org/how-to-use/support-documentation/%E4%B8%AD%E6%96%87、https://www.meddra.org/chinese-subscription-rates、https://www.meddra.org/sites/default/files/page/documents_insert/000198_statement_on_meddra_data_sharing_chinese。

（范大超）

参 考 文 献

［1］ 范大超.对照试验的设计原则及分类［J］.中国处方药，2009，91（10）：56-57.
［2］ Beecher H. K. The powerful placebo［J］. *Journal of the American Medical Association*，1955，159（17）：1602-1606.
［3］ FDA. Investigational new drug applications prepared and submitted by sponsor-investigators guidance for industry（2015）［2019-12-16］. https://www.fda.gov/files/drugs/published/investigational-new-drug-applications-prepared-and-submitted-by-sponsor-investigators.
［4］ Herper M. The cost of creating a new drug now $5 billion, pushing big pharma to Change（2013）［2019-12-26］. https://www.forbes.com/sites/matthewherper/2013/08/11/how-the-staggering-cost-of-inventing-new-drugs-is-shaping-the-future-of-medicine/#531209513c33.
［5］ Khan A.，Warner H. A.，Brown W. A.. Symptom reduction and suicide risk in patients treated with placebo in antidepressant clinical trials：an analysis of the Food and Drug Administration database［J］. *Archives of General Psychiatry*，2000，57（4）：311-317.

第二章　人体试验伦理原则的发展历程

第一节　世界人体试验伦理原则的发展历程

药物临床试验的最终目的是为了提高人民大众的健康水平,造福于人类。因此是否能够真实有效地证实药物的有效性和安全性是至关重要的。与此同时,作为人体研究药物的有效性和安全性的手段,临床试验可能会对参加试验的受试者带来潜在的风险,有时甚至是致命的伤害。因此严格遵循伦理道德准则,保护受试者的权益、健康和安全是临床试验不容忽视的首要原则,而这是人类付出了血淋淋的代价后得出的结论。

国际上曾先后制订过多个涉及人类受试者的伦理学准则。下面介绍其中最重要也最具有普遍性指导意义的四个指导原则文件,即《纽伦堡法典》《赫尔辛基宣言》《贝尔蒙报告》及《涉及人类受试者生物医学研究的国际伦理准则》。

一、1948 年《纽伦堡法典》

《纽伦堡法典》(*The Nuremberg Code*)是在第二次世界大战后提出的关于人体医学研究的行为准则,是第一部国际生命伦理准则,其所提出的原则为其他生命伦理准则奠定了基础。

20 世纪上半叶,在人类研究历史上发生了极其悲惨的一幕,即在第二次世界大战期间,纳粹医生利用数以千计的战犯和犹太平民进行惨无人道的人体试验。纳粹医生在未得到受试者同意的情况下,在他们身上进行试验性创伤和烧伤试验,仅仅是为了观察伤情的自然发展过程;对他们进行长期的在饥饿、负压、低温的极端条件下的试验,仅仅为了观察人体在饥饿、负压或低温下的症状;以及观察人类对疾病的耐受程度和对未经测试的药物的反应等,导致大批受试者死亡、畸形和残疾。这样的试验是惨绝人寰的,对受试者没有任何益处,甚至导致大量受试者的痛苦、伤残和死亡。

第二次世界大战结束后,1947 年,在纽伦堡对 20 名参与纳粹人体试验的医生和 3 名纳粹军官进行了审判,史称"医生审判"。他们被指控"以医学的名义犯了谋杀、拷打以及其他残暴的罪行"。但是这些纳粹医生并未对他们的所作所为表现出任何悔意,仍力图为这些试验辩护,声称他们是以科学的名义进行试验的,强调这些研究有助于将来改善人类的生活质量。这些纳粹医生正是在所谓的"科学"的名义下,丧尽天良,让很多人受到不堪的折磨直至死亡。

古希腊医学家希波克拉底早在《希波克拉底宣言》里已经提出了医生对患者的"不伤害"原则。医生审判所揭露的纳粹分子的野蛮残忍、种族歧视和暴虐行为不仅令人感到毛骨悚然,而且引发了国际社会对西医学使用活人来做试验的深刻反思,因为它严重违反了"不伤害"这个自古有之的医学道德准则。

人们很早就已经认识到使用活人进行试验在道德上是有问题的,但是直到纽伦堡医生审判才引起了公众、医学和科学界人士以及公共权威的前所未有的关注。这次审判的结果,催生了

1948 年颁布了著名的《纽伦堡法典》。这份文件的制订是为了防止这类暴行的再次发生。

《纽伦堡法典》继承了《希波克拉底宣言》中医生对患者的"不伤害"义务,同时留给了后来的生命伦理准则以三条核心原则:不伤害、自愿同意、自由退出(BMJ,1996)。

《纽伦堡法典》包括十项基本的伦理原则如下。

(1) 以人体为试验对象时,事先征得受试者的自愿同意是绝对必要的。

(2) 人体试验必须在绝对必要时才可以进行,研究必须是为了社会的利益。

(3) 人体试验应该建立在动物实验和之前已获得的知识的基础上。

(4) 研究过程必须避免对受试者造成不必要的生理和心理的痛苦和伤害。

(5) 如果有理由认为人体试验研究将带来死亡或伤害,则不能进行试验,除非研究者本人也将作为受试者。

(6) 试验的危险程度不能超过试验所要解决问题的人道主义的重要性。

(7) 试验必须有适当的准备和充足的人员和设备,保护受试者免于受到伤害。

(8) 试验必须由科学上合格的人员进行。

(9) 受试者可以在任何时候自由决定退出研究。

(10) 如果继续进行研究将导致受试者的伤害、残障或死亡,主管研究者应随时终止试验。

二、1964 年《赫尔辛基宣言》

《纽伦堡法典》将纳粹医生的医学暴行和医学伦理永远捆绑在一起,奠定了生命伦理原则的基础。但是,《纽伦堡法典》的条款过于原则性,没有充分考虑研究情景的复杂性,导致医学研究者并没有很好地遵守其原则,并且在人体试验的实践中又出现了新的不合伦理的现象。

1964 年,在芬兰首都赫尔辛基召开的第 18 届世界医学大会上宣读并采纳了《赫尔辛基宣言——涉及人类受试者医学研究的伦理学原则》(*Helsinki Declaration: Ethical Principle for Medical Research Involving Human Subjects*)。该宣言以更丰富的条款补充和修正了《纽伦堡法典》中较为抽象和简单的伦理原则,进一步规范了人体医学研究的道德行为。

《赫尔辛基宣言》(1964)提出了人体试验应该遵循如下基本原则。

(1) 研究符合科学原则(实验室和动物实验先行,由科学上合格的人员进行)。

(2) 权衡试验的风险和获益的原则(风险与目的成比例,考虑风险和利益)。

(3) 尊重受试者的原则(受试者的自由同意/代理同意,受试者保护个人完整性的权利受到尊重,受试者自由退出)。

《赫尔辛基宣言》(1964)提出的三原则不仅仅是继承了《纽伦堡法典》的伦理原则,并且对其中的部分内容进行了丰富,其中最大的变化就是引入了代理同意的概念。也就是对无知情同意能力的儿童、精神患者等,允许由其法定监护人代表受试者的利益决定是否参加试验。

该宣言之后于 1975 年在东京举行的第 29 届世界医学大会、1983 年在威尼斯举行的第 35 届世界医学大会、1989 年在香港举行的第 41 届世界医学大会、1996 年在西萨默塞特举行的第 48 届世界医学大会、2000 年在爱丁堡举行的第 52 届世界医学大会、2008 年在首尔举行的第 59 届世界医学大会以及 2013 年在福塔雷萨举行的第 64 届世界医学大会上进行了累计 7 次的修订。

在《赫尔辛基宣言》(1964)中,维护研究伦理性主要源自对医生的责任的规定,即"医生研究者要将保护受试者权益和健康放在首位考虑"。这是一种基于医生良知和责任感的自我约束。而在《赫尔辛基宣言》(1975)中,增加了一个重要的外部监督力量——独立伦理委员会。在这以后,一些国家纷纷建立了各层面的伦理审查委员会,使人体试验有了外部监督机制。从此以后,知情同意书和伦理委员会成为保护受试者权益的两个重要保障机制(JAMA,1964)。

在《赫尔辛基宣言》(2000)中,进一步将这个基本原则性的文件变成了一个更具有针对性的法规性文件。然而,这一次修订也由于涉及安慰剂的条款而饱受争议,并且受到一些国家药监部门和制药公司的反对。为此于 2002 年在华盛顿举行的第 53 届世界医学大会、2004 年在东京举行的第 55 届世界医学大会上分别对 2000 版的第二十九条和第三十条提供了补充说明(Riis,2000)。

《赫尔辛基宣言》(2013)是最近版本的《赫尔辛基宣言》,这一版对宣言的结构进行了调整,完善了宣言的内容。一是加强了对受试者的保护,表现在从研究设计的源头保护保障受试者利益和从知情同意的过程保护受试者权利两方面。二是对研究医生的管理进一步规范,涉及研究医生的定义问题、资质问题、职责问题。三是对伦理委员会的定位进一步明确。此外,新版宣言还提到了对生态环境的保护(Millum,et al.,2013)。

《赫尔辛基宣言》的重大意义不仅在于以书面的形式表达了详尽的关于临床试验的伦理原则,而且还在于:第一,它对整个西方国家以及其他国家的医学研究、人体研究都产生了很大的影响,因为它强调了研究者在从事有关的研究之前,必须了解相应的伦理、法律和法规,并为研究者与医生提供了明确的伦理指导。第二,宣言的发表还引发了其他有效的规范措施,使之建立起了权威性和约束性。如许多生物研究机构要求研究者签名声明遵守《赫尔辛基宣言》,如果不签署,就不能在该机构的会议上宣布其研究成果。医学与基础科学杂志也提出了类似的要求,如果研究者没有确认其研究是符合医学伦理原则要求的,他的文章就会被拒绝发表。第三,宣言还为揭露违背伦理原则的生物医学研究提供了依据,从而得以通过媒体舆论等手段对不人道的研究予以鞭挞和遏制。

三、1979 年《贝尔蒙报告》

《纽伦堡法典》和《赫尔辛基宣言》的相继出台,公众曾认为可以用于解决医学研究中的伦理问题了,但是事实上这些伦理原则并未从根本上杜绝违反医学研究的伦理问题。

20 世纪 60 年代和 70 年代,由于在美国发生的三个典型的不符合伦理道德的研究案例,改变了公众和科学界的观点。第一个案例是州立 Willowbrook 学校事件(The Willowbrook State School Case),为了了解肝炎传播的途径,患有智力发育迟缓的儿童被喂食人粪便的粗提炼物,在后期甚至被改喂纯病毒,以观察疾病的进程和发现何种方法可以保护人们免患疾病。第二个案例是犹太慢性病医院(Jewish Chronic Disease Hospital)事件,终末期的患者被接种活癌细胞以观察癌症能否以这种方式传播。第三个案例是 Tuskegee 梅毒实验研究(Tuskegee Syphilis Study),在该实验中,从 1930—1970 年间阿拉巴马的一组黑人患了梅毒后多年未给予治疗,以观察梅毒的自然病程。即使在 1945 年后,能够安全有效地用于治疗梅毒的青霉素药物广泛应用以后,该研究仍未停止,直到该事件被一家媒体揭露后该研究才被中止。上述三个案例使公众认识到仅有《赫尔辛基宣言》是不够的。

1974 年,美国国会任命了一个国家委员会,以审核临床试验的基本原则和伦理问题。这个委员会在运作 4 年后,于 1979 年提出了一份《贝尔蒙报告》(Belmont Report)。该报告提出了医学研究中的保护人类受试者的三条基本的伦理学原则,即"尊重""获益"和"公正"的原则(Commission,2019)。

(1) 尊重(respect for persons)：尊重的原则要求把人看成是独立自主的个体，要尊重人的自主性，让他们有权自己做出是否参与研究的选择；研究者对那些自主能力受限的弱势人群要给予保护。

(2) 获益(beneficence)：受益的原则包括不伤害(do no harm)，以及使受试者可能的受益最大化和可能的伤害最小化。

(3) 公正(justice)：公正的原则是指要求研究应以公正的、合乎伦理的、考虑细致的方式对待受试者，使每个参加试验者在公平、合乎伦理范围内承担风险和获益。

上述这三条原则已经成为生物医学研究伦理学的基本原则，而且其内涵以及人们对它的理解与诠释在不断地丰富。

四、1982 年《涉及人类受试者生物医学研究的国际伦理准则》

《涉及人类受试者生物医学研究的国际伦理准则》(*International Ethical Guidelines for Biomedical Research Involving Human Subjects*)（以下简称《准则》）是国际医学科学组织理事会(The Council for International Organizations of Medical Sciences，CIOMS) 于 1982 年在 WHO 的协作下完成的，并在 1993 年和 2002 年分别修订发布了新版本(CIOMS，2002)。

《准则》诞生于 20 世纪 80 年代，这个时期，各种新药、疫苗及其他新的诊疗方法涌现，临床试验开始体现出越来越大的实用价值。但是这个时期的临床试验大多数都是在发达国家进行的。一方面随着临床试验的操作越来越复杂，成本越来越高，跨国制药公司产生了把临床试验全球化的需求，从而实现降低临床试验成本，提高招募受试者效率的目的。另一方面，广大发展中国家也迫切需要借助新的试验方法解决传染性疾病等的困扰。正是在这样的背景下，如何保护临床试验中受试者的权益，尤其是在发展中国家进行的试验中的受试者保护问题成为 CIOMS 关注的核心问题。

1982 年的第一版《准则》正是在这样的背景下出台的。制定的目的就是为了将被看作具有普遍有效性的《赫尔辛基宣言》用于发展中国家。因此该版本的《准则》和《赫尔辛基宣言》保持了基本一致，同时提出了在发展中国家的具体应用和实施细则，使《赫尔辛基宣言》的原则更加具体化和具有可操作性。

1993 年版本的《准则》在继承《赫尔辛基宣言》的伦理原则的基础上，引入《贝尔蒙报告》的三原则中的公平原则，从而实质上发展了《赫尔辛基宣言》。该版本《准则》关注到了 20 世纪 80 年代艾滋病流行导致的临床试验成为很多人的救命稻草，而由于发展中国家医疗水平低下，缺医少药，因此有参与国际合作研究的内在需求，提出了"受试者选择"的主题，对受试者选择的公正问题做出了特别规定。同时也提出了研究后利益分配的公正要求——所研发的产品可以让东道国居民合理获得。

2002 年最近版的《准则》对临床试验的伦理问题的关注继续扩展到了对人群的关注，从公共卫生的角度来看待临床试验，重视临床试验对公众的利益。提出了临床试验应该满足研究所在地人群或者社区的需求，并且研究成功后上市的药品应该使人群或者社区合理使用。另外，该版本的《准则》也引入了新的视角——将临床试验看作有利的方面，而不仅仅是考虑风险问题，提出了如果要排除能够从研究中获益的人群或者社群，必须要经过合理的论证。这进一步拓宽和发展了《赫尔辛基宣言》的伦理原则。

综上所述，在过去的 60 年中，以人为对象的生物医学研究的科学性和伦理性方面都有了明确的规定,其中《赫尔辛基宣言》以及《涉及人类受试者生物医学研究的国际伦理准则》更具有普遍意义和现实指导意义。药物临床试验必须遵循《赫尔辛基宣言》以及《涉及人类受试者生物医学研究的国际伦理准则》的基本伦理准则,即公正、尊重人格、力求使受试者最大程度受益和尽可能避免伤害。

在临床试验开始之前,试验方案及其他有关文件必须得到独立于临床试验之外的伦理委员会的审核和批准。伦理委员会是由医学专业人员、法律专业人员及非医务人员组成的独立组织,其职责为审查临床试验方案是否符合伦理道德,并确保受试者的安全、健康和权益受到保护。伦理委员会的工作以《赫尔辛基宣言》为指导原则。伦理委员会可以决定临床试验是否可以进行,是否可以按照已设计的试验方案进行,并努力保证受试者得到了最大的保护。在试验进行期间,试验方案的任何修改均应在得到伦理委员会的批准后才能执行;试验中发生的任何严重不良事件,必须向药品监督管理部门和伦理委员会报告。在临床试验具体步骤开始之前,必须得到临床试验受试者或健康志愿者本人的同意,这一程序称作"知情同意"(inform consent)。此外,通过严格按照入选和排除标准对受试者进行仔细的审查,将受试者和健康试验志愿者的风险程度降到最低,并且对在临床试验中发生不良事件的受试者给予及时的治疗和补偿。

第二节　GCP 的产生与发展

一、GCP 的产生

新药在上市以前必须经过临床前各种实验研究及临床各期人体试验研究两大阶段,临床试验研究的对象是人,需要格外谨慎小心,为此许多国家的政府都对药品临床试验研究做出严格而又详尽的规定,成为临床试验的法规,国际上对这种规定称作 Good Clinical Practice,简称 GCP(European Medicinal Agents 2001),国内把它译为《药物临床试验质量管理规范》,GCP 是国际公认的临床试验标准,凡以人体为对象的临床试验均依照这一标准进行。GCP 的目的是保护受试者权益,确保试验数据准确、结果可靠,对新药的安全性和有效性做出科学评价,详见附录《药物临床试验质量管理规范》(GCP2020 版)。

如前所述,人类对新药上市前临床试验的重要性的认识是在付出了惨重的代价后才逐渐形成的。在 20 世纪早期的医药发展史上曾发生了数起灾难性的事件,这些惨案发生的主要原因正是药品在上市前没有进行充分而可靠的非临床和临床安全性评价。这就使各国政府认识到通过立法要求药品上市前进行临床试验充分评价药品的安全性和有效性的重要作用,也促使各国政府开始重视对新药临床试验的立法和管理。例如,1962 年美国对《食品、药品及化妆品法》进行了修订,要求所有临床试验在启动前试验方案必须经 FDA 的审查。英国也在 1963 年设立了药物安全委员会,规定在新药进入临床试验及投入市场之前均需得到药政法规部门批准。

随着各国关于药品注册管理法规的立法,以及《赫尔辛基宣言》伦理原则的产生和发展,20 世纪 60 年代中期开始,一些发达国家开始注意到新药研发的临床试验管理中的一些问题,比如临床试验中存在严重的滥用受试者的不道德行为和临床试验数据造假等欺骗行为等,为了保证临床试验的规范性和可靠性,并保护受试者的权益,美国 FDA 颁布了一系列有关临床试验的法规或指导原则,如申办者和监查员职责条例(1977)、研究者职责条例(1977)、受试者保护条例(1979)、对临床研究者的监查指导原则(1988)、要求保存临床试验记录的指导原则

(1989)、知情同意和临床研究者(1989)、对临床研究者的检查(1989),等等。这些原则要求除了向 FDA 提交试验方案外,还要提供研究者的身份、资格及临床前研究和前期临床试验的数据,并要求保存足够的记录,监查试验的进程,在研究结束或中止时提交研究报告,任何发现的不良反应必须向 FDA 及时报告。此后,FDA 又启动了临床试验核查制度。所有这些均构成了 GCP 的核心内容。

随后,世界上很多国家,如日本(1990)、澳大利亚(1991)、加拿大(1989)、法国(1995)、德国(1994)、意大利(1992)、西班牙(1993)、比利时(1992)、奥地利(1994)、荷兰(1993)、瑞士(1995)等,纷纷仿效 FDA 制订并颁发了自己国家的 GCP。在这些国家,如果不遵守 GCP 的条款,那么药品评审部门将拒绝接受制药公司为新药注册提交的临床数据,理由是这些数据的可靠性值得怀疑。

二、GCP 的国际标准化

尽管各个国家或地区的 GCP 在基本原则上相似,但是在具体细节和标准上仍然存在差异。这些差异就意味着在一个国家和地区收集的数据,在另一个地区或国家仍然可能不被认可,尽管已是按照本国或地区的注册要求和 GCP 完成的。因此,统一 GCP 的规定,实现 GCP 的国际标准化进入了各国药监部门和制药行业的议程。

1989 年北欧药品管理组织颁发了第一个国际区域性的 GCP,即北欧 GCP 指导原则;1992年欧盟颁发了其 GCP 指导原则,该原则由欧盟的成员国一起制订,并共同实施。至 1997 年,大多数欧洲国家已经在按照该原则进行临床试验。1995 年 WHO 颁布了 GCP 指南,希望该指南能够成为其所有成员国都能够遵守的共同标准。

为了协调各国的药品注册技术要求,使药品生产厂家能够应用统一的注册资料,提高新药研发、注册、上市的效率,1990 年启动人用药物注册技术要求国际协调会议(International Conference on Harmonization of Technical Requirements for Registration of Pharmaceuticals for Human Use),简称 ICH,1991 年召开第一届会议,至今已召开五届。该会议由欧盟、美国及日本发起,并由三方成员国的药品管理部门以及制药公司管理机构共同组成。此外,WHO 各成员国以及加拿大和瑞典作为观察员的身份参加会议。ICH 自成立以来,已在减少新药的开发及技术性材料申报过程的重复性工作方面取得了显著的成就。迄今已就 45 个论题制订了 ICH 指导原则,这些指导原则涵盖了药品注册的质量、安全性、有效性的技术要求。尤其是 1996 年 5 月 ICH - GCP 指导原则(E6)的颁布,代表了国际公认的临床试验规范标准,因此得到了世界各国的广泛认可。

1997 年,ICH - GCP 被加入美国的联邦注册法中,FDA 希望所有在美国之外进行,用于支持药品上市许可申请(new drug application,NDA)的临床试验,均须按照 ICH - GCP 原则进行。日本于 1997 年 4 月修改了其《制药事务法》(PAL),开始实施 ICH - GCP。欧洲药品注册机构要求,自 1997 年 1 月 1 日起,所有在欧洲为药品注册的目的进行的临床试验,都必须按照 ICH - GCP 指导原则进行。该原则已替代了欧洲的 GCP 指导原则。欧洲药品注册机构在 1997年还颁布法令,使 ICH - GCP 成为法定的要求。该法令遂后被添加到欧盟成员国的国家法律。

2016 年,ICH 发布了最新版的 ICH - GCP[E6(R2)],加入了关于基于风险的质量管理理念以及电子化数据管理的规范化操作要求的规定,反映了世界临床试验发展的大趋势。ICH - GCP 已成为国际认可的临床试验都应遵循的标准。

三、ICH - GCP 的核心原则

GCP 的目的简单说就是保护受试者的安全性和保证试验结果的可靠性。ICH - GCP E6 (R1)有一个鲜明的特点，就是开宗明义地列出了 13 条核心原则，2016 年底出的 E6(R2)完全保留了 E6(R1)的这 13 条原则，仅对其中两条原则的内容做了适应新形势的增补(EMA，2016)。

这 13 条原则提纲挈领、高度凝练，是临床试验科学性和伦理性原则与 ICH - GCP 具体条例之间的衔接过渡，是 ICH - GCP 的精华所在。以下对于这 13 条原则，针对原文做一详细的分析和解读。

(1) Clinical trials should be conducted in accordance with the ethical principles that have their origin in the Declaration of Helsinki, and that are consistent with GCP and the applicable regulatory requirement(s).(临床试验的实施应符合源自《赫尔辛基宣言》的伦理原则，与 GCP 和适用管理要求一致。)

这条原则主要明确药物临床试验实施的法规依据，包括《赫尔辛基宣言》、GCP 以及适用管理要求。

《赫尔辛基宣言》的伦理原则是临床试验的最高伦理准则，ICH - GCP 以《赫尔辛基宣言》的伦理原则为准则，并对其做了进一步的可操作规定。临床试验的实施不仅涉及伦理性，还涉及科学性，这是《赫尔辛基宣言》解决不了的范围，需要 GCP 的规范。另外，适用的当地管理要求也很重要，也需要遵循。

(2) Before a trial is initiated, foreseeable risks and inconveniences should be weighed against the anticipated benefit for the individual trial subject and society. A trial should be initiated and continued only if the anticipated benefits justify the risks.(在开始一个试验之前，应当权衡个体试验对象和社会的可预见风险、不方便和预期的受益。只有当预期的受益大于风险时，才开始和继续一个临床试验。)

这条原则提出了评估一项临床试验能否开展的基本要求，即受益大于风险，需要注意以下三点。

第一，评估的内容是可预见风险和可预期收益。如果是无法预见的风险或者无法预期的受益，就无法评估其受益与风险的平衡，也就没有发起该临床试验的可能性。

第二，评估的对象包括个体和社会，也就是说预期受益要大于可预见风险这个不等式，既要对受试者成立，也要对社会成立，不能因为社会的可能获益而不顾受试者的可能风险。

第三，评估的时间是贯穿临床试验始终的。既要在一个临床试验项目开始前进行评估，也要在整个研究过程中持续评估，这就是所谓"开始和继续这项临床试验"的含义。

(3) The rights, safety, and well-being of the trial subjects are the most important considerations and should prevail over interests of science and society.(试验对象的权利、安全和健康是最重要的考虑，应当胜过科学和社会的利益。)

这条原则提出了关于临床试验实践的基本准则，即伦理性大于科学性，这也是贯穿临床试验始终的核心原则。本条原则指明了受试者保护的三个内容，即受试者的权利、安全和健康。

(4) The available nonclinical and clinical information on an investigational product should be adequate to support the proposed clinical trial.(关于试验用药品可得到的非临床和临床资料应足以支持所提议的临床试验。)

这条原则谈的是发起一个临床试验项目的科学基础。基于这一条原则,ICH-GCP要求申办方在研究开始前要给研究者提供试验药品已有的临床前和临床研究资料,也就是研究者手册。

(5) Clinical trials should be scientifically sound, and described in a clear, detailed protocol.(临床试验应当有坚实的科学基础,有明确、详细描述的试验方案。)

这条原则谈的是临床试验方案。试验方案首先必须是科学的,符合科学原则。另外,试验方案是研究团队成员包括研究者、申办方、监查员等开展研究的依据,因此还必须明确、详细的描述,这是研究可操作性及质量可控制性的保证。

(6) A trial should be conducted in compliance with the protocol that has received prior institutional review board (IRB)/independent ethics committee (IEC) approval/favorable opinion.[临床试验的实施应当遵循事先已经得到研究机构审查委员会(Institutional Review Board,IRB)/独立的伦理委员会(Independent Ethics Committee,IEC)批准/赞成的试验方案。]

这条原则谈的是伦理委员会,需要注意以下三点。

第一,关于机构审查委员会和伦理委员会的区别。两者内涵基本一致,机构审查委员会多见于美国和加拿大的提法,伦理委员会则多见于欧盟国家的提法。

第二,强调了一个临床试验方案必须经过IEC的批准/赞成后才能实施。在实际操作中,这一条蕴含了研究方案的修改也同样需要经过EC的批准/赞成。

第三,伦理委员会的定语是"独立的",也就说伦理委员会应该是独立于申办方和研究者等研究利益相关方的。我国的伦理委员会多设置在临床试验机构内部,从属于研究机构的行政管理,因此强调其独立性尤其必要。

(7) The medical care given to, and medical decisions made on behalf of, subjects should always be the responsibility of a qualified physician or, when appropriate, of a qualified dentist.(一名合格的医生或合格的牙医的职责永远是给予患者医疗保健,为患者做出医学决定。)

这条原则谈的是研究者的基本职责,即要给予患者医疗保健,为患者做出医学决定。

进一步理解这一条原则应该认识到,能够给予患者医疗保健并代表患者做出医学决定的一定只能是一名合格的医生或牙医,而不能是其他任何人,比如研究护士、药师、监查员等。

(8) Each individual involved in conducting a trial should be qualified by education, training, and experience to perform his or her respective task(s).(参与实施临床试验的每一个人应当在受教育、培训和经验方面都有资格完成他或她的预期任务。)

这条原则谈的是研究成员的资质问题。

首先是关于研究成员的范畴。ICH-GCP定义的研究成员(study staff)指的是参与实施临床试验的每一个人,而不仅是研究者。包括研究护士、药师、协调员等在研究中扮演了某一角色的人都是研究成员。其次,资质评价的基本内容包括三点:教育、培训、经验,后两者都是指和临床试验相关的培训和经验。

(9) Freely given informed consent should be obtained from every subject prior to clinical trial participation.(应当在参加临床试验前让每一个对象获得自由给出的知情同意书。)

这条原则谈的是知情同意问题,需要注意以下三点。

第一,要界定"在参加临床试验前"的范畴。所谓"参加临床试验前"是指的受试者接受任何与临床试验有关的操作以前,也就是参加筛选以前。第二,知情同意一定是患者自由给出的,没有知情同意能力的人除外。第三,最终需要得到一份书面的知情同意书。

（10）All clinical trial information should be recorded，handled，and stored in a way that allows its accurate reporting，interpretation，and verification. The principle applies to all records referenced in the guideline，irrespective of the type of media used.（无论使用哪种媒介，所有记录、处理和储存的临床试验信息，都应当允许对于这些信息通报、解释和核对。）

这条原则谈的是试验资料的记录与保存问题。为了确保这些资料能够进行准确报告、解释和核对，就需要对其记录、处理和保存的形式做严格的规定，对其过程做严格的监控。这是确保临床试验科学性的要求，不然其数据真实可靠性就无从谈起。

本条原则里还提到"这个原则适用于本指南中的所有记录，不论使用何种类型媒介"EDC 系统即 Electronic Data Capture System，直译为"电子数据捕获系统"，是适用于临床试验数据采集和传输的平台软件。这是 ICH-GCP 的 E6（R2）版因应临床试验信息化特别是 EDC 等电子化手段应用的大趋势而新增加的内容。

（11）The confidentiality of records that could identify subjects should be protected，respecting the privacy and confidentiality rules in accordance with the applicable regulatory requirement（s）.（可能鉴别对象身份的记录应当保密，依照相应的药政法规要求尊重隐私和保密规定。）

这一条原则谈的是受试者隐私与保密性问题。凡是能够鉴别受试者身份的记录的保密性都应该得到保护。比如在临床试验操作中，病历报告表上只能出现受试者编号而不能出现其姓名。

（12）Investigational products should be manufactured，handled，and stored in accordance with applicable good manufacturing practice（GMP）. They should be used in accordance with the approved protocol.［试验用药品应当按照适用的药品生产质量管理规范（Good Manufacturing Practice，GMP）生产、处理和储存。试验用药品应按照已批准的方案使用。］

这条原则谈的是试验用药品管理问题，需注意以下三点。

第一，试验用药品范畴。按照 ICH-GCP 关于试验用药品的定义，试验用药品包括研究药物、对照药品以及安慰剂。

第二，本条原则规定试验用药品的生产、处理和储存要符合 GMP，但是没有说一定要在通过GMP 认证的车间生产。

第三，本条原则规定试验用药品要按照已批准方案来使用。所以研究方案里一定要对研究用药使用方案做详细且可操作的规定。

（13）Systems with procedures that assure the quality of every aspect of the trial should be implemented. Aspects of the trial that essential to ensure human subjects protection and reliability of trial results should be the focus of such systems.（可能鉴别对象身份的记录的保密性应当得到保护，依照适用的管理要求尊重隐私和保密规定。）

这一条原则谈的是质量管理体系问题。一般认为这是申办方的责任，所以在 ICH-GCP 的申办方部分有详细阐述。

这条原则里还提到"系统关注的重点应在确保受试者的保护和试验结果的可靠性这些必不可少方面"。这也是 ICH-GCP 的 E6（R2）版新增加的内容，此规定把质量管理体系建设的根本目的回到了 GCP 的宗旨上来，为了达到这个目的，ICH-GCP E6（R2）提出了风险管理的概念和框架（参见第七章临床试验的监查，第六节基于风险的监查）。

ICH-GCP 的 13 条原则中，有 10 条涉及伦理性，也就是受试者保护相关的内容，均在《赫尔辛基宣言》里有出处。另有 3 条主要体现的是科学性要求，即确保试验过程规范与结果的真实可靠。中国 GCP 的 2003 年版只提到 4 条总则，并没有反映出 GCP 的精髓。

与 ICH - GCP 的 E6(R1)版相比，E6(R2)版的 13 条基本原则保持了条款的完全一致，内容的基本相同，仅仅在两处条款分别做了补充。一条涉及临床试验资料的电子化，反映了近年来信息化技术在临床试验中得以应用的大趋势；另一条涉及临床试验质量管理体系建设，为 ICH - GCP 的质量管理部分内容埋下了伏笔。这两点增补的内容在后面相应章节中都有详细的阐述，反映了未来临床试验行业发展的大趋势，也是 ICH - GCP 的 E6(R2)修订版的主要目的和核心意义所在。

四、中国 GCP 的产生与发展

20 世纪 60 年代以来，随着国内外制药业的迅速发展和新药开发研制水平的不断提高，我国管理部门结合我国国情和借鉴国外先进的管理方式，逐步建立和发展了我国的药政管理体系。中国最早关于药品临床试验的规定是 1963 年由卫生部、化工部、商业部联合下达的《关于药政管理的若干规定》，其中对新药(该规定中称新产品)的定义、新药报批程序、新药临床试验、新药生产的审批、设立药品审定委员会以及哪些类药品属卫生部审批等，均给予了明确的规定。1965年由卫生部和化工部联合下达了《药品新产品管理暂行规定》。这是我国第一个新药管理办法，但由于"十年动乱"，这个办法未得到贯彻实施。

1978 年由国务院批准颁发的《药政管理条例》，就新药的临床验证和审批做了专门的规定。1979 年，卫生部根据该条例中有关新药的规定，组织制定了《新药管理办法》。这个办法较以往的管理规定有了更系统、更明确的要求，对新药的定义、分类、科研、临床、鉴定、审批以及生产管理均做了全面具体的规定。该办法根据当时的情况规定，在我国，除创新的重大品种及国内未生产过的放射性药品、麻醉药品、中药人工合成品、避孕药品由卫生部审批外，其他新药均由省、自治区、直辖市卫生厅(局)审批。但是，由于当时没有制订统一的新药审批技术标准和要求，各地卫生部门在审批新药时，宽严尺度掌握不一，某些药品的基础研究工作较薄弱，临床试验方案的设计不够科学，因而对疗效和毒副反应所下结论也就不够准确，导致上市的药品疗效不确定，质量不高；某些药品的名称、处方、质量标准不统一，判断疗效标准缺乏科学、统一的要求，造成药品品种的混乱。

1985 年 7 月 1 日颁布了由全国人大常务委员会讨论通过的《中华人民共和国药品管理法》，该法对新药管理和审批做了法制性的规定。1985 年，卫生部根据该法制定颁布了《新药审批办法》，从此我国新药的管理审批进入了法制化时期。该《新药审评办法》对新药申请生产之前必须呈报的临床试验、各类新药安全性和有效性评价及有关技术要求等均做出了具体规定，从而对新药的审批建立了一套比较完整明确的科学指标。1988 年，为进一步完善该办法，卫生部颁发了《关于新药审批管理若干补充规定》。1992 年，卫生部再次颁发了《关于药品审批管理若干问题的通知》，同时对中药和生物制品也分别做了补充规定。

1988 年，为提高和保证药品临床试验水平，即制订统一的设计要求和评价标准，卫生部颁发了 15 类药物的临床试验指导原则，并于 1993 年对该原则进行了修订，共颁发了 28 类药物的临床试验指导原则。

随着 20 世纪 90 年代全球经济时代的到来、跨国制药工业的蓬勃发展，很多国际制药公司和合同研究组织(Contract Research Organization，CRO)纷纷进入中国成立合资或独资企业，同时要求中国按照国际惯例和标准进行新药的临床试验或验证。这为我国 GCP 的建立实施，创造了一定的外来条件和氛围。

1992 年，我国政府派员参加了世界卫生组织 GCP 定稿会，回国后开始酝酿起草我国的 GCP。1995 年中国 GCP 五人小组（由桑国卫、诸骏仁、李家泰、游凯、汪复组成）按照 ICH-GCP 的基本原则开始起草我国第一个 GCP，1997 年，卫生部药政局领导和专家参加了 ICH 大会。随后参照 ICH-GCP，经 7 次修订，于 1998 年 3 月颁布了我国的《药品临床试验管理规范（试行）》。

1998 年 8 月，国家药品监督管理局（SDA）正式成立。SDA 成立后至今，为加强药品监督管理力度和依法行政，重新制定颁布了既能与国际接轨又符合我国国情的《新药审批办法》和《药品临床试验管理规范》等一系列管理法规。

1999 年 5 月 1 日，SDA 正式颁布了《新药审批办法》《新生物制品审批办法》《进口药品管理办法》《仿制药办法》《新药保护和技术转让的规定》五个法规。由此，标志着我国的药品管理进入了国际化时代。

卫生部于 1998 年 3 月颁布了中国的 GCPS《药物临床试验管理规范（试行）》，随后经过了国家药品监督管理局（SDA）于 1999 年 9 月 1 日和国家食品药品监督管理局（SFDA）2003 年 8 月 6 日的修订。随着中国的医药行业进入转型升级的新时代，国家关于药品审评审批制度改革不断推进，改革临床试验管理体制，并与国际接轨成为一项重要内容，2003 年版的中国 GCP 已经在相当程度上不能满足当前的实践需要，为深化药品审评审批制度改革，鼓励创新，进一步推动我国药物临床试验规范研究和提升质量，国家药品监督管理局会同国家卫生健康委员会组织修订了《药物临床试验质量管理规范》，2020 年 4 月 26 日发布，自 2020 年 7 月 1 日起施行（国家食品药品监督管理总局，2020）。《药物临床试验质量管理规范》（GCP2020 版），在本书中简称 GCP2020 版。

2017 年 5 月 31 日至 6 月 1 日，国际人用药品注册技术协调会（ICH）2017 年第一次会议在加拿大蒙特利尔召开。会议通过了中国国家食品药品监督管理总局的申请，总局成为国际人用药品注册技术协调会正式成员。中国加入 ICH 之后，可以参与 ICH 指导原则的制订，同时也需要逐步在国内实施 ICH 指导原则，这意味着中国药品注册技术要求与国际接轨之路已经全面打开，药品研发和注册已经进入全球化时代。实现药品注册技术要求的协调、一致，对开展国际注册的制药公司而言，将可以按相同的技术要求向多个国家或地区的监管机构申报，大大节约研发和注册的成本。这既有利于国外生产的新药进入中国市场，也有利于中国生产的药品走向国际，推动越来越多的中国企业加入国际注册的行列。

（郑航　李宾）

参 考 文 献

［1］　国家食品药品监督管理总局.国家药监局和国家卫生健康委关于发布药物临床试验质量管理规范的公告［R/OL］.（2020 年第 57 号）［2020-04-26］. http://www.nmpa.gov.cn/WS04/CL2138/376852.html? from=groupmessage&isappinstalled=0.

［2］　BMJ. The Nuremberg Code (1947)［J］. *BMJ*，1996，313：1448.

［3］　EMA. Guideline for good clinical practiceE6(R2)［R/OL］.（2016）［2019-12-22］. https://www.ema. europa.eu/en/documents/scientific-guideline/ich-e-6-r2-guideline-good-clinical-practice-step-5_en.

［4］　CIOMS. Council for International Organizations of Medical Sciences (CIOMS). International Ethical Guidelines for Biomedical Research Involving Human Subjects［R/OL］.（2002）［2019-07-16］. http://

www.cioms.ch/publications/layout_guide2002.

[5] Commission N. The Belmont Report[R/OL]. (2019) [2019 - 12 - 16]. https://www.hhs.gov/ohrp/regulations-and-policy/belmont-report/read-the-belmont-report/index.html.

[6] GCP reference. European Medicinal Agents 2001[R/OL]. [2019 - 12 - 16]. http://www.ema.europa.eu/ema/index.jsp?curl=pages/regulation/general/general_content_000072.jsp&mid=WC0b01ac05800268ad.

[7] FDA. Part I: The 1906 Food and Drugs Act and Its Enforcement[R/OL]. (2001) [2019 - 07 - 16]. https://www.fda.gov/about-fda/fdas-evolving-regulatory-powers/part-i-1906-food-and-drugs-act-and-its-enforcement.

[8] FDA. Federal Food, Drug, and Cosmetic Act (FD&C Act) [R/OL]. (2018) [2019 - 12 - 16]. https://www.fda.gov/regulatory-information/laws-enforced-fda/federal-food-drug-and-cosmetic-act-fdc-act.

[9] JAMA. WMA's Declaration of Helsinki Serves as Guide to Physicians[J]. *JAMA*, 1964, 189: 33 - 34.

[10] Millum J, Wendler D, Emanuel E J. The 50th Anniversary of the Declaration of Helsinki: Progress but Many Remaining Challenges[J]. *JAMA*, 2013, 310: 2143 - 2144.

[11] Riis P. Perspectives on the Fifth Revision of the Declaration of Helsinki[J]. *JAMA*, 2000, 284: 3045 - 3046.

第三章　伦理委员会

按照我国 GCP2020 版第一章第三条,"药物临床试验应当符合世界医学大会《赫尔辛基宣言》原则及相关伦理要求,受试者的权益和安全是考虑的首要因素,优先于对科学和社会的获益。伦理审查与知情同意是保障受试者权益的重要措施"。第二章第十一条(五),"伦理委员会,指由医学、药学及其他背景人员组成的委员会,其职责是通过独立地审查、同意、跟踪审查试验方案及相关文件、获得和记录受试者知情同意所用的方法和材料等,确保受试者的权益、安全受到保护"。第三章第十二条,"伦理委员会的职责是保护受试者的权益和安全,应当特别关注弱势受试者"(国家食品药品监督管理总局,2020)。本章中,我们将讨论伦理委员会的目的、组成、运作过程以及知情同意书的内容和伦理审核的一些要求。

一、伦理委员会的组成

按照 Guideline for Good Clinical Practice E6(R2),简称 GCP E6(R2)的要求,参加新药临床试验的医疗机构应成立伦理委员会。美国、加拿大称为研究机构审查委员会(Institutional Review Board,IRB),欧洲称为独立的伦理委员会(Independent Ethics Committee,IEC),两者名称不同但是内涵基本一致,伦理委员会的工作应是独立于申办方和研究者等研究利益相关方,其工作不应受任何参与试验的研究者和申办者的影响。我国的伦理委员会多设置在临床试验中心内部,从属于研究中心的行政管理,因此强调其独立性尤其必要。GCP2020 版第三章第十三条专门列出了伦理委员会的组成和运行应当符合的要求。

不同国家的 GCP 对伦理委员会的组成要求不同,但总的来讲,伦理委员会的工作以《赫尔辛基宣言》为指导原则,并受当地国家有关法律、法规的约束。在 GCP E6(R2)3.2.1.对于伦理委员会的组成有具体规定:① 至少 5 人组成。② 至少 1 人不直接从事医药相关专业的工作。③ 至少 1 人独立于、不隶属于研究中心。只有和研究者、申办者没有利益相关的委员有投票权。在实际运作时,委员会成员一般以 5~7 人为宜,也可由更多的成员组成,不宜太多,以利于及时审批和开始临床试验。也要有男性和女性成员,因为有的研究药物是男性或女性用药,因此要考虑不同性别的委员参与。委员会的组成除医学、药学、临床药理学等专业人员外,特别要指出有从事非医药相关工作的委员参加,可从普通受试者的认识水平和权益来考虑问题。

二、伦理委员会审核的注意要点

各单位的伦理委员会应建立章程和审批程序,制订严格的伦理审核标准操作规程(standard operation procedure,SOP)。在试验开始前,伦理委员会应对研究者和申办者提交的试验方案进行审议。试验方案需经伦理委员会审议同意并签署批准意见后方可实施。

(一) 应当审查的文件

研究者和申办者向伦理委员会提出申请并提供必要的资料包括有关的批件,按照 GCP2020

版第三章第十二条，"（一）伦理委员会应当审查的文件包括：试验方案和试验方案修订版；知情同意书及其更新件；招募受试者的方式和信息；提供给受试者的其他书面资料；研究者手册；现有的安全性资料；包含受试者补偿信息的文件；研究者资格的证明文件；伦理委员会履行其职责所需要的其他文件"。

（二）保障受试者权益

伦理委员会收到研究者提交的申请后，拟定审议方案日期尽早召开会议审阅讨论。伦理委员会的主要责任是保护受试者的安全性。GCP2020 版第三章第十二条，"（二）伦理委员会应当对临床试验的科学性和伦理性进行审查。（三）伦理委员会应当对研究者的资格进行审查。（四）为了更好地判断在临床试验中能否确保受试者的权益和安全以及基本医疗，伦理委员会可以要求提供知情同意书内容以外的资料和信息。（五）实施非治疗性临床试验（即对受试者没有预期的直接临床获益的试验）时，若受试者的知情同意是由其监护人替代实施，伦理委员会应当特别关注试验方案中是否充分考虑了相应的伦理学问题以及法律法规。（六）若试验方案中明确说明紧急情况下受试者或者其监护人无法在试验前签署知情同意书，伦理委员会应当审查试验方案中是否充分考虑了相应的伦理学问题以及法律法规"。因此审议的重点是：① 从伦理角度来看这个试验的利弊关系，利益是否大于风险。② 根据方案，知情同意应包括相关的内容。

总之，伦理委员会应从保障受试者权益的角度严格按下列各项审议试验方案，GCP2020 版第三章第十二条，"（七）伦理委员会应当审查是否存在受试者被强迫、利诱等不正当的影响而参加临床试验。伦理委员会应当审查知情同意书中不能采用使受试者或者其监护人放弃其合法权益的内容，也不能含有为研究者和临床试验机构、申办者及其代理机构免除其应当负责任的内容。（八）伦理委员会应当确保知情同意书、提供给受试者的其他书面资料说明了给受试者补偿的信息，包括补偿方式、数额和计划。（九）伦理委员会应当在合理的时限内完成临床试验相关资料的审查或者备案流程，并给出明确的书面审查意见。审查意见应当包括审查的临床试验名称、文件（含版本号）和日期"。因此在审查时要考虑：① 研究者的资格、经验、是否有充足的时间参加临床试验。② 试验方案是否适当，但不应过度判断试验的科学性，例如伦理委员会的职责不是审议这个对照药选得是否合理，主要和次要终点指标是否选的正确，这个新药是否具有市场开发价值，等等；伦理委员会审议的要点包括研究目的、受试者及其他人员可能遭受的风险和受益，以及试验设计会不会使受试者承担不必要的风险，怎样使受试者的风险降至最低。③ 受试者入选的方法。④ 知情同意书是否完整易懂，获取知情同意书的方法是否适当。⑤ 受试者因参加临床试验而受到损害甚至发生死亡时，给予的治疗和（或）保险措施。⑥ 对试验方案提出的修正意见是否可接受。⑦ 定期审议临床试验进行中受试者的风险程度等。⑧ 受试者的权利，包括自愿参加和随时退出、知情、同意或不同意、保密、补偿、受损害时获得及时合理的治疗和赔偿、新信息的获取、新版本知情同意书的再次签署、获得知情同意书流程等。

（三）审查意见

GCP2020 版第三章第十二条，"（十）伦理委员会的审查意见有：同意；必要的修改后同意；不同意；终止或者暂停已同意的研究。审查意见应当说明要求修改的内容，或者否定的理由。（十一）伦理委员会应当关注并明确要求研究者及时报告：临床试验实施中为消除对受试者紧急危害的试验方案的偏离或者修改；增加受试者风险或者显著影响临床试验实施的改变；所有可疑且非预期严重不良反应；可能对受试者的安全或者临床试验的实施产生不利影响的新信息。（十二）伦理委员会有权暂停、终止未按照相关要求实施，或者受试者出现非预期严重损害的临床试验。（十三）伦理委员会应当对正在实施的临床试验定期跟踪审查,审查的频率应当根据受试者的风险程度而定,但至少一年审查一次。（十四）伦理委员会应当受理并妥善处理受试者的相关诉求"。在审议后,对试验方案的审议意见应在讨论后以投票方式做出决定,因工作需要,伦理委员会可邀请非委员专家出席会议,但非委员专家不投票。伦理委员会签发书面意见,并附上出席会议人员的名单、其专业情况及签名。伦理委员会必须书面通知研究者审核结果,如果申请没有被批准,伦理委员会也应当书面说明其理由,并允许研究者以书面的形式向伦理委员会提出答辩。任何广告计划在使用前必须获得伦理委员会批准。

（四）审查作业程序

GCP2020 版第三章第十四条,伦理委员会应当建立以下书面文件并执行:"（一）伦理委员会的组成、组建和备案的规定。（二）伦理委员会会议日程安排、会议通知和会议审查的程序。（三）伦理委员会初始审查和跟踪审查的程序。（四）对伦理委员会同意的试验方案的较小修正,采用快速审查并同意的程序。（五）向研究者及时通知审查意见的程序。（六）对伦理审查意见有不同意见的复审程序。"第十五条,"伦理委员会应当保留伦理审查的全部记录,包括伦理审查的书面记录、委员信息、递交的文件、会议记录和相关往来记录等。所有记录应当至少保存至临床试验结束后 5 年。研究者、申办者或者药品监督管理部门可以要求伦理委员会提供其标准操作规程和伦理审查委员名单"。

伦理委员会要按照标准操作规程（SOP）中定义的既定程序来运作。伦理委员会也要接受国家药监局的检查。检查伦理委员会是否制定了 SOP、是否按照 SOP 要求在执行,也必须检查已有的记录,所以这些文件都要妥善的保存。

试验方案需经伦理委员会同意并签发书面意见后方可开始使用。在试验期间,对所有试验方案的任何修改都必须向伦理委员会报告,经批准后方能执行。在开展临床试验之前,包括试验方案和知情同意书,在得到伦理委员会的批准后才能开始试验。这是研究者的职责之一,少数情况下,申办者可以代表研究者向伦理委员会提交所需要的文件。在整个临床试验的过程中,如果方案有任何修改,研究者必须向伦理委员会及时报告,把新版的方案送伦理委员会审议,在新方案批准之前,不能使用新方案。假如某一项临床试验发现合并某种药物有安全性风险,必须立即停药,这时可以先采取措施,事后及时通知伦理委员会。此外,研究者应定期向伦理委员会提交试验进度报告。

GCP2020 版第四章第十九条,研究者与伦理委员会的沟通包括:"（一）临床试验实施前,研究者应当获得伦理委员会的书面同意;未获得伦理委员会书面同意前,不能筛选受试者。（二）临床试验实施前和临床试验过程中,研究者应当向伦理委员会提供伦理审查需要的所有文件。"第二十条,研究者应当遵守试验方案:"（一）研究者应当按照伦理委员会同意的试验方案实施临床试验。（二）未经申办者和伦理委员会的同意,研究者不得修改或者偏离试验方案,但不包括为了及时消除对受试者的紧急危害或者更换监查员、电话号码等仅涉及临床试验管理方面的改动。（三）研究者或者其指定的研究人员应当对偏离试验方案予以记录和解释。（四）为了消除对受试者的紧急危害,在未获得伦理委员会同意的情况下,研究者修改或者偏离试验方案,应当及时向伦理委员会、申办者报告,并说明理由,必要时报告药品监督管理部门。"

（五）严重不良事件的审核

在试验期间发生任何严重不良事件,均应在规定时限内向伦理委员会报告。假如某一项临床试验发现合并某种药物有安全性风险,需要必须立即停药时,可以先停药,事后及时通知伦理委员会。研究者获知严重不良事件后必须及时地向伦理委员会报告，此外，研究者应定期向伦理委员会提交试验进度报告。

（六）知情同意书伦理审核的主要内容

伦理委员会在审议了临床试验的获益和风险之后，接下来就会审议知情同意书。每个受试者必须在参加临床试验之前，对于整个试验的目的、过程，以及可能的风险有充分的了解，也就是"知情"，只有充分的"知情"，才能做出决定是否愿意参加这个试验。根据法规，知情同意是一个强制性的要求。根据法规，除非合理的特殊情况下，知情同意书必须有受试者签名。签署书面同意后，为了保证受试者的安全，试验中必须有药物安全性监测计划。在试验过程中，随着对研究药物安全性数据收集得越多，对药物的了解更深，申办方会定期评估药物的安全性，尽可能地使受试者避免不必要的风险和损害。一份合格的知情同意书应该包括哪些内容呢？GCP2020版第四章第二十四条阐述了研究者应该告知受试者的20项内容。只有在涵盖了20项内容的情况下，这个知情同意书才是合格的。这20项内容如下。

第二十四条，知情同意书和提供给受试者的其他资料应当包括："（一）临床试验概况。"必须向受试者说明这是一项研究，不是常规的医疗行为。"（二）试验目的。"应告知受试者研究的目的，例如研究的目的是为了证明新药的疗效和安全性，换言之，就是说给患者使用的产品不一定是有效的。"（三）试验治疗和随机分配至各组的可能性。"应告知患者会被随机分配到某一个用药组，包括试验组（药品不一定有效，安全性未知），安慰剂组（无药物活性成分）或活性药物对照组。"（四）受试者需要遵守的试验步骤，包括创伤性医疗操作。"应告知受试者，如果参加临床试验，就必须遵循临床试验的程序，按照方案的规定接受研究者的随访，包括有创性的检查，等等。"（五）受试者的义务。"应告诉受试者在临床试验中应当承担的责任。"（六）临床试验所涉及试验性的内容。"应告诉受试者研究的哪些方面是试验要观察的内容和方法。"（七）试验可能致受试者的风险或者不便，尤其是存在影响胚胎、胎儿或者哺乳婴儿的风险时。""（八）试验预期的获益，以及不能获益的可能性。"应详细列出试验可能给受试者带来的获益。如果这个试验不会给受试者带来任何获益，也应该在知情同意书中讲清楚。实际上对于有些临床试验而言，受试者的确是没有任何获益的。"（九）其他可选的药物和治疗方法，及其重要的潜在获益和风险。"知情同意书中应该讲明，除了试验用药或试验程序以外，受试者是否还有其他有效的治疗手段可供选择，以及潜在的风险和利益是什么。"（十）受试者发生与试验相关的损害时，可获得补偿以及治疗。"对受试者在临床试验过程中发生了与试验相关的损伤，有关的赔偿和治疗。这里提到的试验相关的损伤包括试验药品引起的损伤和试验程序引起的损伤。申办方会承担相关的治疗费用。对于赔偿，如果申办方不打算作治疗费用以外的赔偿，也应该在知情同意书中讲清楚。"（十一）受试者参加临床试验可能获得的补偿。"如果对受试者有补贴的话，预计的补贴数目也应该在知情同意书中讲清楚。这些补贴一般是一些受试者参加访视时的交通费、停车费，等等。但这些费用不得用于防止受试者中途退出。完成了研究后才一次性付给受试者的做法是不合适的，也是有违伦理的。"（十二）受试者参加临床试验预期的花费。"如果有这样的花费，应该在知情同意书中讲清楚。"（十三）受试者参加试验是自愿的，可以拒绝参加或者有权在试验任何阶段随时退出试验而不会遭到歧视或者报复，其医疗待遇与权益不会受到影响。""（十四）在不违反保密原则和相关法规的情况下，监查员、稽查员、伦理委员会和药品监督管理部门检查人员可以查阅受试者的原始医学记录，以核实临床试验的过程和数据。"在确保受试者的个人信息不被泄露的前提下，监查员、稽查员、伦理委员会成员或药政管理人员可能会直接检查受试者的原始病历记录，以核查试验的程序和数据。一旦签署知情同意书,就意味着受试者同意上述有关人员看到相关信息。不过,虽然受试者同意有关人员查看他们的医疗信息,并不意味着有关人员可以获得受试者的任何信息。对受试者隐私权的尊重,是对受试者基本人权的尊重。所以,上述相关人员要尽量避免接触任何不必要的信息。"(十五)受试者相关身份鉴别记录的保密事宜,不公开使用。如果发布临床试验结果,受试者的身份信息仍保密。"包含受试者个人信息的文件为保密文件,不得呈现在公开的文件上。公布试验的结果时,受试者的信息不得随试验结果一起公布。"(十六)有新的可能影响受试者继续参加试验的信息时,将及时告知受试者或者其监护人。"如果出现新的情况,比如新发现的不良事件,可能会影响受试者继续参与临床试验的话,这些新的情况必须及时通知受试者或其法定代理人。"(十七)当存在有关试验信息和受试者权益的问题,以及发生试验相关损害时,受试者可联系的研究者和伦理委员会及其联系方式。"告知受试者,如果需要进一步了解试验的情况,联系人是谁;如果出现了试验相关的损伤,应该找谁联系,都必须在知情同意书上写明。"(十八)受试者可能被终止试验的情况以及理由。""(十九)受试者参加试验的预期持续时间。""(二十)参加该试验的预计受试者人数。"

　　上述 20 条内容,都是知情同意书中必备的内容,也是研究者同受试者谈知情信息时,必须提到的内容。如果哪一条没有谈到,就是对 GCP 的违背,也就是一个稽查的发现。

　　除此之外,知情同意书中篇幅最大的部分是临床试验过程的介绍。这个部分相当于临床试验方案,但需要用受试者能懂的语言表达出来,不得使用太过专业的语言。所以在起草知情同意书时,要注意以下两点:① 口语化。知情同意书的读者为受试者或其法定代理人,故内容应采取叙述式书写,文字力求亲切且口语化。以接受过基本教育者能够理解为原则,尽量避免中英文专业名词。伦理委员会中的非医疗人员,对于审议受试者同意书是否口语化可以做出判断。② 内容合宜,即使对于有可能会引起受试者拒绝参加试验的内容,也一定要写进去。因为临床试验的专业性太强,若要全部写入,反而会因过于繁琐而不容易理解。专业方面的详细数据可参考试验方案或研究者手册。有的内容受试者不知道,也不会影响其权益,可不用写进去,不是所有临床试验相关事项,事无巨细统统要写入受试者同意书内。例如,试验的纳入条件和排除条件就不需要写入受试者同意书内。试验方案或研究者手册中的内容,已具有法律上的约束力,如果研究者没有按照方案或研究者手册执行,自然要负起相关的责任。因此方案或研究者手册中,必须要有主要研究者(principal investigator,PI)签名,表明作为研究者承诺会按照方案来执行试验。此外,以前国内刚刚开始做临床试验的时候,曾经有申办者拿着国外翻译过来的知情同意书和研究者讨论,有的研究者要求将二十几页的知情同意书改成一页,理由是"知情同意书上列举了太多风险,还有谁会愿意签字参加这项临床试验呢,而且二十多页的文件,患者哪有时间看"。实际上,一份合格的知情同意书,不但是对受试者的保护,也是对研究者本人的保护。如果 GCP 中规定的内容没有写在知情同意书内,一旦患者出现问题并诉诸法律,就会对研究者非常不利。

(七)上市后临床试验的知情同意书

　　现在药企越来越重视上市后的临床试验的开展。上市后的临床试验根据目的不同主要有以下几种:① 新药监测期内,根据法规必须做的临床试验,这种研究也叫Ⅵ期临床试验,也需要遵照 GCP 来进行。② 药企为了进行市场推广或对药品疗效、安全性进行进一步探索(不同的合并用药、不同的治疗人群等)进行的临床试验。③ 由研究单位(医院、科室、研究者)发起的以科研为目的的临床研究。

　　上市后的临床研究从研究设计上看,分为干预性研究和非干预性研究。Ⅵ期研究一般为开放设计。其他类型的研究可采用随机对照设计、开放设计、真实世界研究、病例回顾性研究等。其中，随机对照设计或者开放设计的临床研究，都属于干预性临床研究。真实世界研究也称作登记（registry）研究或观察性研究。真实世界研究和病例回顾性研究属于非干预性研究。现在来讨论一下知情同意书的问题。

对于新药监测期内的Ⅳ期临床试验而言，患者也必须签署知情同意书。因为Ⅳ期临床试验属于新药临床研究的一个部分，必须符合 GCP 的要求。知情同意书的内容也应该符合 GCP 的要求。对于上市后其他临床研究的知情同意书问题，分为以下两个方面来讨论。

1. 干预性研究　对于所有干预性的临床研究而言，都应该签署知情同意书。所谓的干预性，是患者的临床用药受到了研究的影响。一般来讲，开放性的临床研究也被算作是干预性的，因为真正的非干预性研究，往往是以疾病为研究目的，会纳入使用不同药品或未使用药品的患者。我们可以参照美国关于临床研究的法规 45 CFR 46 来理解这样的要求。根据 45 CFR 46.116 知情同意书的一般要求（general requirements for informed consent），所有涉及人体受试者的临床试验，必须获得受试者或其法定代理人的合法的知情同意。

2. 非干预性研究　原则上来讲，非干预性研究也是需要签署知情同意书的。但根据美国 45 CFR 46.116（D），以下情况可以免除知情同意书：① 研究对受试者风险不大于最小风险。最小风险是指参加研究带来的损伤和不适的可能性和程度不大于受试者在日常生活中遇到的情况，或常规的体格检查、心理检查或测试带来的损伤和不适。② 免除知情同意但不影响受试者权益和健康。③ 如果没有免除知情同意，研究无法有效实施。④ 如有必要，适当时在参加研究结束后，告知受试者有关研究的情况。

非干预性研究一般很难同时符合以上四点要求。但对于一些病例回顾性调查，只是查阅患者的病例，不用找到患者本人，或患者本人不一定能够找到，在伦理委员会批准的情况下，可以免除知情同意。45 CFR 46.117（C）中也提到，在下列情况下，伦理委员会不要求获得书面的知情同意书，但知情同意的过程还是需要的：① 唯一将受试者和该研究联系起来的记录是知情同意文件，而对受试者唯一潜在的危害是受试者隐私权的问题。如果受试者不愿意自己参与研究的经历被记录下来，那就必须尊重受试者的决定。② 该研究对受试者的危害小于最小风险，同时也没有一般情况下，知情同意书中需要记录的内容，包括与该研究无关的程序。

即使是在这种情况下，研究者也需要给受试者出示一份书面的声明，让受试者了解这种情况。所以，对于大多数有受试者参与的临床试验而言，都是需要签署知情同意书的。不但需要签署知情同意书，签署知情同意书的过程，也需要在受试者的病历上进行记录。

（八）对受试者激励补偿的审议

对受试者参加试验的激励补偿的审议主要必须考虑的是付费和报酬的问题，受试者参加新药的临床试验，以自愿为原则，所有的研究药物均免费提供，所有的受试者都可以得到和研究相关的医疗服务和免费的治疗和检查，对给予受试者参加试验相应补偿是否合理，在伦理审议时，应该以"不可以用金钱诱导"为原则。受试者参加试验，根据受试者参加研究需要的支出或损失，如交通费、停车费等可以给予适当的补偿，但是给受试者金额不可过多，有以金钱诱导之嫌，在这种情况下，受试者参加试验，可能不是根据他们自己的疾病状况做出的最佳判断，这不是真正的自愿参加。如果金钱奖励足以影响个人自由选择，也就是为了钱而参加试验，将使知情同意流于形式，所以所有提供给受试者的金钱补偿都必须得到伦理审议委员会的审核和批准。有时临床试验的研究对象可能是弱势人群，比如儿童、孕妇、残疾或者智障患者、患有严重精神疾病、缺乏经济来源、教育程度很低的患者。如果试验涉及这类人群,伦理委员会会特别审议研究计划中是否有额外的、充分的安全保障措施来保护这些受试者免受强迫和不良的影响。

(九) 有关受试者招募广告的审议

为了招募受试者,临床试验是否可以在大众媒体上做广告宣传,通过网络、报纸、杂志、广播把试验的消息广而告之,使得可能的受试者获取这一消息。根据不同的国家、地区的文化,宣传方式应在不同种族和人群中做适当的调整。在美国有效的方法在中国未必有效。尤其在涉及多个国家的国际多中心试验中,即使试验方案和适应证一致,但不同国家地区之间的文化环境、生活方式以及人员素质都存在差异,如果忽略了这些因素,那么受试者的招募就很难成功。各个国家的政策和法规部门的要求是不同的。比如在新加坡允许将受试者招募的广告在医院外发布,如刊登在地铁车厢内,内容分别用中英文列举了一些主要的条件和要求。但是在我国台湾,临床试验的广告只能刊登在医院内。所有关于试验的广告宣传品、计划及宣传内容都要经过伦理委员会的审核,以求真实反映临床试验的目的、设计和适应证,以及利益和风险,以避免夸大其词的不实宣传。

曾经有这样一项肿瘤药物的试验,很多患者都主动要求加入该临床试验,以至于研究单位修改了入选和排除标准,对患者进行更为严格的筛选。这个消息的确让人感到有些意外。根据国外的临床试验经验,肿瘤的临床试验在患者入选上是最困难的。这项肿瘤的临床试验出现了供不应求的情况,是不是在招募广告上出现了问题呢?大家将那份临床试验的公开信息仔细地研究了一下,可能的确是有一些问题。首先,那份宣传强调了某类产品的疗效以及某类产品的昂贵,但没有强调临床试验产品的疗效和安全性同那一类产品不一定是一致的。也就是说,通过宣传那一类产品的疗效,暗示了临床研究用的产品也有相同的疗效和安全性。同时,那份宣传材料还提到了国内患者在海外购买同类产品的方法,而且还强调了患者可以不必出国,由亲属带回也可。这就不单是 GCP 的问题,这是违反法律的问题了。海外的医生可能违反了有关医生管理的法规。如果国内的医生处方或者使用这样的产品,也涉嫌违反了《药品管理法》等有关法律法规。对于受试者招募的广告,都需要经过伦理委员会的批准。受试者招募广告的发放范围,也需要经过伦理委员会的批准。例如,伦理委员会一般只允许在医院内部做广告,如果要在大众媒体上做广告,需要伦理委员会特别批准。最终发放到媒体上的广告,必须与伦理委员会批准的广告一致。受试者的招募广告不得夸大药品的疗效。

如果一则受试者招募广告让患者趋之若鹜,就应该想到广告是否有问题。也许有人会说,在微信上发布的宣传资料不是受试者招募广告,而是对相关产品的一种宣传。但是,由于这种宣传是与新药临床试验联系在一起的,实际上就是一种没有经过伦理委员会审批的广告,是违反GCP 的。同时,患者趋之若鹜的现象也反映了患者知情同意方面的问题。在研究者如实客观地介绍临床试验及试验用药的前提下,入选一例肿瘤受试者是很难的。在美国发生过一件这样的事情,一位临床试验的工作人员,对临床试验工作非常了解。她的丈夫不幸患上了恶性肿瘤,当时针对那种恶性肿瘤,临床上没有确切有效的药物,这就促使她想让丈夫参加一项临床试验。由于她自己就是临床试验的专业人员,认为自己是最容易被研究者说服的。后来,在她丈夫准备加入临床试验的时候,研究者同她和丈夫谈了知情同意,详细讲解了试验的过程,对试验用药的情况进行了如实的介绍,并强调这仅仅是一项试验,并不能保证患者能够从中获得疗效方面的好处。虽然她参加临床试验的意愿很强烈,但是在同医生谈完知情同意以后,还是让其丈夫放弃了临床试验。后来她的丈夫去世了,她又感到非常后悔,认为当时她应该鼓励丈夫加入那个临床试验中,或许还有一线希望。同时,她发表了一篇文章,谈到这个问题。她认为美国的医生在谈知情同意的时候过于客观,有时会让那些对医学一无所知的患者难以接受。以至于让本来可以参加临床试验的患者,最终选择了放弃。这也是国外肿瘤临床试验入组非常困难的原因之一。

相比之下,如果出现了肿瘤患者趋之若鹜的情况,是不是医生在谈知情同意的时候又走了另外一个极端呢? 如果医生在同患者谈知情同意的时候,暗示了药品的疗效,过分肯定药品的安全性,那就可能出现这样的情况。实际上,在谈知情同意的时候,对于新药而言,有时参与临床试验的患者能够获得的确切的益处是很少的。例如,通过加入这项临床试验,患者的病情可以得到医生更多的关注。即使患者本人不能从该临床试验中获益,但是由于他对这个临床研究的贡献,医学的发展最终可以让所有同他一样的患者受益。除此之外,对受试者本人而言,几乎没有别的好处。广告的审议往往会被忽略,伦理委员会审批的广告看似简单,但是在执行中,会有许多非常复杂的情况出现。

三、研究者应遵循的伦理准则

临床试验实施过程中,保障受试者权益及安全是研究者最重要的职责,GCP2020 版第三条做出了明确规定,"受试者的权益和安全是考虑的首要因素,优先于对科学和社会的获益"。如何在临床试验实施过程中有效保护受试者权益及安全,体现在如何对受试者开展适合的医疗处理以及如何充分实施知情同意,有多处关于受试者保护的细节描述,可操作性明显增强。GCP2020版中反复强调,在临床试验实施过程中研究者需要进行独立医学决策及医疗处理,考虑到医疗决策极强的专业性,这种医疗决策及医疗处理是临床试验相关方中研究者所特有的职责,具有不可替代性。如第六条"研究者在临床试验过程中应当遵守试验方案,凡涉及医学判断或临床决策应当由临床医生做出"。第十八条"研究者应当给予受试者适合的医疗处理""研究者为临床医生或者授权临床医生需要承担所有与临床试验有关的医学决策责任""在临床试验和随访期间,对于受试者出现与试验相关的不良事件,包括有临床意义的实验室异常时,研究者和临床试验机构应当保证受试者得到妥善的医疗处理"。综合起来看,上述规定要求研究者在临床试验的实施过程中始终以受试者为中心,在参与研究方案制定阶段,要从受试者保护角度出发,尽可能减少各种不必要的有创检查及访视,安全性指标检测除特殊情况外也可以在医院实验室同时检测。现实中为了研究科学性而将安全性指标设为中心实验室,若中心实验室安全性指标结果反馈不及时,给受试者带来的风险不容忽视。研究者要对临床试验实施过程中出现任何危害受试者健康的情况做出最佳的医学决策,这种决策不应该受到医疗之外因素的干扰,如研究方案违背、申办方经济利益等,当研究者与申办方医学团队在某些具体医疗决策不一致时,应该以研究者的医学判断为准。研究者在临床试验不良事件判断中要切实负起责任,及时关注受试者各种实验室检查指标,对已经出现的实验室异常指标要及时追踪并进行独立医学判断。特别要高度关注的是,当前大多数临床试验已经配备CRC,在具体实施过程中有不少研究者让CRC收集实验室指标并将异常值报告研究者判断,甚至有极个别研究者让CRC判断不良事件,特别是当有些轻微异常值在医学上提示可能存在重大安全性风险,但是CRC的专业背景无法做出早期预判等,上述措施给受试者带来的风险是显而易见的(元唯安,2020)。

四、国际多中心试验中其他国家伦理委员会的特点

在美国,新药临床试验大多数在大医院进行,也可以在家庭医生的诊所进行。这点和中国不

同，中国的药物临床试验都是在大医院进行的。所以伦理委员会有两类：一类是属于研究中心的伦理委员会；而如果是诊所参与试验，那么就有一个区域性的伦理委员会来负责审议，它不属于研究机构和医院，所以称为"独立伦理委员会"。在中国，可以由医院内的伦理委员会审议，也可以由牵头单位（组长单位）的伦理委员会来审议，这样就不用所有参与的医院伦理委员会再重复审议了，可以节约许多时间，也比较有效率。中国的"中心伦理委员会"，是指牵头单位的中心伦理委员会。而临床试验的牵头单位，颇具有中国特色，在其他国家，没有牵头单位一说，各个临床试验单位是平等关系。有国家研究者协调员（national coordinating investigator）一职，类似中国牵头单位的主要研究者。

在多国多中心的临床试验中，牵涉的国家可以多达数百个，各个国家的情况也不一样，所以有必要在这里简略谈一下其他国家的伦理委员会。以北美为例，主要是美国和加拿大，中心伦理委员会是一个独立的机构，不隶属于任何医院。这个独立的伦理机构，聘请各治疗领域的临床专家和伦理委员会的其他成员组成伦理委员会，定期召开会议，对临床试验进行审评。美国中心伦理委员会的成立，不需要在 FDA 注册。但各中心伦理委员会必须提供书面的文件，声明自己遵守 ICH‑GCP 的各项规定，遵守 FDA 的各项法规和伦理学的基本原则。一般申办方在选择中心伦理委员会的时候，都会查看这些文件。同时，FDA 对各中心伦理委员会定期进行检查。例如，曾经有一个临床试验中，在 2009 年就有一个中心伦理委员会没有通过 FDA 的稽查，而该伦理委员会已经批准的正在进行的临床试验，需要重新提交到其他合格的伦理委员会重新申请。当然，已经进行到一半的临床试验也没有必要因此停下来。

一般情况下，在我国如果某个医院有自己的伦理委员会，应当优先选择自己的伦理委员会。在有自己的伦理委员会的情况下，如果要选择中心伦理，需要得到各中心的伦理委员会的书面同意。往往各分中心的伦理委员会也对此有相关的规定。例如，有的分中心伦理委员会规定，在研究者提供书面申请并获得批准的情况下，中心伦理委员会对临床试验的最初的批准和临床试验结束时的报告，要向分中心伦理委员会提交一份，作为备案。

北美独立的中心伦理委员会，不但拥有自己的专家和其他成员，还有非常完善的 SOP。对于临床试验的申报、患者招募广告的申报、严重不良事件的报告、方案违背的报告、年度或者季度报告等，都有非常详细的规定。很多报告已经网络化了，从网上可以下载相关的表格，或者直接在网上填写申报。

由于中心伦理更加规范化和程序化，并且能够保证定期召开审评会议，所以中心伦理加快了临床试验的审批速度，也降低了临床试验人员的工作量。具体可以表现在以下几个方面。

首先，临床试验的审批速度加快。新药的上市需要争分夺秒，全世界都是如此。以前中国的审批速度慢，主要是慢在药监局审批的环节。现在药监局方面进行改革以后，伦理方面的审批速度也逐渐成为一个重要问题。在北美，分中心伦理委员会审批速度慢的问题同样存在。所以一些临床试验通过选择中心伦理的方法，来加快审批的速度。北美的中心伦理一般每 2 周定期召开会议，保证了临床试验及时得到批准。北美的大型综合性医院都有自己的伦理委员会，但其编制上类似政府机构，一旦拥有"铁饭碗"，工作态度和工作效率都要差很多。北美的类似公有制体系下的职位，也一样消极怠工，研究护士也是如此，所有难缠的研究护士大多是政府直辖的医院的。而中心伦理委员会，也是商业化的伦理委员会，服务意识就强很多，不会因为员工的休假或者退休而影响审批速度。在各分中心的伦理委员会经常碰到员工休假，开会时间就会往后拖。研究护士也是如此，每年的假期是一天都不会落的。同样，那些主要研究者自己用研究经费聘用的研究护士工作就非常配合,编制上隶属于政府医院的就差很多。

其次,如果采用中心伦理委员会,可以减轻研究者方面的工作量,CRO可以帮助研究者进行各项申报。例如,研究药物安全性报告的通报、知情同意书更新的申报等,这样大大减少了研究者的工作量。特别是对于研究药物安全性报告尤其如此。很多临床试验每个月都要产生大量的研究药物安全性报告,由CRO统一申报,不但减少了研究者的工作量,也大大减少了监查员的工作量。采用分中心伦理委员会的情况下,监查员在监查过程中,要核对每一份研究药物安全性报告的通报情况。而且不同的试验中心的要求不一样。有的要求全报,有的要求只报告非预期的和相关的严重不良反应,有的对每个报告都给一个"回函",有的没有。QC部门也喜欢围绕着这些文件来回查,监查员也需要找到各试验中心伦理委员会的相关规定来回解释,非常耗时间。

再次,可以使伦理委员会的申报工作更加规范化、专业化。如前所述,很多中心伦理委员会,不但有自己的SOP,各种表格都可以从网站上下载,很多申报都可以在网上进行。对于不符合申报标准的项目,根本就没法报上去,这样就避免了过多的不必要申报。在北美,由于层层的监督和质量把关,漏报的问题一般不会存在,但现在出现了过度报告的问题。伦理委员会往往收到大量的报告,而这些报告中,大多数都是无意义的,让伦理委员会不堪重负,同时也无法将精力集中在有意义的事情上。例如,申办者一般要求研究者报告所有的严重不良事件、所有的研究药物安全性报告、所有的方案违背(protocol deviation)等,而其中的绝大多数都是预期的、非相关的、对患者的安全性没有影响的、对数据的真实性也没有影响的。很多中心伦理委员会就规定,这些事件不用报告。同时,一些中心伦理委员会也声明,在判断不良事件与药物的关系上,研究者本人和申办者才是该临床研究药品的专家,应当以研究者和申办方的判断为准。所以没有必要将大量的不相关的文件报告到伦理委员会。这样不但大大减轻了临床试验人员的工作量,而且也让大家能将精力集中到真正有意义的事情上,从另外一个角度加强了对受试者的保护。

(范大超　李宾　武海波)

参 考 文 献

[1] 国家食品药品监督管理总局.国家药监局和国家卫生健康委关于发布药物临床试验质量管理规范的公告[R/OL].(2020年第57号)[2020－05－19].http://www.nmpa.gov.cn/WS04/CL2138/376852.html?from＝groupmessage&isappinstalled＝0.

[2] 元唯安.从"试验现场负责人"角度理解GCP对研究者的要求[J].中国医药,2002,23:15.

第四章　临床试验方案的设计和撰写

按照 GCP2020 版第十一条（二十）的定义：“试验方案（protocol），指说明临床试验目的、设计、方法学、统计学考虑和组织实施的文件。试验方案通常还应当包括临床试验的背景和理论基础，该内容也可以在其他参考文件中给出。试验方案包括方案及其修订版。”“（二十四）试验用药品，指用于临床试验的试验药物、对照药品。（二十五）对照药品，指临床试验中用于与试验药物参比对照的其他研究药物、已上市药品或者安慰剂。”方案的设计必须保证试验科学性，以观察疗效，同时还要考虑受试者的安全性，也就是“无伤害（do no harm）”原则。试验方案的设计包括制定入选标准和排除标准，以确认哪些受试者符合参加试验的条件，同时也要制定试验的进程表，描述试验的执行过程、试验用药品和试验药品的使用剂量。研究者应该严格遵守试验方案，定期观察受试者，以确认临床研究药物的疗效和安全性。试验方案依据“重复、对照、随机、均衡”的原则制定。

根据 2016 年 11 月 9 日颁布的 ICH E6 R2，临床试验方案应包括：“（一）一般信息。（二）研究背景。（三）试验目的。（四）试验设计。（五）受试者的选择和退出。（六）受试者的治疗。（七）疗效评估。（八）安全性评估。（九）统计分析。（十）原始数据和文件可以供监查、稽核、伦理委员会和国家药政管理当局检查时查看。（十一）质量控制和质量保证。（十二）伦理原则。（十三）数据处理和记录的保存。（十四）财务和保险。（十五）文章发表的政策。（十六）附件。”

本章主要讨论以下六个主要问题：临床试验目的和类型的确立、终点指标的选择、制定入选及排除标准、临床试验流程的规划和安排、新药临床试验不同阶段的设计要点、试验方案的撰写。

第一节　确立临床试验的目的

新药上市前，要进行Ⅰ期到Ⅲ期的不同目的的临床试验，有的跨国制药公司甚至于需循序渐进地执行数十个包括从Ⅰ期到Ⅲ期的临床试验。临床试验设计，首先应明确试验的目的。临床试验的目的是整个临床试验的核心，因此，每一试验的目的要清楚、完整且具体。只有在目的明确后，才能针对试验目的设计试验的方案，不同阶段的临床试验目的是有所侧重的：①　Ⅰ期试验的主要目的是为了确定研究药物对健康受试者的安全性和发现耐受剂量，以及观察不良反应，或生命体征的变化。次要目的可以是观察研究药物的人体药代动力学指标。②　Ⅱ期试验的主要目的是研究药物不同剂量，治疗患者，观察不同剂量的疗效和安全性，为以后的Ⅲ期试验选择最佳治疗剂量，次要目的主要是观察研究药物对受试者的安全性评估。③　Ⅲ期试验多以随机、双盲，可以是对照药，主要目的是观察研究药物对受试者治疗的疗效是否优于对照组，次要目的也是药物安全性的评估。因此，评估药物疗效为主要目的的试验主要有Ⅱ期和Ⅲ期临床试验，几乎所有的临床试验，安全性都是必不可少的观察项目，但是把药物安全性作为主要试验目的的试验，往往见于第Ⅰ期的临床试验。药代动力学指标的评估试验也见于一些Ⅱ期和Ⅲ期的试验。

其他类型的临床试验还包括：新的检查方法评估，比如新型的造影剂需要临床试验来验证；药物的新剂型、新给药途径的临床试验；医疗器械的临床试验，如血糖仪、测氧仪等。按照临床试验的设计和规划，还可以进一步依照不同的特性、参加试验的医院的数量、是否设对照组、是否随机、是否设盲进行分类。如果试验按照参加中心所在的地区和数量，可以是单中心研究或是多中心研究，本国研究或是由许多国家参与的研究。临床试验的设计应考虑其科学性、对受试者的保护和其执行的合理性。影响临床试验的因素很多，例如试验的费用过于昂贵，可能会超出试验的预算；或者需要招募的患者太多，治疗期太长；以及试验程序过于复杂而影响了受试者依从性，这些因素最终都会影响临床试验的实施与完成。临床试验一旦开始，试验目的就不能随便更改。因此，在开始设计试验时就应考虑周全，谨慎制定。在新药临床试验设计时还要参考美国 FDA 或者中国国家药品监督管理局的相关指南和要求。

第二节　选择合适的终点指标

临床试验的终点指标(endpoint)指的是药物进入临床试验阶段选定的评价药物的疗效指标和药物安全性指标。比如降压药观察血压的下降，血压下降就是一个疗效终点指标；治疗糖尿病降血糖药物的疗效终点指标，可以是糖化血红蛋白和空腹血糖的改善。疗效指标是反映药物作用于受试者所表现出的有效性的主要观测与评价工具。根据 FDA 相关法规的要求，药物临床试验的疗效评价，应计划全面、检验完备，"受试者疗效评估方法应定义明确、方法确实可靠，临床试验方案和试验总结报告应说明疗效测量指标、观察收集的方法，以及评估受试者反应所采用的相关标准"。具体来讲，就是指新药临床试验疗效评价应该包括疗效观测指标、疗效观测指标的收集方法以及以疗效观测指标为基础用于药物疗效比较的评价方法(疗效评价标准)(刘炳林，2017)。

通过临床试验可以评价研究药物是否有效、是否安全，因为药物会有副作用以及不良反应(如药物引起严重的肝损害等)，当药物疗效和副作用对比，对受试者而言，如果利大于弊，受试者最终获益，这是新药能否通过药政管理机构核准上市的关键因素。通过一个临床试验来评价一种药物或者一种新的治疗方法是否有效，研究者可以选择直接测量临床结局指标，也可以选择"替代终点指标"。针对"替代终点指标"，可以参考 FDA 颁布的指南《药物和生物制品开发中的替代终点指标的应用》(*Surrogate Endpoint Resources for Drug and Biologic Development*)(FDA，2018)。

一、临床结局指标和替代指标

临床结局指标就是直接评价药物是否有效、真实和客观的指标，比如死亡率，或者是中风的发生率。临床结局指标通常选择公认的、规范的和成熟的指标，可以是定性或定量的指标。但由于临床结局指标的评价往往需要的时间长、样本量大、研究成本高，有时还存在伦理学风险，导致临床结局指标观测存在困难或不合理。因此，临床试验常以易于观察和测量的疗效指标以替代临床结局指标来评价药物的有效性。FDA 颁布的指南中，对于一些新药临床试验的指标都有着明确的规定。在临床试验方案中，应严格的定义终点疗效指标，描述测量对象、测量者、测量工具及方法、测量时间，及用何种统计方法分析。比如常见的用肿瘤患者的总生存期(overall survival)来评估抗肿瘤药物的疗效，用测量糖化血红蛋白值的变化来评估 2 型糖尿病降糖药物的疗效。

在一种新药的临床试验中，研究者可以选择直接评价疗效的临床结局指标，也可以选择替代指标(surrogate endpoint)。替代指标是指能够合理预测临床受益或者对临床结局指标存在疗效的指标。在直接评价临床获益不可行时，用于间接反映临床获益的观察指标。例如，在一项抗肿瘤药物的试验中，假设这种药物能够提高肿瘤患者 5 年存活率，如果要直接观察肿瘤患者 5 年存活率的"终点事件"，往往需要大样本量和长期随访，会增加临床试验的成本。这样无论从时间上还是在费用上，使得执行此类临床试验变得非常困难，并且会推迟药物的上市时间。如能采用替代指标，就可以节省研究费用和研究时间，也可以提高研究方案的依从性。但是替代终点指标必须同时满足两个条件：第一，替代终点指标必须与临床获益有关联性。第二，替代终点指标必须能完全捕获和反映治疗效应。这种"关联性"必须有以前其他临床试验中已建立的替代终点作为主要疗效指标进行临床试验，提示这个指标和临床的结果有关联性，当替代指标变化时，临床结局指标亦随之改变。比如血压、低密度脂蛋白胆固醇和糖化血红蛋白等。

一个可靠的替代终点指标必须经过大量的循证医学研究，根据流行病学的研究、统计学和大量的临床试验数据或其他科学的证据，比如许多大型临床试验证实只要控制高血压患者的收缩压，中风或心肌梗死的风险亦随之下降，所以收缩压可作为此类试验的替代指标。但若要评价"终点事件"(心脑血管事件)发生率，需要长时间的观察。如果在比较短期的试验中，能够客观、定量测量替代指标的变化，则可以大大减少试验需要的样本量，缩短试验的时间及费用，而且替代终点指标不受后续治疗的影响，研究终点往往更容易达到。例如，对抗肿瘤药而言，终点指标应该是使受试者有临床获益，主要表现为延长生存期(overall survival)或改善生活质量(quality of life，QOL)，而最理想的状态是两者兼得。因此肿瘤临床试验的终点应该是能使患者获得生存时间延长和(或)生活质量的改善。目前总生存期(overall survival，OS)是公认的作为评价抗肿瘤治疗药物能否达到临床获益的金标准，通常定义为从随机化开始至患者因任何原因死亡之间的时间。作为金标准，总生存期具有客观、精确、易检查、方便解读等优点。然而，临床试验选择总生存期作为主要研究终点往往需要大样本量和长期随访，因而会增加临床试验的成本、延长药品上市的时间。此外，总生存期还容易受到后续治疗的影响，因此，可能在一定程度上掩盖了初始治疗的真正效应。由于以上限制因素的存在，近年来一些替代终点指标已经得到了普遍的认可，并使许多新药获得加速批准(accelerated approval，AA)。例如，肿瘤治疗药物常用无进展生存期(progression-free survival，PFS)作为替代终点指标。PFS 定义为从随机化开始至患者肿瘤进展或因任何原因死亡之间的时间。PFS 的观察事件包括肿瘤进展和死亡，与总生存期具有一定程度的重叠，在替代终点研究中具有相对优势。但是替代终点指标也具有一定的局限性，例如，在转移性结直肠癌一线化疗的临床试验中，PFS 的替代终点价值最为明确，研究结果较为一致，而在其他肿瘤如转移性乳腺癌的多项研究中并未显示出同样的价值。

此外，对于急性淋巴性白血病来说，最小病灶疾病缓解率(minimal residual disease response rate)是新药获批的替代终点指标；而对未扩散的去势抵抗性前列腺癌来说，无转移生存期(metastasis-free survival)是药品监督管理部门审查的一个临床终点指标。从药政法规层面来看，在癌症治疗领域使用替代终点指标，与过去的临床终点指标相比，替代终点指标能使药物核准上市的进程加快好几年，使新药能够尽早地提供给患者。FDA 指南指出在 2010—2012 年之间，FDA 核准的新药中，有 45% 的新药的疗效是根据替代终点指标数据(FDA，2018)。

二、终点指标的类型

1. 症状的改善   如哮喘发作次数的减少、关节炎疼痛的减轻、胃食管反流症反酸症状的减轻等。

2. 死亡率下降，生存率提高   如癌症患者治疗后 5 年生存率。5 年生存率系指某种肿瘤经过治疗后，生存 5 年以上的比例。

3. 病情的延缓   如病情发展的快慢、肿瘤患者的病情恶化时间的延长、肿瘤患者的总生存期和无进展生存期。

4. 病灶面积的缩小   如胃镜下胃十二指肠溃疡面积的缩小、糖尿病皮肤溃疡面积的缩小、血管造影下冠脉阻塞程度的减轻。

5. 生化指标的改善   如糖化血红蛋白（Hb1Ac）、前列腺癌指标前列腺特异性抗原（prostate specific antigen，PSA）、肝癌指标甲胎蛋白（alpha fetoprotein，AFP）的变化等。

6. 全局平均指标改善   全局评价指标是将客观指标和研究者对受试者疗效的总印象有机结合的综合指标，它通常是有序等级指标。用全局评价指标来评价某个治疗的总体有效性或安全性，一般都有一定的主观成分。如果必须将其定义为主要指标，应在试验方案中有明确判断等级的依据和理由。对受试者的总体情况做一个整体评估，如轻度改善、中度改善等。

全局评价指标的改善评估由研究者评估全局评价指标：① 单个症状疗效评价。② 以多项症状的总积分评判总疗效。比如狼疮活动积分（SLEDAI）表，如表 4-1、表 4-2。

表 4-1   狼疮活动积分（SLEDAI）表

分数	症　　状
8	癫痫发作：最近开始发作，除外代谢、感染、药物所致
8	精神症状：严重紊乱干扰正常活动，除外尿毒症、药物影响
8	器质性脑病：智力的改变伴定向力、记忆力或其他智力功能的损害，并出现反复不定的临床症状，至少同时有以下两项：感觉紊乱、不连贯的松散语言、失眠或白天嗜睡、精神运动性活动增加或减少，除外代谢、感染、药物所致
8	视觉障碍：系统性红斑狼疮视网膜病变，除外高血压、感染、药物所致
8	颅神经病变：累及颅神经的新出现的感觉、运动神经病变
8	狼疮性头痛：严重持续性头痛，麻醉性止痛药无效
8	脑血管意外：新出现的脑血管意外，应除外动脉硬化
8	脉管炎：溃疡、坏疽、有触痛的手指小结节、甲周碎片状梗死、出血或经活检、血管造影证实
4	关节炎：2 个以上关节痛和炎性体征（压痛、肿胀、渗出）
4	肌炎：近端肌痛或无力伴肌酸磷酸激酶增高，或肌电图改变或活检证实
4	管型尿：血红蛋白、颗粒管型或红细胞管型
4	血尿：红细胞>5/HP，除外结石、感染和其他原因
4	蛋白尿：>0.5 g/24 h，新出现或近期升高
4	脓尿：白细胞>5/HP，除外感染

（续表）

分数	症状
2	脱发：新出现或复发的异常斑片状或弥散性脱发
2	新出现皮疹：新出现或复发的炎症性皮疹
2	黏膜溃疡：新出现的或复发的口腔或鼻黏膜溃疡
2	胸膜炎：胸膜炎性胸痛伴胸膜摩擦音、渗出或胸膜肥厚
2	低补体血症 C3、C4 或 CH50 减低
2	抗双链 DNA 抗体阳性
1	血小板减少：$<100\times10^{9}/L$
1	体温≥38℃，排除感染原因
1	白细胞减少：$<3\times10^{9}/L$，排除药物原因

表 4-2　SLEDAI 积分对狼疮病情的判断表

积　分	程　度
0～4 分	基本无活动
5～9 分	轻度活动
10～14 分	中度活动
≥15 分	重度活动

三、主要终点指标和次要终点指标的制定

在一个药物临床试验方案中，通常有一个主要终点指标和几个次要终点指标。主要终点指标是与试验目的有本质联系的，能确切反应药物有效性或安全性的观察指标。通常主要疗效指标只有一个，主要疗效指标的选择不是随意的，而是具有严格的要求和规定，应选择相关研究领域已有的公认的准则和标准，有的疾病还需要参考美国 FDA 或者其他药品监督管理部门的相关指南和要求。

次要疗效指标是指与试验目的相关的辅助性指标，次要疗效指标数目也应当是有限的，并且能回答与试验目的相关的问题。一种新药是否能够上市，是由主要疗效终点指标是否具有统计学意义的"显著差异"来决定的，次要疗效终点指标和次要安全性终点指标则作为补充、说明及支持其疗效和安全性。如果主要疗效终点指标无效，那么这个药就是无效的，不能支持注册上市。如果次要疗效终点指标有效，不能将次要疗效终点指标取代主要疗效终点指标，从而声称这个药有效。疗效指标的选择可参考法规和药品监督管理部门发布的指南，以供试验设计参考。比如治疗糖尿病的降糖药物的临床试验，主要疗效终点指标必须是糖化血红蛋白。乙型肝炎抗病毒药物的临床试验，主要疗效终点指标必须是 HBV-DNA。而对于抗高血压的药物，血压下降的程度可以作为主要疗效终点指标。

这里以一个治疗糖尿病药物的临床试验为例，说明主要和次要疗效终点指标的选择。研究药物阿格列汀是一种高效、高选择性的新型口服二肽基肽酶（DPP-4）抑制剂（潘长玉等，2015）。

试验题目：阿格列汀治疗 2 型糖尿病的有效性与安全性——中国多中心、随机、双盲、安慰剂对照Ⅲ期临床试验。

试验设计：所有受试者都要进入一个可长达 2 周的筛选期，随后是为期 4 周的安慰剂导入期，导入期后受试者根据他们的基础抗糖尿病治疗状况以 1：1：1 的比例，分层随机分入 3 个治疗组（A 组：阿格列汀单药治疗组，B 组：阿格列汀联合二甲双胍组，C 组：阿格列汀联合吡格列酮组），阿格列汀（25 mg，每日 1 次）。整个治疗期间无论是阿格列汀还是二甲双胍或吡格列酮的剂量均维持不变。研究的治疗周期为 16 周，每 4 周随访 1 次，治疗结束后 2 周进行 1 次随访。

（1）主要疗效终点：治疗第 16 周时糖化血红蛋白（HbA1c）相对于基线的变化。

（2）次要疗效终点：第 16 周时空腹血糖（FPG）相对于基线的变化、HbA1c≤6.5％和≤7.0％的达标率、显著高血糖事件的发生率。

（3）安全性终点：包括低血糖事件的发生率及其他不良事件的发生率。

高血糖事件定义为：FPG≥11.1 mmol/L。

服药后出现不良事件定义为：任何于首剂给药时（后）至末次给药后 14 日内发生的不良事件，无论是否与研究药物相关。轻至中度低血糖的定义为：血糖＜3.89 mmol/L，严重低血糖的定义为：出现需要他人协助给予碳水化合物、胰高血糖素或其他复苏行为的任何事件，且血糖值＜3.89 mmol/L。

疗效指标和治疗时间的选择，在新药临床试验中，选择疗效指标，也要注意受试者使用研究药物多长时间才能看到疗效，应参照之前的动物实验的相关结果，还要参考其他同类适应证国内外相关新药临床试验指导原则中有无明确规定和要求。疗效指标的检查有时还受到其他因素的影响，比如测量血压时受试者的体位是坐位还是立位，监测血氧时受试者是静息卧床还是活动状态，这些都可以影响检查的结果。因此，在方案中都应有明确的规定。

四、安全性指标的选择

安全性指标的选择通常包括两个方面：① 常规检查，是指一些在所有临床试验中都会做的检查，如血尿常规、肝肾功能检查等。② 特殊检查，是指为观察研究药物可能存在的副作用而做的检查。如为观察研究药物是否会引起 Q - T 间期延长，那么心电图就应列入检查项目中。有时安全性指标不是绝对的，血压测量可以为安全性指标，但在降压药试验中则为疗效指标。在多中心试验中，实验室检查可以在中心实验室完成，因为中心实验室有许多优点，如各个医院的实验室操作程序不同，试验试剂、参考值范围也不同，而中心实验室接受不同医院的化验样本，统一操作和分析，数据比较一致，更具有可比性。因此，现在的多中心试验，主要在中心实验室分析样本。在方案中应明确定义，常见安全性检查项目如表 4 - 3。

表 4 - 3　常见安全性检查项目表

安全性检查项目	检 查 内 容
体格检查	生命体征、神志语言、心肺腹部视触叩听、神经系统检查等
常规实验室检查	血尿便常规，肝肾功能，肝炎、梅毒、艾滋病系列，血脂、凝血功能、血离子、血糖等
病源学检查	痰（血）细菌培养、病毒抗体检查、结核菌素试验、过敏原激发试验等

（续表）

安全性检查项目	检　查　内　容
功能性检查	肺功能检查、心功能检查等
有创性检查	骨髓穿刺、腰椎穿刺、胸穿、腹穿等
其他特殊检查	心电图、脑电图、肌电图、超声、X线、CT扫描、核磁共振检查、血管造影、PET等

综上所述，在临床试验方案设计中，选择合适的疗效和安全性指标是非常重要的，疗效指标的选择应该按照新药的适应证、临床试验目的来起草。首先应该制定研究的主要目的和（或）次要研究目的，然后再根据研究的主要目的和（或）次要研究目的，选择一个主要疗效指标和能够辅助主要疗效指标说明其有效性的几个次要疗效指标。疗效指标的设定需要包括疗效评价指标以及疗效评价方法。疗效指标确定后，一般不宜在试验开始后再对主要疗效指标进行调整和修改，更不能在临床试验完成后发现主要疗效指标没有达到统计学上的意义，然后再行调整和修改。

第三节　制定入选及排除标准

入选及排除标准的制定不但关系到疗效和安全性的评估，还关系到受试者的招募速度。制定合适的入选及排除标准，从而使研究药物用在正确的受试者群体上，才能反映药物的真实疗效。许多临床试验方案的修正，是因为入选及排除标准定得太严而影响受试者的入组。如何找到入选及排除标准的条件与受试者入组快慢之间的平衡点，而又不影响研究的科学性是非常重要的，定得太严则合格的入选者会变少，从而影响入组的速度，这样投入的人力和费用将会增加；定得太松则会影响受试者的均质性，从而影响试验结果。入选及排除标准的制定主要考虑到以下几个因素：① 患者的特征，包括年龄、性别、身高、体重、妊娠与哺乳、药物过敏史、禁用药物史。② 疾病的特征，包括病史、家族史、住院史、适应证、伴随疾病的合并用药情况。③ 其他因素，患者的分布情况、入组的难易程度。

一、受试者的特征

1. 性别　临床试验需要入组男性和女性，对于女性受试者，或者是男性受试者的配偶，常规会考虑女性受孕情况，因此在制定入选和排除标准中，应清楚地表明必要的避孕措施等。女性受试者必须是未怀孕、非哺乳期患者，同时可以采用以下方法：① 对于有生育能力的患者，采用禁欲的方法。② 完全禁欲是指在整个研究期间以及试验用药物末次给药后至少1周避免性交。周期性禁欲（如日历法、排卵期法、症状体温避孕法、排卵后安全期避孕法，以及性交中断法）均为不可采用的避孕方法。③ 或者在整个研究期间及试验用药物末次给药后至少1周，必须采用两种有效的避孕方法，其中一种为高效避孕方法（每年失败率<1%）。

（1）高效避孕法：可采用以下一种，① 雌激素和孕激素联合用药以抑制排卵的避孕法（口服、阴道内或经皮）。② 单用孕激素以抑制排卵的避孕法（口服、阴道内或经皮）。③ 也可以使用宫内避孕器（IUD）/宫内激素释放系统（IUS）。④ 男性伴侣输精管结扎，但是要有相应的记录证实无精子射出。

（2）有效避孕法：可采用以下一种，① 含杀精剂的男用或女用避孕套。应当注意，如果同时使用男用和女用避孕套作为双重避孕法，失败率还是比较高，因此不符合试验要求。② 含杀精剂的避孕隔膜。③ 宫颈海绵。④ 含杀精剂的子宫颈帽。

（3）无生育能力的患者不需要采用避孕措施，包括因接受绝育手术（子宫切除术、双侧卵巢切除术，或输卵管结扎）而不育的女性，并具有以下条件之一：停经至少 1 年或者自发闭经至少 6 个月，促卵泡激素 >40 mIU/ml。

（4）年满 55 岁的女性，未接受激素治疗以及自发闭经至少 6 个月。

（5）或者年满 55 岁的绝经女性。

2. 年龄　因为有些药物在年轻人与老年人的代谢差别很大，所以受试者的年龄范围必须要清楚地界定。

3. 体重　有些试验还会制定入选受试者的体重范围，从而保证受试者的均质性。

4. 民族及种族差异　有些药物存在种族差异，所以有时会在不同的人种中进行药代动力学临床试验以观察不同人种之间的药物代谢的差异。在药代动力学的临床试验中，我们曾经遇到过这样一个案例：白种人的血药浓度对时间曲线下面积（area under the curve，AUC）是华人的 2 倍，因此在设计 II 期的临床试验时，必须考虑到族群因素。

5. 既往史　药物过敏史、禁用药物史。

二、疾病的特征

这里以一个祛痰剂临床试验为例，来说明方案中对于疾病特征的描述需注意的几个方面。

试验题目：慢性支气管炎患者中比较祛痰剂和对照药的祛痰作用和药物安全性。

1. 病史　受试者患有慢性支气管炎，但未伴有合并症或严重呼吸道阻塞，慢性支气管炎，诊断按照英国医学研究委员会问卷（M.R.C. Medical British Research Council）诊断标准：在近 2 年内，至少出现连续 3 个月以上的咳嗽及咳痰。在进入筛选期前 2 周患有上呼吸道感染或肺炎。（这里要注意临床试验的适应证是整个临床试验设计中最重要的部分，适应证的诊断应该参考医学会或药政监管机构发布的指南）。

2. 合并用药　包括允许用药和禁止用药两类，应详细列出药物名称，尽量用通用名，避免用商品名，因为同一药物在不同国家生产或不同厂家生产，商品名会不一样，这样会影响临床试验数据的一致性。禁止用药也不宜罗列太多，以免增加招募受试者的难度。一般原则为禁用与研究药物会产生相互作用的药物。

3. 排除标准

（1）患有严重心脏疾病，如心绞痛、心肌梗死、心律不齐、充血性心脏衰竭（纽约心脏学会分级中的第 III、IV 级）。

（2）患有严重的肝肾功能受损（ALT/AST 正常值上限的 2 倍以上，血肌酐值 >2 mg/dl）。

（3）患有慢性阻塞性肺病以外的肺部疾病，如支气管扩张症、囊性纤维变性及肺癌。

（4）有哮喘史。

（5）通常会对既往病史和时间做一个限定，如 5 年内有肺结核病史的受试者须排除，1 年内有上消化道出血史的受试者须排除。

（6）其他试验：入组前 30 日内曾使用其他研究药物的受试者需排除。

三、健康受试者的选择

I 期临床试验主要是观察新药的安全性，通常以健康受试者为主，主要原因是：① 健康受试者比患者容易招募。② 健康受试者不像患者需要看护陪同去医院,可以自己去医院;有的试验需要受试者住院观察,那么年轻的健康受试者相对而言也比较方便。③ Ⅰ期试验有时要求较频繁的抽血,健康受试者尤其是年轻的男性受试者,配合度往往比较好。但是在一些抗肿瘤新药研究中,考虑到抗肿瘤药物的骨髓抑制等药物毒性,伦理学上,从安全性、科学性和实际操作上来说,会以肿瘤患者为试验的受试者。

四、受试者的退出以及试验终止条款

方案中也应列出相应的退出条款,按照 GCP 原则,受试者可以无理由退出临床试验。研究者在尊重受试者个人权利的同时,应当尽量了解其退出理由。受试者有权在试验进行中的任何时候自愿退出研究,研究者不能因为受试者自动退出研究,而对该受试者抱有偏见而影响其后续的治疗。在不影响受试者退出试验权益的前提下,研究者应尽可能地使受试者理解研究的目的和步骤,尽可能避免受试者中途退出试验,因此当我们谈到受试者是否应该退出试验时,应考虑到:① 受试者停止使用药物,但继续完成停药后的随访,完成试验(未退出试验)。② 受试者停止使用药物,停药后的随访也一并取消(退出试验)。这是两个不同概念,对于试验操作有着直接的影响,对此方案中应有相关的说明。例如,如果考虑与药物副作用相关,则需减少研究药物的剂量;如果不良事件确定与药物相关,必要时要暂停研究药物,待不良事件消退,再开始研究药物;根据不同的情况,灵活安排随访复查的时间,即使由于不良事件受试者停止服用研究药物,也应尽力让受试者按照方案参加后续的随访,直至试验结束。如果受试者不愿意参加后续的随访,也可以征求受试者的意见,在试验期间是否允许研究者和受试者本人或者家属保持电话或者通信联系,了解和掌握受试者的情况,包括药物安全性。

如果需要提早关闭研究中心,那么关闭的原因必须详细的记录,常见的原因有:① 研究中心在规定的时间段内没有入选受试者;或者入选受试者的速度非常缓慢,不可能在计划的时间段内完成试验。② 研究中心没有按照方案和 GCP 的原则执行试验,对试验方案的依从性差,经过再培训,没有改善。③ 申办者新药开发计划改变而必须终止试验。④ 有的试验在研究期间,数据监测委员会(DSMB)(参见第十一章药物安全和药物警戒,第七节药物安全监测委员会)会对主要终点指标和药物安全性做期中分析,根据分析结果,DSMB 提出他们的建议,如果继续研究药物会给受试者带来不必要的风险,申办者会考虑终止此项研究。

按照 GCP2020 版第四章第二十七条,"提前终止或者暂停临床试验时,研究者应当及时通知受试者,并给予受试者适当的治疗和随访。此外,(一)研究者未与申办者商议而终止或者暂停临床试验,研究者应当立即向临床试验机构、申办者和伦理委员会报告,并提供详细的书面说明。(二)申办者终止或者暂停临床试验,研究者应当立即向临床试验机构、伦理委员会报告,并提供详细书面说明。(三)伦理委员会终止或者暂停已经同意的临床试验,研究者应当立即向临床试验机构、申办者报告,并提供详细书面说明。在关闭研究中心时,除了必须保留在试验中心的文件外,所有研究相关的资料必须返还给申办者"。

第四节 临床试验流程的规划和安排

一项临床试验通常包含四个时间段:筛选期、基线值的测定、治疗期、随访期。有时筛选期和基线值的测定放在同一个时间段内。受试者"进入试验"的时间点从受试者签署知情同意书开始。

一、临床试验的四个时间段

1. **筛选期** 是指在试验用药开始前筛选受试者所需要的时间,按照研究药物和适应证的不同,筛选期长短也不同,一般在 2 周或 4 周。受试者签署知情同意书后,在这 4 周内按照试验方案的要求在给受试者做一系列检查,包括病史的收集,体检,血、尿、大便三大常规实验室检查以及方案所要求的心电图、CT 或其他的实验室检查,评估该受试者是否符合入组及排除标准。经研究者确认受试者符合入组条件,该受试者即可进入基线值的测定,有时试验报告出来比较晚,会给研究者的判定带来困难,因此,在撰写方案时应把这一因素考虑进去。有的研究需要设定一个导入期,制定两个筛选期,比如,在抗失眠的药物中,第一个筛选期的目的是为了确定该受试者是否符合入组标准。为了排除安慰剂效应,设定一个导入期,受试者服用安慰剂,在经过安慰剂的治疗期后对受试者再进行第二次筛选,以排除安慰剂的效应。有时导入期可以帮助判断受试者的依从性,如果受试者服用导入期单盲安慰剂的量低于计划总量的 80%,则将被退出此项研究,这些要求在试验设计阶段就应该明确定义。

2. **基线值的检查** ① 基线是临床评价的起点,通过一系列的体检和实验室的检查,以确认受试着用药前的基础状况。开始使用研究药物以后,应进行定期的检查,从而对治疗前后的检查值进行比较。② 有的研究是以筛选期当中所做的检查作为基线值。在交叉性试验中,除了开始用药之前,设定一个基线值的检查,在前后两个不同治疗期之间,也必须有一个基线值的检查,这样才可以进行前后对比、两组之间的对比。③ 基线值应尽量靠近治疗期,也就是基线值与治疗期时间上的空档不能太长,空档期太长,受试者的病情可能会发生变化,这样也就失去了基线值的意义。同时也要从伦理上考量,如果受试者基线之后不马上接受治疗,也有违伦理。有时根据试验目的的需要,会做两次基线值的检查。那么是以最近一次检查值作为比较点,还是以两次检查的平均值作为比较点,应取决于试验的目的。

3. **治疗期** 治疗期长短取决于试验目的和适应证。表 4-4、表 4-5 列出了在治疗期中常见的体格检查、生命体征的检查项目、相应的疗效和安全指标、一些特殊的检查项目、检查工具及方法。在治疗期中,受试者回访原则是先密集后宽松。比如,在一项治疗乙型肝炎的临床试验中,治疗期为 1 年,在治疗期开始的 2 个月内,可以每 2 周回访 1 次,第 3 个月到半年可以每个月回访 1 次,半年以后可以定为每 2 个月回访 1 次。制定治疗期的长短还应考虑受试者的依从性,一般而言,治疗期太长,受试者的依从性就有可能变差,但是治疗期定得太短,疗效还没有显示出来治疗期已经结束,这就不科学了。因此,国内外药品监督管理部门如 FDA,对临床试验方案会发布一些指南,在这些指南中,有时会对治疗期的长短有明确的规定,可供参考。因此,科学的制定治疗期是十分重要的。

表 4-4 临床实验室检查

血 液 学	血 生 化	尿 分 析
红细胞	丙氨酸氨基转移酶	蛋白质(定性)
白细胞	碱性磷酸酶	葡萄糖(定性)
血红蛋白	天冬氨酸转氨酶	
血细胞比容	γ-谷氨酰转移酶	

（续表）

血　液　学	血　生　化	尿　分　析
血小板	总胆红素	
白细胞分类（中性粒细胞、嗜酸性粒细胞、嗜碱性粒细胞、单核细胞和淋巴细胞）	直接胆红素 乳酸脱氢酶 肌酸激酶（肌酸磷酸激酶） 白蛋白 蛋白质（总蛋白） 肌酐 血尿素氮 尿酸盐 胆固醇（总胆固醇） 甘油三酯（空腹） 血糖（空腹） 钾 钠 镁 钙 磷酸盐 氯化物 乙肝和丙肝分析 HBsAg 抗 HBc IgM 抗 HBc 抗 HBs HCV-抗体 HCV-病毒载量-RNAa	

其他：人绒毛膜促性腺激素（HCG）用于有生育能力的女性受试者进行妊娠试验，促卵泡激素（FSH）仅用于疑似绝经的女性受试者。

4. 随访期　受试者完成药物治疗期后，并不是研究就此结束了，受试者还需要进行随访期的访视。随访期目的在于观察用药后的安全情况或药物遗留效应，有时随访期也可以用来观察疗效。随访期可以根据不同的适应证、不同的试验目的定在几日、几周或几个月不等。此外，在抗肿瘤的药物试验中，随访期有时可以通过电话追踪的方式与受试者保持联系，了解受试者的生存情况。

二、制定试验的总体访视时间表

在制定试验的总体访视时间表时应注意以下几个事项：① 四个不同阶段所选择的观察项目，可以参照表4-5总体访视时间表。② 根据不同临床试验的要求和特点来制定各个不同阶段的时间长度。③ "1"日的定义：一般基线值检查的当日称为"1"日，然后从"1"日开始给药。在这之前的时间为"—"（负1日），如筛选/清洗期（-14±2日）。④ 整个临床试验均以小时/日/周作为各阶段的计量单位。⑤ 时间窗：由于受试者可能在规定的访视时间不能准时到达研究中心，因此可以给予一些时间上的弹性。例如，受试者的访视日期可以在±3日的弹性范围。在这个期间内访视不能算作方案违背（protocol deviation）。

表 4-5　总体访视时间表

研究阶段	筛选期	基线	治疗期				随访期
访视	第1次	第2次	第3次	第4次	第5次	第6次	第7次
周	−2		2	4	6	8	12
日期	14±3	1	14±3	28±3	42±3	56±3	84±3
病史/手术史	X						
入选/排除条件	X	X					
受试者同意书	X						
身体检查/称重	X	X		X		X	X
生命征象	X	X		X		X	X
心电图检查	X						X
实验室检查	X			X			
妊娠检查（尿液）	X		X	X	X	X	
随机化		X					
疗效指标检查	X	X	X	X	X	X	X
安全性指标检查	X	X	X	X	X	X	X
通过 IWRS 分发研究药物							
药物归还/清点/依从性			X	X	X	X	
对研究用药品的耐受性			X	X	X	X	X
合并用药	X	X	X	X	X	X	X
原有疾病/不良事件	X	X	X	X	X	X	X

注：X 表示需要完成的项目。

第五节　不同阶段的新药临床试验设计要点

新药上市前的临床试验通常分为Ⅰ期、Ⅱ期和Ⅲ期，每期均有不同临床试验目的和要求，试验设计的复杂性也不同，需要的病例数也不尽相同。在本章中，Ⅰ期新药临床试验，以一种抗肿瘤药物为例，介绍Ⅰ期新药临床试验评价药物安全剂量的一些方法。此外为了便于读者能够了解Ⅱ和Ⅲ期临床试验，我们从 Clinical Trials.gov 中引用了一个糖尿病降糖药的实际案例，这个药物已经完成各期临床试验，并且早已通过 FDA 的审批上市了，读者可以结合以上谈到的一些临床研究的方法学，来比较各期的共同点和不同点。ClinicalTrials.gov 是一家美国临床试验注册中心（www.clinicaltrials.gov），它是由美国国家医学图书馆在美国国立卫生研究院运营，是世界上最大的临床试验数据库，目前拥有 170 多个国家的约 20 万种试验记录。

一、新药Ⅰ期临床试验设计

新药Ⅰ期临床试验的目的是评价新药的耐受性和安全性。当新药从临床前实验转化为Ⅰ期研究(也称为"首次人体"研究)(first in human，FIH)时，此时人们对于人体对这种新药的耐受性和安全性反应还不十分了解，进行初步的临床药理学及人体安全性评估，目的在于了解剂量反应、毒性关系，进行初步的安全性评估，研究人体对新药的耐受性、药效学以及药物在体内的吸收、分布、代谢、排泄等药代动力学，以期推荐Ⅱ期试验初步的给药剂量并有助于Ⅱ期试验的方案设计。

Ⅰ期临床试验受试者一般为健康志愿者，在有些情况下比如肿瘤新药试验，由于抗肿瘤药物所具有的毒性，只能以肿瘤患者作为受试者。在新药Ⅰ期临床试验设计时，必须仔细研究临床前动物实验数据和报告，对新药的作用机制、方式、效价、剂量/浓度-毒性关系、剂量/浓度-效应关系、试验分组、试验人数、剂量递增模式、给药途径、可能产生不良反应的概率及严重程度等进行考虑和评价。在做Ⅰ期试验前不知道人体剂量范围是多少，首先要用动物数据推算出人体的最低剂量，那么到达什么剂量，就会出现毒性呢？什么是人体的安全剂量呢？这里需要介绍三个互相关联的概念：剂量递增的方法、最大耐受剂量(maximum tolerated dose，MTD)、剂量限制性毒性(dose limiting toxicity，DLT)。新药首次在人体上应用(first in human，FIH)，探索 DLT 是 FIH 的主要目的。人们通过Ⅰ期试验来了解这种新药的耐受性、安全性，确定正确 DLT，从而发现最大耐受剂量，对这个药物今后Ⅱ期临床试验选择合适的剂量起到至关重要的作用。DLT 有很多影响因素包括药物的种类、作用机制、相关疾病。它是以药物的某些毒性的严重程度来定义 DLT，比如在细胞毒性的抗肿瘤药物中，一般把 DLT 定义为 3 级的非血液学毒性和 4 级血液学毒性，但某些 2 级的毒性，如肾毒性和心脏毒性也可以作为 DLT。

在Ⅰ期临床试验中，当受试者对一个低剂量有很好的耐受时，就需要逐步提高试验剂量并最终确定 DLT。因为一般来说药物都有量效关系，即给药剂量高了，药物浓度会随之增高，疗效也会提高。这也就是说，一个较高的剂量更能有效地杀死肿瘤细胞，同时药物的毒性也可以杀死正常的细胞，所以剂量越高带来严重毒性的风险也会越大。不管药物的疗效如何，如果毒性太大，超过人体的耐受性，它就无法被接受，那么这种药物也就不能用于临床。Ⅰ期临床试验中，从低剂量到高剂量去寻找 DLT，以观察受试者对药物的耐受程度和临床获益。大多数Ⅰ期临床试验都会确定一定数量的剂量梯度供筛选剂量，按照事先所确定的比例递增。表 4-6 列举了常用剂量递增的方法，包括修正改良 Fibonacci 法。

表 4-6　剂量递增的方法

队　列	等量递增法	百分比递增法	Fibonacci 法[①]	改良的 Fibonacci 法[②]
队列 1	X	X	X	X
队列 2	2X	2X	2X	2X
队列 3	3X	4X	3X	3.3X
队列 4	4X	8X	5X	5X
队列 5	5X	16X	8X	7X
队列 6	6X	32X	13X	9X

注：① Penel and Kramar，2012。② Penta，et al.，1979。

为了确定药物的最大耐受剂量(MTD)，Dixon 和 Mood 在 1948 年提出了 Up-and-Down 设计，在半个世纪后 Storer 基于这种理念，提出了一种具有可操作性的剂量递增或递减的设计法，即传统 3＋3 设计法(Storer，1989)(表 4－7)，在这个试验中 MTD 的定义就是在 3＋3 试验中，同时满足两个条件：① 当某个剂量组中≤1/6 出现 DLT。② 邻近高剂量组中≥2/6 出现 DLT，采用 CTCAE V4.0 标准来评价药物毒性反应。剂量限制性毒性(DLT)定义可以根据试验的药物不同、适应证不同来制定标准。在肿瘤新药试验中 DLT 的定义为"4 级或以上药物引起的相关血液毒性反应，或者 3 级或以上药物引起的相关非血液毒性反应，比如心、肝、肾等的毒性反应"。

表 4－7　某 I 期临床试验最大耐受剂量设计

试验设计	剂量递增法则
3＋3 试验	从初始剂量开始，每个剂量水平有 3 名受试者 如果未出现 DLT，按照既定的剂量递增方案，进入下一个高剂量水平试验 如果出现 1 例 DLT，在该剂量水平上增加 3 名受试者，如果未出现新的 DLT，则继续下一个高剂量水平试验 如果出现≥2 例 DLT，该剂量水平的前一个低剂量水平定义为 MTD，也就是≤1/6 出现 DLT 的剂量

注：Gulley J，2016.

3＋3 设计法具体方案执行如下：每个剂量组最初入组的 3 名受试者，第 1 日只安排 1 名受试者使用研究药物，在确信这位受试者没有出现 DLT 时，安排同组的其他受试者参加试验。按照顺序依次使用研究药物。为了减少风险，建议不要同时给 3 名受试者使用同样剂量；在首次、第二次和之后每次给药之间设置足够长的观察期，至少要覆盖预期的峰浓度和(或)峰效应时间。同一日内给药间隔的设置要考虑到可能的急性不良反应发生所需的时间。例如，静脉滴注给药的观察时间应至少为输液的时间(例如，不少于 60 分钟)。在推进到更高剂量组时，也同样要考虑到不良反应的风险，根据非临床和临床药效学(pharmacodynamic，PD)和药代动力学(pharmacokinetic，PK)数据确定组间的时间间隔。随着免疫疗法的新药开发，免疫疗法不同于化药，每位受试者用药的间隔时间要更长。这里举一个例子，发生于 2016 年的"大象人"新药试验事件，TNG 1412 是一个抗 CD28 人源化单克隆抗体，由德国 TeGenero 制药公司研制的新药用于治疗白血病，自身免疫系统疾病如多发性硬化症、风湿性关节炎等。I 期临床试验在英国伦敦一家医院(Northwick Park Hospital)的 I 期临床试验病房进行。试验计划入组 19～34 岁的健康志愿者。2006 年 3 月 8 名健康者自愿参加了试验，其中 2 人注射安慰剂，其他 6 人接受研究药物注射。在接受注射几分钟后，6 名受试者相继出现了头部肿大，像电影《象人》(Elephant Man)中的主角一样，而且疼痛难忍，甚至出现昏迷以及严重的过敏反应，其中 2 人出现生命危险，被立即采取抢救措施。这种药物是首次在人体进行试验，此事件迅速引起全球媒体的高度关注，事后分析原因认为这个严重反应主要是由于不可预见的生物学作用所引起的。从新药开发的角度来说，有许多方面值得探讨和改进，但是在试验方法和程序上，之所以 6 个人同时出现这样的反应，主要是在进行实验的过程中，是一次性的给 6 个人同时用药，第 1 个受试者注射 2 分钟后，再给下一个注射，而不是先给其中一个用药，观察反应以后，再给另外一个受试者用药。如果是这样，一旦一名受试者出现如此严重反应，这个试验可能马上就停止，从而避免更多的受试者受到不必要的损害。

根据 FDA 指南(Guidance for Industry Diabetes Mellitus: Developing Drugs and Therapeutic Biologics for Treatment and Prevention)，对于非胰岛素类的降糖药物，应该在 I 期试验中进行

绝对生物利用度、AUC、Cmax、Tmax、T1/2 药效学的一些参数检测,这些试验可以在健康受试者中进行。也可以在Ⅱ期试验中的糖尿病受试者中加入药代动力学研究。对于药代动力学的观察和试验设计主要集中在餐后血糖的监测。这样通过药效学和药代动力学的研究可以了解这种药在人体内对新药的耐受性,药效学及对药物在体内的吸收、分布、代谢、排泄等的药代动力学数据,以及了解剂量反应与毒性、进行初步的安全性评估,为制定Ⅱ期试验初步的给药剂量和方案提供相关的数据。新药 DPP-4I 的Ⅰ期临床试验试验实例如表 4-8。DPP-4 抑制剂或列汀类药物,是一种通过抑制二肽基肽酶-4 来发挥作用的口服抗糖尿病药,用来治疗 2 型糖尿病。这里以一个 DPP-4 抑制剂的Ⅰ~Ⅲ期试验方案为例。用药以 DPP-4I 代替,公司名称省去,方案来源于 Clinical Trial. gov。

表 4-8　新药 DPP-4I 试验实例

内　容	条　件
试验方案	针对健康受试者餐后口服 DPP-4I(2.5 mg,每日 2 次)稳态药动学和药效学特征的研究(Ⅰ期,单臂,开放性试验)
受试者人数	12 人
试验期	7 日
分组	单组分配,开放性
研究目的	DPP-4I 药动学、药效学特征以及药物的安全性
主要终点指标	健康受试者餐后服用 DPP-4I(2.5 mg,每日 2 次)稳态药代动力学(PK)(时间窗:用药后 25 小时内)
次要终点指标	① 健康受试者餐后服用 DPP-4I(2.5 mg,每日 2 次)稳态药代动力学(时间窗:在 14 小时内 19 采血点,分别在 2 个单独的研究日) ② 健康受试者餐后服用 DPP-4I(2.5 mg,每日 2 次)监测药理活性代谢物的稳态药代动力学(时间窗:21 采血点在第一次剂量后 24 小时内) ③ 健康受试者餐后服用 DPP-4I(2.5 mg,每日 2 次)的安全和耐受性评估(时间窗:1 日到 8 日)
入选标准	年龄:18 岁至 46 岁(成人) 男性或女性健康受试者 健康史、体格检查、心电图和临床实验室没有明显异常 BMI 18~32 kg/m², 包含。BMI=重量(kg)/[高度(m)]²
排除条件	① 对于有受孕可能的女性,在整个研究期间和最后一次用药后的 9 周内,如果不愿意或无法使用避孕套和杀精子剂 ② 任何伴随的急性或慢性疾病 ③ 近期 4 个月内有胃肠消化道疾病 ④ 5 周内有大手术记录 ⑤ 对 DPP-5I 抑制剂或相关化合物有过敏反应 ⑥ 之前使用过 DPP-4I

二、新药Ⅱ期临床试验设计

Ⅱ期研究是治疗作用的摸索阶段。其目的是摸索药物对目标适应证的疗效和药物安全性,也为Ⅲ期临床试验的研究设计和给药剂量方案提供依据。此阶段的研究设计可以根据具体的研究目的,一般采用严格的随机双盲对照试验,以平行对照为主。通常应该与标准疗法进行比较,也可以使用安慰剂对照。需注意诊断标准、疗效标准的科学性、权威性和统一性。要根据试验目的选择恰当的终点指标,包括诊断指标、疗效指标、安全性指标。选择指标时,应注意其客观性、可靠性、灵敏度、特异性、相关性和可操作性。参照临床前实验和Ⅰ期临床试验的实际情况制定药物的剂量研究方案。应有符合伦理学要求的中止试验的标准和个别受试对象退出试验的标准。对不良事件、不良反应的观测、判断和及时处理都应做出具体规定。应有严格的观测、记录及数据管理制度。试验结束后,对数据进行统计分析,由有关人员对药物的安全性、有效性、使用剂量等做出初步评价和结论。

设计案例

一项针对2型糖尿病血糖控制不佳的受试者多中心、随机、双盲、安慰剂对照Ⅱ期临床试验,以评价DPP-4I的疗效和安全性。

【目的】评价2型糖尿病患者DPP-4I不同剂量在12周治疗后疗效指标糖化血红蛋白基线变化的趋势。

【受试者人数】423人。分组用药情况如表4-9。

表4-9 分组用药情况

研究药物和安慰剂	剂量、用法和治疗时间
DPP-4I(2.5 mg)	片剂,口服,2.5 mg,每日1次,12周
DPP-4I(5 mg)	片剂,口服,5 mg,每日1次,12周
DPP-4I(10 mg)	片剂,口服,10 mg,每日1次,12周
DPP-4I(20 mg)	片剂,口服,20 mg,每日1次,12周
DPP-4I(40 mg)	片剂,口服,40 mg,每日1次,12周
DPP-4I(100 mg)	片剂,口服,100 mg,每日1次,6周
安慰剂	片剂,口服,0 mg,每日1次,6周,12周

【主要终点指标】评估糖化血红蛋白在2.5~40 mg各队列组从基线到用药12周的变化(注:基线的平均值变化,以百分比来评价。分析糖化血红蛋白在2.5~40 mg各队列组与安慰剂从基线到用药12周的变化)。

【次要终点指标】糖化血红蛋白在2.5~40 mg各队列组,100 mg组与安慰剂组从基线到用药6周的变化趋势。

空腹血糖在2.5~40 mg各队列组,100 mg组与安慰剂组从基线到用药6周的变化。

空腹血糖在2.5~40 mg各队列组,100 mg组与安慰剂组从基线到用药12周的变化。

果糖胺在2.5~40 mg各队列组,100 mg组与安慰剂组从基线到用药6周的变化。

果糖胺在2.5~40 mg各队列组,100 mg组与安慰剂组从基线到用药12周的变化。

胰岛素在2.5~40 mg各队列组,100 mg组与安慰剂组从基线到用药6周的变化。

胰岛素在2.5~40 mg各队列组,100 mg组与安慰剂组从基线到用药12周的变化。

C肽在2.5~40 mg各队列组,100 mg组与安慰剂组从基线到用药6周的变化。

C 肽在 2.5～40 mg 各队列组，100 mg 组与安慰剂组从基线到用药 12 周的变化。

在 2.5～40 mg 各队列组，100 mg 组与安慰剂组基线和第 6 周，餐后 0～60 分钟葡萄糖曲线下面积的变化。

在 2.5～40 mg 各队列组，100 mg 组与安慰剂组基线和第 12 周，餐后 0～60 分钟葡萄糖曲线下面积的变化。

在 2.5～40 mg 各队列组，100 mg 组与安慰剂组基线和第 6、第 12 周，餐后 15 分钟、30 分钟、60 分钟血糖的变化。

在 2.5～40 mg 各队列组，100 mg 组与安慰剂组基线和第 6、第 12 周，餐后 15 分钟、30 分钟、60 分钟胰岛素的变化。

在 2.5～40 mg 各队列组，100 mg 组与安慰剂组基线和第 6、第 12 周，餐后 15 分钟、30 分钟、60 分钟 C 肽的变化。

所有队列组在治疗期 12 周内 AE、SAE 以及死亡和退出试验的受试者的百分比（AE 必须在 12 周内采集，在治疗结束后的 30 日内发生的 SAE 和退出试验也均必须采集）。

【入选标准】21～70 岁。男性或女性。未接受治疗过的 2 型糖尿病患者。筛选时糖化血红蛋白 ≥6.8％和 ≤9.7％。筛查禁食 C 肽 >0.5 ng/ml。血清谷氨酸脱羧酶抗体阴性。体重指数 < 35 kg/m²。

【排除条件】糖尿病控制不良的症状。糖尿病酮症酸中毒史，高渗性非酮症昏迷，在筛查 1 年内使用过胰岛素治疗。自确诊以来，口服降糖药物超过 6 个月。重大心血管病史。

三、新药Ⅲ期临床试验设计

治疗作用确证阶段，目的是进一步验证药物对预期适应证患者的治疗作用和安全性，并为利益与风险关系的评估提供依据，最终为药物注册申请获得标准提供充分的依据。试验一般是有足够样本量的随机双盲对照试验。可根据本期试验的目的调整选择受试者的标准，适当扩大特殊受试人群，进一步考察不同受试者所需剂量及其依从性。以上的Ⅱ期试验完成后，通过对不同剂量组的疗效和安全性评价，最终选择 5 mg，每日 1 次，作为Ⅲ期试验的给药方法。治疗期也从 12 周延长到 24 周。

设计案例

一项 24 周国际多中心、随机、平行、双盲、安慰剂对照的Ⅲ期研究，以评估 DPP-4I 对于饮食和运动血糖控制不佳的 2 型糖尿病患者的疗效和安全性。

【目的】本研究旨在评价 DPP-4I 对于饮食和运动血糖控制不佳的 2 型糖尿病患者中的疗效和安全性。分组用药情况如表 4-10。

表 4-10　分组用药情况

研究药物和安慰剂	剂量，用法和治疗时间
DPP-4I(5 mg)	片剂，口服，5 mg，每日 1 次，24 周
安慰剂	片剂，口服，0 mg，每日 1 次，24 周

【受试者人数】568 人。

【主要终点指标】评估糖化血红蛋白从基线到用药 24 周的变化。

【次要终点指标】空腹血糖从基线到 24 周的变化。DPP-4I 5 mg 组与安慰剂组从基线到第 24 周，以混合餐（方便面）耐量试验（mixed meal tolerance tests，MMTT），评估餐后 0～180 分钟葡萄糖曲线下面积的变化。达到治疗血糖治疗反应的患者比例，治疗反应定义为受试者在 24 周达到糖化血红蛋白<7.0％，占总受试者总数的百分比。

【入选标准】18 岁及以上。男性或女性。确诊 2 型糖尿病患者。未接受过治疗的 2 型糖尿病患者。筛选时糖化血红蛋白≥7.2％且≤10.0％，随机化时糖化血红蛋白≥7.0％且≤10.0％。

【排除条件】在筛查 1 年内使用胰岛素治疗（住院期间注射除外，或者妊娠糖尿病除外）。1 型糖尿病患者，糖尿病酮症酸中毒史，高渗性非酮症昏迷。

四、新药Ⅵ期临床试验设计

新药上市后由申请人自主进行的应用研究阶段，一般是单臂，没有对照组，其目的是考察在医院临床实践中，广泛使用下的药物疗效和不良反应，评价在普通或特殊人群中的获益和风险关系，改进用药剂量等（改进给药剂量不能偏离药品说明书范围，否则需要重新申请注册新药）。Ⅵ期试验应注意考察长期疗效、不良反应、药物禁忌证以及药物使用时的注意事项，以便评估远期疗效，及时发现可能的远期副作用。此外，还应进一步考察对患者生活质量的影响。

设计案例

多中心、单臂、队列研究评价 2 型糖尿病患者使用 DPP-4I 的疗效和安全性的Ⅵ期试验。

【目的】针对 2 型糖尿病患者，评估 DPP-4I（5 mg，每日 1 次，服用 24 周）的疗效及安全性研究。

【受试者人数】2 165 人。

【主要终点指标】评估糖化血红蛋白从基线到用药 6 周、12 周、24 周的变化。（注：2 型糖尿病患者饮食、运动或加用二甲双胍血糖控制不佳者，评价口服 DPP-4I 治疗 24 周后的糖化血红蛋白基线的变化。）

【次要终点指标】受试者在 6 周、12 周、24 周达到糖化血红蛋白<7.0％占总受试者总数的百分比。空腹血糖从基线到用药 6 周、12 周、18 周、24 周的变化。从基线到 24 周，餐后 2 小时血糖的变化。

【入选标准】18 岁以上。男性或女性。研究程序之前，受试者签署知情同意书。糖化血红蛋白>7.5％且≤11.0％。患者应为从未用过药或单独使用二甲双胍，入组前至少持续 8 周为稳定剂量。未用过药是指没有接受过糖尿病治疗的患者[胰岛素和（或）口服降糖药物]。

【排除条件】怀孕或正在母乳的受试者。在筛查之前 1 年内使用胰岛素治疗（住院期间注射除外，或患有妊娠糖尿病除外）。以前使用过 DPP-4I 抑制剂或 GLP-1 类似药物。在第 1 次访视前 8 周内有用降糖治疗（二甲双胍除外），访视前 12 周不能用噻唑烷二酮类药物（TZD）。除替代疗法以外，使用糖皮质激素全身治疗（吸入性，局部注射和局部使用糖皮质激素可被允许）。

表 4-11 Ⅰ期到Ⅵ期临床试验的类型、研究目的、受试人群和剂量变化的特点

分期	研究类型	研究目的	人群	人数	年龄	剂量
Ⅰ期	评价新药的耐受性和安全性,以及药物动力学/药效学	探索药物安全剂量、药物代谢和药物相互作用,评价药物活性	健康受试者或患者/单臂开放	12	18~45 岁	2.5 mg,每日 2 次,口服
Ⅱ期	探索治疗作用和有效剂量	研究对目标适应证的作用,为后续研究估计给药方案,为疗效确证研究(Ⅲ期试验)的设计、终点、疗程方法学提供依据	患者/随机双盲	423	21~70 岁	2.5 mg、5 mg、10 mg、40 mg、100 mg,每日 1 次,口服
Ⅲ期	评价药物疗效和安全性(注册试验)	提供疗效依据,建立安全性数据库;确立剂量-效应关系,为获益和风险关系评价提供足够的依据,为药品监督管理部门审批新药提供依据,以支持新药注册	患者/随机双盲	568	18 岁以上	5 mg,每日 1 次,口服
Ⅵ期	临床应用/药物安全性试验	观察药物在一般患者、特殊患者中和主要观察是否有罕见的不良反应	患者/单臂开放	2 165	18 岁以上	5 mg,每日 1 次,口服

五、适应性设计

传统上临床试验分为三个步骤:临床试验的设计;按照试验的设计而执行试验;试验完成,按照试验前制定的统计计划来分析数据(Friedman, et al., 2010)。

但是近年来的适应性设计改变了这样的设计原则。适应性设计(adaptive design)是指在试验开始之后,在对试验的整体性与有效性不导致破坏的前提下,依据前期试验所得的部分结果调整后续试验方案(Shih, 2006),从而及时发现与更正试验设计之初一些不合理的假设(Campbell, 2013),从而减少研究成本,缩短研究周期的一大类研究设计方法的总称。这种试验前就计划的适应性设计和传统试验进行中所出现的方案修改(比如入排标准的修改),有着本质上的不同。适应性设计中可以修改的主要有:① 重新估算样本量,可以在试验过程中,利用试验的前期所得资料信息来更新最初的参数估计值,并在必要的情况下进行样本量的重新估算,从而保证以足够的检验效能达成研究的目标。② 去除某个治疗组或某个剂量。③ 修改治疗组与对照组的比例,比如原来是治疗组与对照组 1:1,修改成 2:1。④ 根据期中分析的结果,找出对于研究药物最可能获益的患者,并且修改入排标准使这部分患者更容易入组。⑤ 如果在期中分析时其疗效已经得到证明,或者无效,那么试验就不需要再进行下去了,可以提前终止了(Chow, 2012)。Ⅱ期、Ⅲ期临床试验一体化,目前对于探索、验证疗效的Ⅱ期、Ⅲ期临床试验大体有以下几种设计形式(Todd & Stallard, 2005):① 直接开展一个或多个分组的Ⅲ期临床试验而无Ⅱ期临床试验,此类试验中无任何的前期选择。受试者被分配到不同的组别,这样设计需要一个较大的样本量,而且如果结局变量获得时间较长,整个试验周期就会很长。② 先实施一个小型的Ⅱ期临床试验来决定哪一个剂量组最好,然后在Ⅲ期临床试验中针对此试验组和对照组进行比较。如果主要

结局变量需要较长时间的随访,Ⅱ期的统计推断可基于一个短期的可以反映主要结局变量的指标,然后Ⅲ期试验以主要结局变量进行推断。此处的Ⅱ期、Ⅲ期临床试验独立进行。③ 与②实施步骤相同,只是在进行Ⅲ期临床试验的时候采用包括一系列期中分析的成组序贯设计。这种做法比固定样本设计能够进一步节约样本量。同样Ⅱ期、Ⅲ期临床试验也是独立进行的。④ Ⅱ期、Ⅲ期临床试验一体化。将Ⅱ期临床试验中试验组的选择过程与Ⅲ期临床试验中对被选出的试验组与对照组的比较过程融为一体。利用两阶段的适应性设计来实施此试验过程,第一阶段用来选择最好的剂量组,第二阶段用选出的剂量组与对照组进行试验并做统计推断,其中在各个阶段也可有多次期中分析。在长期的医学发展进程之中,对于一种较好的处理方法的识别与确认往往采用一系列独立的试验来完成。两阶段适应性设计允许将两个步骤整合到一个验证性的试验中去,不仅能够保留Ⅱ期、Ⅲ期临床试验的多样化特性,同时还可缩短研究周期,节约成本(颜虹等,2008)。

第六节　试验方案的撰写

一、方案撰写要点

临床试验方案是由医学撰写者(medical writer)来撰写,医学撰写者可以是药企或 CRO 医师,也可以是具有医学相关专业的人士,如生化、微生物博士。一般 CRO 都有医学撰写(medical writing)部门,他们专门从事试验方案、研究者手册、知情同意书、病例报告表,以及其他试验相关文件的撰写。

一般认为,试验方案的撰写者应有医学背景并有相关的临床经验,熟知临床常规诊断和治疗操作步骤,这样设计往往贴近临床实际情况,方案具有可操作性,有利于受试者的入组。因此,医学相关领域专业人士应和医师合作、配合,可以减少试验设计中出现的一些问题。

国际多中心试验的方案通常是由申办者提供,也可以委托 CRO 撰写,但是也有一些国内注册试验方案是由研究者自己撰写的。研究者往往是这个治疗领域里的专家,有着丰富的临床经验和学术研究试验经验。新药注册、临床试验和学术性研究有着许多共同点,但最大的差异在于新药注册试验必须符合药政法规的要求,有些法规对于临床试验的要求非常明确,如美国 FDA 对临床试验方案发布的一些指南中,对主要疾病拟出广为接受的主要疗效指标规范,有时会对治疗期的长短有明确的规定。因此,研究者在试验设计时,要多参考指南。有些研究者在设计注册试验的同时,往往想加一些其他的和注册目的无关的终点指标,这样在注册试验以外,可以另外有一篇论文发表,必须要明确这样的要求是否与法规单位的试验审核存在矛盾。如果遇到这种情况,样本量、申办者的要求、研究者的需求、药审法规单位的法规要求,怎样从这些关系中找到一个平衡点是试验方案设计过程中需要考虑的问题。

1. 试验方案摘要　试验的设计,可以从摘要(synopsis)开始。试验方案的摘要一般在 3～10 页之间,简述整个试验的设计,包括:① 假设。② 目的与终点指标。③ 试验方法。④ 研究药物简介。⑤ 受试者人数。⑥ 剂量与给药方式。⑦ 受试者的入选及排除标准。⑧ 统计学方法。摘要的优点在于涵盖了试验的轮廓及主要内容,通过摘要可以及早发现重大的原则性问题。由于摘要精炼、简洁,在试验初期,有助于研究者及各个试验执行部门快速掌握试验的要领,提出相应的意见和建议,从而使设计者能尽快得到各个相关部门的建议和修改意见。国内项目的临床试验方案一般是 CRO 公司完成初稿,列出核心内容、疗效评价标准、观察指标等。需要与申办者和研究者讨论商量,听取意见,由他们来补充完善方案,再约各个医院的主要研究者、申办方和研究者开方案讨论会,各专家各抒己见,最后汇总后再做修改,确定最终版。

2. 统计和数据管理 在试验方案设计之初,就要请统计学家参与,应和统计学家讨论几个重要的问题,如试验目的、试验设计、是否要做期中分析、统计方案及数据分析的方法,统计学和数据管理的部分交给相关的专家去撰写。与学术试验不同的是学术试验是一种探索性试验,研究各种可能性和相关结果,要求统计学家除了有丰富的理论基础外,还要有学术试验的分析经验,运用不同的数据分析方法来得出试验结果。在新药临床试验中,统计方案在试验设计时就已经是制定好了的,而这些统计方案在试验一开始就不可以修改了,在试验结束后,就必须按照试验方案进行统计分析。药品监督管理部门审查试验方案是以科学、严肃的态度审查,不会被统计学家的知名度而左右。试验的结果不会,也不应该因统计学家的不同而不同。在一项试验中,尤其是多国多中心试验的方案中,统计学家往往是幕后英雄。相较于统计,时间跨度、费用成本及人力的投入,数据管理显得生死攸关。一项试验的一切活动都是为了一个目的——获得高质量的数据(quality data)。如果数据质量有问题,就不能真实反映药物的疗效和安全性,其最后的结论是不会被药品监督管理部门接受的。如果数据质量非常好,至于是否有效那是药物本身的问题。这也是为什么许多药企或 CRO 反复强调数据的质量的原因,同时也是一个 CRO 公司的立命之本。所以,在临床试验中应引起高度重视的是数据管理。

3. 治疗时间与疗效指标的选择 在新药临床试验中,受试者使用研究药物多长时间才能看到疗效,应参照之前的动物实验的相关结果加以判断。如 FDA 对临床试验方案会发布一些指南,在这些指南中,有时会对治疗期的长短有明确的规定。疗效指标的检查有时还受到其他一些因素的影响,比如测量血压时受试者的体位是坐位还是立位、监测血氧时受试者是卧床还是活动状态,这些都可以影响检查的结果。因此在方案中,都应有明确的规定。

4. 中心实验室 临床试验中对于胃镜、CT 扫描、病理切片的判读,不同的医师在判读时有时可能会产生偏差,因此在临床试验中有时会设立中心实验室(central lab)或中心放射科(central radiology)。尤其是在多中心临床试验中,各个不同医院的 CT 片、病理切片,最好是试验中涉及的所有检查,统一送到中心实验室或中心放射科,由两位指定的医师判阅及诊断。当两位医师的诊断意见不一致时,由第三位医师来仲裁,所以应在试验开始前预先制定诊断标准。当然,这些医师都应该设盲以避免偏倚(bias)的产生。在多中心试验中,由于各个医院的实验室操作程序不同,试验试剂、参考值范围也不同,因此,不同医院的化验样本要求送到中心实验室统一操作和分析,优点是数据比较一致,更具有可比性。所以在多国多中心试验中,中心实验室是一个基本匹配。

由于临床试验的复杂性,试验方案的设计还需要其他参与试验人员的参加,包括项目经理、法规专家、统计学家、数据管理专家、监查员,甚至研究护士。其中很重要的是听取一些意见领袖(key opinion leader,KOL)的建议,共同参与使试验方案符合科学性,具有可行性,合乎法律和法规的要求,并有利于临床试验的执行和收案。在试验方案完稿后,送药品监督管理部门审批时,根据药品监督管理部门提出的建议,方案还需进一步做相应的修改。在设计阶段多花些时间,多吸取各方意见,看似耗费了很多时间,但从整体来看,在真正执行时,减少了问题的发生,从而保证试验的顺利开展,很大程度上避免了不必要的时间及成本的浪费。因为临床试验是不可以"返工"的,不存在试验由于质量问题失败了,重新再做一次。因此,一个试验方案的完成,可以说是集体智慧的结晶。

二、方案撰写的质量控制

方案撰写的质量控制方法包括：① 自我质量控制（quality control，QC），当一个临床试验方案初稿设计完成后，还需要一个质量控制过程，这同样需要多方参与和合作。首先撰写者应把方案放在旁边，过几日再详细阅读，因为在第一稿完成时，也许有些盲点或细节部分没有注意到，过几日，撰写者可以以一个新的眼光，近似旁观者的角度重新审阅自己的作品，进而可以发现一些问题，在 CRO 公司里，通常把这叫作自我 QC。② 同仁审阅（peer review），在自我 QC 以后，可以把稿子交给另一位同仁审阅，根据审阅后提出的意见再进行修改完善（范大超，2009）。

我们可以按照方案的内容，制定一个方案审核清单（check list），再按照清单，逐条地审阅，这样就不会挂一漏万了。清单包括：① 试验目的，需要考虑什么是主要目的，什么是次要目的，目的范围是否制定的太少，是否可行，目的表达是否清楚，按照目前的设计是否能够达到试验目的。② 试验设计，需要考虑是否与统计学家讨论过，设计能否达到试验目的，疗效指标是否经过验证，样本的把握度（power）是否足够，样本数是否足以反映临床显著性意义，选择阳性对照组还是安慰剂组，如果是阳性对照组，对照药物剂量是否适当，是否采用盲法，怎样保持盲态，剂量是固定剂量，还是可变剂量。如果是递增剂量（titration），是可选择的（optional），还是固定的（fixed）。③ 入选及排除标准，需要考虑是否太严（可能招募受试者时有困难），是否太宽松（可能影响方案的科学性），筛选期/基线/治疗期的制定是否太短或太长都会影响方案的科学性和执行力，在这个期间所做的相关检查项目、治疗程序是否太多、太少，还是正好。④ 用来检验入选及排出标准的化验报告，需要考虑报告出来的时间与受试者开始服药的时间是否有冲突，研究药物的包装及发药，由谁来包、由谁来发。⑤ 盲法，需要考虑盲法随机数表由谁来产生，怎样产生，是否会因为药物本身的特性（如头晕、心跳加快、排泄物颜色、特殊口味）被破盲。⑥ 数据管理，需要考虑病例报告表设计是否适当。⑦ 统计方法。⑧ 语法语句，需要考虑词意是否表达清楚，是否有逻辑性及前后一致性，是否有拼写错误，段落分配是否妥当。⑨ 版本管理。⑩ 附录，需要考虑有些疗效指标与测量工具应放在附录。

第七节　PRO 量表的应用

患者报告的临床结局（patient reported outcome，PRO）纯粹是从患者自身角度进行的自我评估，反映患者自身健康状态的改善与否，是患者健康状态的具体反映。这种自评形式没有医生和第三方的干扰。近年来，患者报告的临床结局越来越多的用于新药的临床试验中，有显著意义的 PRO 数据，可以作为新药的注册依据之一。2009 年 12 月，美国 FDA 发布了一篇关于 PRO 应用于新药研制和疗效评价的指南草案，对 PRO 量表的研制和评价有具体的规范。PRO 通过访谈患者以自评或其他数据捕捉工具，以问卷或日志为基础，收集症状、日常功能活动等生存质量的资料。生存质量主要反映于：① 躯体感觉，与疾病、治疗有关的体征、症状，应包括那些影响生存质量的异常感觉。② 生理功能，精力、体力、生活自理能力等。③ 日常生活能力，精神、心理状态。④ 适应社会的能力，指家庭关系（夫妻关系、父母职能等）、日常人际关系等，以及疾病对于工作、学习和社会活动的影响。⑤ 健康的自我认识。在新药的临床试验中常用的 PRO 量表比如用于癌症患者身体功能状况的 Karnofsky 的行为表现量表（Karnofsky performance status，KPS）、日常生活活动功能量表（index of independence in activity of daily life，ADL）、健康调查表（MOS 36 - item short-form health survey，简称 SF - 36）、世界卫生组织生存质量量表（WHOQOL - 100 量表）。PRO 量表的使用要考虑到两个因素：量表的翻译/跨文化调适（translation/cultural adaptation）、验证过程（validation）以及版权（copyright）问题。

一、量表的翻译/跨文化调适及验证过程

目前绝大多数的量表都由英美国家的学者开发并应用于英语国家，绝大多数为英语版本。那么，是不是可以直接把英文翻译成中文，就直接用于学术研究或新药临床试验呢，答案是否定的。

在西方文化、价值及语言体系中开发出的量表，难以直接用于其他文化，因为对于生存质量的主观体验是由深深根植于自身文化的价值所形成的，因此，当英文的量表翻译成中文时，有一个翻译/跨文化调适过程。跨文化调适的过程实质上是在不同的文化背景下考察新量表与源量表的观念和价值观的等价性（equivalence）的过程。尤其在一个多国多中心临床试验中，收集的不同国家和地区的生活质量数据最终会汇总在一个数据库中进行分析，因此不同语种的观念和价值观的等价性尤为重要。翻译/跨文化调适包括两个阶段：翻译和验证。通过对量表进行翻译及回译，跨文化调适，量表经过效度（validity）、信度（reliability）和反应度（responsiveness）的验证研究之后方可应用。没有经过验证的量表，其有效性会受到质疑。

翻译/跨文化调适过程包括同语言跨文化调适（same language adaptation）和不同语言跨文化调适。尽管新西兰也用英语，但是开发并应用于美国的英文版本的 PRO，就不能直接用于新西兰，量表必须在新西兰经过跨文化调适及验证，才能用于新西兰。又比如英文版量表，经过翻译/文化调适转换成中文（新加坡版），该中文（新加坡版）不能直接用于中国大陆，故有的量表同时有中文（中国大陆版）、中文（中国台湾版）、中文（中国香港版）、中文（新加坡版），等等。美国 FDA 指南草案建议，申办者在考虑翻译和跨文化调适及工具效度（validity）时应注意：① 从事翻译/跨文化调适者的经验和背景。② 翻译/跨文化调适的方法学。③ 不同版本的整合（harmonization）。④ 不同翻译版本的可比性。以下简述翻译/跨文化调适及验证过程，以英语翻译成中文（中国大陆版）为例。

1. 正向翻译（forward translation） 第 1 稿将英文量表（源量表）翻译成中文量表（目标语量表），量表的英译中，由 2 名翻译独立完成，形成 2 份翻译初稿。翻译者必须母语是中文（中国大陆普通话，不是中国香港中文，因为中国大陆普通话和中国香港中文有时相同的词表示不同的意思）。

2. 调解（reconciliation） 通过比较 2 个译文识别出英文中某些句子措辞的差异。对于 2 个译文中有异议的句子和分歧之处经共同讨论，并在 2 个译文中选取最贴切的句子。

3. 回译（反向翻译，back translation） 第 2 稿由一位中文和英文均具有较高造诣的母语为英文的翻译，将第 1 稿已译成中文的译文，再"回"译成英文，回译的目的是质量控制，以检验经过调解过的版本中某些句子是否还存在着不一致和差异（discrepancy）。

4. 整合（harmonization） 整合是翻译/跨文化调适中的一个步骤，整合所有不同翻译量表，逐字逐句反复地讨论，期望在文字、概念及语意的翻译等达到适当性、词文等价性、习惯用语等价性以及概念等价性，目的是识别和处理英文和中文译文之间的差异，从而确保英文和中文的语意等价性。该步骤进一步达到质量控制的目的。对第 1 稿和第 2 稿进行比较，对部分条目进行修订，并对每一处差异最终达成一致，形成量表初稿。

5. 认知检验(cognitive debriefing)　最后完成的译文还需要征求患者的意见,以识别那些在翻译中没有发现的差异及缺陷,以及发现容易误解的句子或词汇。目的是在中国大陆华人中检验对译文的理解程度和认识与源量表的等价性,同时考察量表在现场调查中的可行性。认知检验一般包括5~8名中国大陆华人,可以是患者,也可以是健康受试者。

6. 验证过程(validation)　在进行正式现场调查及心理测量学分析之前,根据需要,可先做预试验,根据预试验所得资料,再招收一些患者进行心理测量学分析,心理测量学分析等于是一个新的临床试验,研究结果经统计学处理,对量表的信度、效度进行测量分析,以观察新量表与源量表是否等价。所以说,验证是一项很费时和昂贵的独立研究。

7. 定稿　根据预试验和心理测量学分析结果,最终形成正式的中文版量表。

二、版权问题

由于中文版量表的开发者在开发中文版之前曾向原文(英文)的开发者取得核准,再经过中文翻译、跨文化调适及最终验证,形成中文版的量表。该中文版量表的开发者通常具有该中文版量表的版权,可以认为是版权所有者。因此,当我们在临床试验中要使用该中文版量表时,申办者应向版权所有者取得核准。版权所有者有时会根据研究目的来决定是否收取一定的费用。但是一般的情况是,如果该PRO量表是用于学术研究,版权所有者有时会免费提供使用。因此,申办者向版权所有者联系时,应详细说明该学术研究的一些具体细节,在研究结束后,论文中应对版权所有者的帮助表示感谢。但是对于药物临床试验,通常版权所有者会收取一定的费用。

三、实际操作使用

在多国多中心新药临床试验中,申办者多为跨国性大药厂,对于处理PRO的版权很有经验,但是由于地理和文化背景关系,身处欧洲或美国的申办者中具体负责PRO的承办人,未必清楚中文版有中国台湾、中国香港、中国大陆之分。比如,一个多国多中心的试验,中文国家只有中国参加,如果要增加医院,把中国香港纳入,在考虑多方影响因素的同时,应把PRO的中文(中国香港版)的因素考虑进去,需要考虑有没有中国香港版? 如果没有中国香港版,有没有时间去做翻译/跨文化调适的工作? 这些因素都会直接对该临床试验产生影响。

在临床试验中,一个生活质量量表的完成大约需30分钟,因此,在一项试验中不应使用过多的量表,但是精神科的试验中量表往往较多,曾有一项试验共有11个量表,患者有时要分2日才能做完,每一次的访程,受试者也要分2日才能把所有的量表完成,这样患者参加试验的意愿及依从性就会受到影响。

(范大超　邱文心)

参 考 文 献

[1] 颜虹,夏结来,于莉莉.临床试验中适应性设计研究进展[J].中华预防医学杂志,2008,42:16.

[2] 范大超.临床试验方案的撰写——团队合作、质量控制及合约[J].中国处方药,2009,91(12):62-63.

[3] 刘炳林.药物临床试验中疗效指标的选择[J].中国新药杂志,2017,26(18):2113-2120.

[4] 潘长玉,李文慧,曾姣娥,等.阿格列汀治疗2型糖尿病的有效性与安全性[J].中华内科杂志,2015,

54(11)：949 - 953.

[5] Campbell G. Similarities and differences of Bayesian designs and adaptive designs for medical devices：a regulatory view[J]. *Stat BiopharmRes*，2013，5：356 - 368.

[6] Chow SC，Chang M. Adaptive design methods in clinical trials[M]. 2nd ed. Boca Raton：Chapman & Hall/CRC，2012.

[7] Dixon WJ，Mood AM. A method for obtaining and analyzing sensitivity data[J]. *Journal of the American Statistical Association*，1948，43：109 - 126.

[8] FDA. Guidance for industry. Patient-reported outcome measures：use in medical product development to support labeling claims[R/OL].(2009)[2019 - 12 - 16]. https：//www.fda.gov/media/77832/download.

[9] FDA. Surrogate endpoint resources for drug and biologic development[R/OL].(2018)[2019 - 3 - 16]. https：//www.fda.gov/drugs/developmentapprovalprocess/developmentresources/ucm606684.htm.

[10] Friedman FL，Furberg CD，DeMets DL. Fundamentals of clinical trials[M]. 4th ed. New York：Springer，2010.

[11] Gulley J. An open label phase I study to evaluate the safety and tolerability of GI - 6301 vaccine consisting of whole，heat-killed recombinant saccharomyces cerevisiae（yeast）genetically modified to express brachyury protein in adults with solid tumors[R/OL].(2016)[2019 - 3 - 16]. https：//clinicaltrials.gov/ct2/show/NCT01519817?term=maximal+tolerated+dose&recrs=e&type=Intr&phase=04&u_sap=Yes&rank=6.

[12] Penel N，Kramar A. What does a modified-Fibonacci dose-escalation actually correspond to[J]. *BMC Medical Research Methodology*，2012，12(1)：103.

[13] Penta JS，Rozencweig M，Guarino AM. Mouse and large-animal toxicology studies of twelve antitumor agents：relevance to starting dose for Phase I clinical trials[J]. *Cancer Chemotherapy & Pharmacology*，1979，3(2)：97 - 101.

[14] Shih WJ. Plan to be flexible：a commentary on adaptive designs[J]. *Biometrical J*，2006，48：656 - 659.

[15] Storer BE. Design and analysis of phase I clinical trials[J]. *Biometrics*，1989，45(3)：925 - 937.

[16] Todd S，Stallard NA. New clinical trial design combining phases 2 and 3：sequential designs with treatment selection and a change of endpoint[J].*Drug Informat J*，2005，39：109 - 118.

第五章　临床试验的项目管理

　　良好的项目管理是临床试验顺利开展的关键,项目管理主要包括以下主要内容:项目管理工具(包括文件系统的建立)、人员管理、进度管理、时间管理、质量管理、费用管理、风险管理、沟通管理、供应商管理。

　　临床试验的执行部门包括监查部、项目管理部、法规和注册部、数据统计部、医学部和药物警戒部,以及质量控制部。这些部门具体的分工、工作职责意见在临床试验中的作用如表5-1。

表5-1　临床试验的主要执行部门及功能

执 行 部 门	功 　 能
监查部(主要由CRA组成)	调查试验可行性 CRA需要同研究者初步核实病历和其他原始资料的管理情况 了解研究药品接收、储存、发放、回收和销毁的整个流程 了解试验是否按照项目要求收集研究文件并妥善保存 伦理委员会、稽查和检查
项目管理部	人员管理、进度管理、时间管理、质量管理、费用管理、风险管理、沟通管理、供应商的管理
法规注册部	负责公司临床试验以及产品的申报,注册文件的撰写,撰写、办理相关注册申报手续 负责注册文件编写、翻译、组织协调现场核查等相关工作,与药品审评中心的相关人员进行良好的协调与沟通
数据管理/统计部	设计数据管理计划和方法以及试验数据库的管理 设计试验统计方法以及试验完成时的统计分析
医学/药物警戒部	提供试验设计咨询;试验过程中,解答试验中关于方案的问题;对于试验中出现的不良事(AE)和严重不良事件(SAE)进行处理分析和通报
质量控制部	对公司内部临床试验相关部门、CRO或实验室、研究医院进行稽查,以确保试验能够按照法规、SOP、研究方案的要求以及研究相关的流程要求开展研究

第一节　概　　述

一、临床试验项目和项目管理的定义

　　所谓的项目管理,包括五个步骤:启动、规划、执行、监控、收尾。通过对知识、经验、技能和工具的综合应用,让项目实施的过程和质量符合客户的要求。也就是说,项目管理不但需要项目管理人员的知识、经验和技能,也需要相应的工具、人力和物力资源。在项目的生命周期中应该有统筹的规划,保证项目运行的质量和效率(Phillips,2003)。

　　临床试验项目是指通过Ⅰ期、Ⅱ期和Ⅲ期的临床试验以及受试者对临床研究药品的使用,观

察和记录研究药品的疗效和安全性,以获得充分的证据,满足允许药品上市的条件。临床试验项目是为了发现或验证临床研究药品的疗效和安全性。从严格意义上看,药品在上市前还不能称为药品,只能称为临床研究产品,我们在文中采用药品的说法,更方便理解。

项目管理的出现是管理工作专业化发展的要求。项目管理的模式将项目管理同人事管理分开,使项目管理人员和人事管理人员能够更加专注于自己的工作、发挥自己的专长。同时,项目管理人员和人事管理人员既相互辅助,也相互制衡,减少人为因素导致的风险。在传统的管理模式中,有的管理者集人事管理和项目管理的权力于一身。在这种管理模式下,一旦管理人员出现错误,就不容易被觉察和纠正,容易出现管理人员权力滥用,而且项目的成败也会过度依赖项目管理人员。如果项目管理人员出现重大问题,很难让项目平稳过渡到新的管理人员手中。因此,在人员流动性高的行业,更强调项目管理的专业化。CRO 公司(contract research organization,又称合同研究组织)比药企更重视项目管理,因为 CRO 公司的流动性较高。具有良好项目管理模式的 CRO 公司,都在努力减少因为人员更换对项目产生的影响。

二、临床试验项目管理的分类

虽然申办方的项目管理和 CRO 的项目管理在总体目标上是一致的,但两种项目管理在操作上有不同的侧重。申办方的项目管理的目标往往是项目最终的成败,也就是这个产品是否最终能够拿到新药注册证书。而 CRO 的项目管理更注重是否达到预先与申办方确定的目标。例如,什么时候第一例患者能够入组,什么时候数据库锁定(data lock),发现并协助解决临床试验的质量问题等。

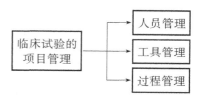

图 5-1 临床试验项目管理的主要内容

按照项目管理的内容来分,可以分为人员管理、工具管理和过程管理。项目管理中有人员管理,而人事管理中也有人员管理,但两种人员管理的侧重点不同。项目管理中的人员管理的前提是人事管理提供合格人员到项目中,然后将这些人员进行合理的分配,让他们各施其能。项目管理的工具管理包括项目文件系统的建立,项目必要文件的准备等。项目管理的过程,可以分为进度管理、时间管理、质量管理、费用管理、风险管理、沟通管理和供应商的管理等。

按照项目管理的层次来分,临床试验的项目管理可以分为三个层面。

1. 总体层面的项目管理 包括从注册申报、方案设计、临床试验、中心实验室、中心化读片、中心化心电图、中央随机系统、数据管理、统计分析、医学监查、药物警戒、总结报告等临床试验全局的项目管理。

2. 单纯临床试验操作方面的项目管理 有的公司将这个级别的项目管理人员称作临床试验主管(clinical operation leader,COL)。

3. 医院层面的项目管理 每个监查员都是自己负责的医院的项目经理,他们负责推动项目在各医院的执行情况。所以不同的职位都有不同层次的项目管理功能。一项临床试验项目,有一个好的项目经理非常重要,有一批好的监查员也同样很重要。

不同的主体、不同的内容、不同的层次,对临床试验的项目管理有着不同的要求。一个好的项目经理,能够利用有限的资源,在有限的时间内,排除各种干扰,灵活应对各种非预期的变化,克服各种困难去实现项目的目标。项目管理者应该运用质量风险管理的方法,在项目实施过程中使速度、费用和质量这三个彼此矛盾的因素保持在一种平衡的状态。最快的速度、最低的费用和最高的质量是不可能同时实现的,但每一个因素都需要有一个事先设定的可以接受的底线。对这三个因素进行平衡,是项目管理的艺术,需要项目经理有足够的经验。

如图5-2所示每个项目都有其生命周期,包括项目的启动、项目的计划、项目的实施、项目的过程控制、项目的结尾。一个项目从启动到结尾,在不同的节点都有一个时间上的计划。在不同的阶段,都有不同的任务和工作。这些不同的任务和工作连贯到一起,就形成了项目的生命周期。一个项目可以分为不同的阶段,每个阶段可以形成每个阶段的产物。前一个阶段的产物是项目进行到下一个阶段的基础。往往在项目的某一阶段结束的时候,决定下一个阶段的计划。

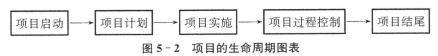

图5-2 项目的生命周期图表

对于新药研究的项目,其生命周期涵盖了从基础研究,到临床前研究、Ⅰ期临床试验、Ⅱ期临床试验、Ⅲ期临床试验到上市后的Ⅳ期临床试验。有时候Ⅰ、Ⅱ、Ⅲ期的临床试验也分为不同的阶段。

三、文件管理和项目管理工具

项目管理的起始阶段,项目经理需要制定相关文件,同时准备好管理文件的系统。在临床试验行业,有一种说法叫作"没有记录就等于没有发生"。这是一种比较极端的说法,没有记录不是真的等于没有发生。这种说法只是强调在没有记录的情况下,没有证据证明这件事情发生过。所以,在以证据为基础的临床试验行业,往往会将这种情况当成没有发生一样。这说明了在临床试验行业,记录的重要性。而文件是记录的载体,所以临床试验的文件管理至关重要。不管是临床试验的监查、稽查,还是药监部门的检查,都是对临床试验文件进行审核,通过审核文件来还原过程。临床试验的过程通常是无法直接审核的,因为那是已经发生过的事情。有专业人士建议对药品编盲的过程进行录像,但那只是在对临床试验人员高度不信任前提下的产物。临床试验是一个以诚信为基础,以彼此的信任为前提的行业。如果用录像录音的方式来开展临床试验,一方面会涉及受试者隐私权的问题,另一方面也会让临床试验的实施、监查、稽查变得极其困难,所以这种方式不可能成为常规的手段。所以,对临床试验过程的检查,是通过对文件的审核来实现的,这就说明了良好的文件管理的重要性。

项目经理在启动一项临床试验项目以前,首先需要准备的是项目管理的工具。这些项目管理的工具实际上就是一些文件或系统。临床试验的这个行业并不需要很多硬件设备,配有笔记本电脑、打印机、扫描仪、手机等设备即可开展工作。在提供项目管理工具以前,先要准备一个工具箱,可以让工具摆放整齐,便于查找,也不容易漏掉必需的工具,这个工具箱就是临床试验的文件管理系统。

临床试验的文件管理系统可以是传统的纸质文件的管理系统,也可以是电子化文件管理系统。电子化文件管理系统是电脑和网络技术应用于临床试验的结果,也是临床试验随着科技的发展而发展的趋势,但两种系统管理的文件都是一样的。

临床试验的文件管理又分为研究者文件的管理系统和申办方文件的管理系统。现在研究者的文件管理系统大多还是纸质的文件管理系统,也就是一个个的文件夹。申办方的文件常被作为临床试验总文件(trial master file,TMF)。大多数的申办方临床试验总文件都可以采取电子化的管理,但是诸如财务合同、伦理批件、临床试验批件等还是需要纸质文件的。不要认为有扫描件就够了,然后将原件都销毁。我国国家药监局经常需要提供原件资料。就像身份证复印件不能代替身份证一样,原件还是十分重要的。

对于项目的必需文件,以前主要是根据 ICH E6 R2[E6(R2) good clinical practice：integrated addendum to ICH E6(R1)，guidance for industry]的第八个部分：临床试验的必要文件,提供的目录。ICH E6(R2)的第八部分将临床试验的必要文件分为了三个部分,临床试验启动前的必需文件、临床试验实施过程中的必需文件和临床试验结束后的必需文件。现行的临床试验也是根据这个目录及时地收集各种文件。但是 ICH 只是给出了必需文件的种类,并没有给出详细的目录。

2009 年的 3 月,药物信息协会(Drug Information Association，DIA)召集了 300 位业内人员组成工作组,讨论并形成了标准化的临床试验总文件目录,对临床试验文件的内容、命名、格式和原数据进行标准化。在之后的时间里,这个标准化的临床试验总文件目录得到了越来越多的申办方或 CRO 公司的认可。由于对临床试验各个环节进行标准化是一个大的趋势,一旦有公益组织提出一些标准化的程序,大家都是乐于接受的,况且这个标准目录是可以免费使用的。这个目录将临床试验的文件分为从 1~11 共计 11 个部分,每个部分又进行细分,形成不同级别的目录和编号,这样相同的文件就会有相同的唯一的编号。表 5-2 列出了临床试验的文件标准目录,在熟练使用这些目录以后,往往各个文件的编号就被项目管理人员记住了。这样,如果项目经理或监查员跳槽去了其他的公司,由于相同的文件都是相同的编号,就不需要重新再去记忆。

表 5-2 临床试验的文件标准目录

编 号	内 容
01	研究的管理文件
02	关键的临床试验文件,包括研究者手册、方案、知情同意书等
03	注册方面的文件
04	伦理委员会相关文件
05	临床试验医院相关文件
06	研究药物和其他物品
07	安全性报告
08	中心实验室或当地实验室相关文件
09	第三方公司相关文件
10	数据管理相关文件
11	统计分析相关文件

一般情况下,公司的标准操作规程(standard operating procedures，SOP)已经提供了临床试验总文件的目录,不需要项目经理做特别的准备。但项目经理在项目启动之初,仍然要核实这个目录,看是否与准备进行的项目有不相符合的地方,确定是否需要进行增减。如果是电子化的项目文件管理系统,就需要对系统进行必要的设定,并对相关人员进行培训和授权。

在制定好临床试验文件管理系统以后,就可以开始制定临床试验项目管理的各种工具。这些工具实际上就是一些文件。表 5-3 列出了一些常用的临床试验的项目管理工具,不同的公司对项目管理文件有不同的要求。在诸多的项目管理工具中,监查计划已经成为临床试验的必要文件之一。ICH E6 R2 的 1.64 部分规定了监查计划的定义:"监查计划是对临床试验监查的策略、方法、职责和要求进行描述的文件。"在 ICH E6 R2 的 5.18.7 中,对监查计划进行了如下的描述:"申办方应该根据项目特点,针对受试者保护和数据的准确和完整方面的风险制定相应的监查计划。监查计划应该对监查的策略、监查各方的责任、不同的监查方法和这些方法的原理描述。监查计划应该强调对关键的数据和程序的监查。需要特别注意那些与常规的临床工作不同,并且需要进行培训的地方。监查计划也要参考相关的政策和程序。"美国 FDA 在 2013 年颁布的《基于风险的监查》(A Risk-based Approach to Monitoring)中,对监查计划的内容进行了非常详细的描述,指出制定监查计划应该考虑以下因素:试验设计的复杂性、试验终点的类型、试验人群的复杂性、临床试验医院的地理分布、申办方同研究者的合作经验、是否使用了电子的病例报告表、临床试验药物相对的安全性、临床试验的分期和数据的数量等。同时也给出了监查计划的主要内容,包括:对监查方法的描述、对监查结果的沟通、对不依从情况的管理、对监查质量的保证和监查计划的增补。美国 FDA 的这一指导原则,对监查计划进行了很详细的说明,可以作为申办方或 CRO 公司制定监查计划的参考。

表 5-3 临床试验的项目管理工具

编　号	临床试验的项目管理工具
01	文件管理计划
02	项目管理计划
03	质量管理计划
04	项目需要用到的 SOP 目录
05	操作手册
06	招募计划
07	沟通计划
08	监查计划
09	医学监查计划
01	风险管理计划
11	申办方对 CRO 公司的监督管理计划等

这些工具或文件一般包括但不限于项目文件管理计划、项目管理计划、质量管理计划、本项目需要用到的 SOP 目录、操作手册、招募计划、沟通计划、监查计划、医学监查计划、风险管理计划、供应商管理计划、申办方对 CRO 公司的监督管理计划等。也就是说,一位监查员要接手一个临床试验项目,除了要熟悉临床试验方案、知情同意书、研究者手册、中心实验室手册、生物样本的管理、药品管理手册、电子病例报告表填写指南等项目文件以外,还要了解以上的各种计划。不同的公司对于各种计划都有自己的写法。有的公司将某些计划作为项目管理计划的一部分,有的公司将不同的计划单独成文。但不管有多少计划,项目经理需要记住的是,临床试验是在医院由研究者来做的,所有的计划要落实在对在医院第一线的研究者的支持上。如果研究者不按照临床试验的要求完成原始病历,再好的项目管理也毫无用处。同时,根据 ICH E6 R2 的要求,所有的努力都要最终落实在受试者权益、安全性的保护以及临床试验结果的可靠性上。

对于一个专业的临床试验公司而言,在公司的 SOP 系统里都可以找到这些工具的模板。在模板的基础上制定各种计划书,对于项目经理而言一般不是一件困难的事情。制定模板的过程是费时费力的,往往需要专门的部门来组织完成。

现实中,有一种误区,认为往往哪个公司制定的文件多,哪个公司的水平就显得高一些,或者说显得更专业一些。但实际上过多而不必要的文件也会增加临床试验的成本,同时也增加了监查员的工作量,让监查员将太多的时间花费在监查以外的地方,这样就舍本逐末了。公司的 SOP 是临床试验最基本的工具,现在的一些专业的临床试验公司已经建立起庞大的 SOP 系统,一些监查员连看 SOP 的时间都没有。所以,太多太过复杂的项目管理工具可能反而会导致一些不依从的问题(non-compliance)。

第二节 项目经理的角色和责任

一、人员管理

项目管理的人员管理包括对项目经理的人员管理、临床试验主管的人员管理、监查员及临床试验助理的人员管理。

(一) 对项目经理的人员管理

项目经理是项目团队的领导者。项目经理不但需要领导项目团队,同时还要负责协调其他辅助部门,如数据管理部门、统计部门、医学写作、医学监查、药物警戒、中心化读片、独立的数据监查委员会、中心化心电图、中心实验室、电子的病例报告表、中心化随机系统、中心化药库等。由于临床试验是在医院由研究者来进行的,数据来自研究者和受试者,所以医院部分的管理是项目管理的核心部分。如果是 CRO 公司的项目经理,还有一个重要的功能是负责与申办方的沟通。

项目经理在公司属于管理层。有的项目甚至是由公司总监级别的人来管理,也叫项目总监。对于项目经理的管理,一般没有量化的评估标准。项目经理依靠自己的经验和智慧对项目产生的贡献,往往比单纯的工作量更重要。公司核心领导层依据项目经理的经验和能力挑选合格的项目经理到项目之中,是项目顺利进行的保障。曾经有一位资深的临床试验人士说:找到一个好的项目经理,临床试验就成功了一半。

(二) 对临床试验主管的人员管理

项目经理需要挑选合格的临床试验主管(clinical operation leader,COL)。临床试验主管同样行使项目管理的职能,但其项目管理职能仅限于临床试验操作部分,也就是对监查员的管理。有时,临床试验主管也会自己管理一些试验医院,担当监查员的角色。临床试验主管一般也是由具有丰富临床试验监查经验,并经过了临床试验项目管理培训的人员来担当,有的还有做指导者(mentor)的经历。临床试验主管同项目经理一道承担项目管理的主要任务。

理想的项目经理和临床试验主管需要具备一定的领导能力,善于激励团队。在项目进展过程中保持主动性和积极的心态,始终对团队产生正面的影响。作为项目的管理者,需要指导团队让项目往正确的方向进行,要做到言行一致,为自己的每句话承担责任。同时,项目管理人员应该具有良好的管理技巧,善于组织、沟通和授权。项目管理人员不但能进行果断的决策,而且还能通过娴熟的沟通技巧和谈判技巧化解各种矛盾冲突。项目经理应该具有战略思维,善于把握和控制风险,善于应对各种变化,具有洞察力。同时项目经理还应该熟悉项目的资源配置,做好临床试验的费用管理。

项目经理的经验很重要。因为临床试验过程中出现的一些问题,有时没有完美的解决方法。项目经理依据自己的既往经验,在平衡各种风险的前提下提出具有指导意义的解决问题的方法,是项目经理的价值所在。经验不够的项目经理,倾向于对问题说不,以避免自己所要承担的风险。但如果什么都不能做,项目可能就无法推进。真正有经验的项目经理,才敢说:这样做是可以的。因为这样的项目经理已经经历过类似的情况,知道这样做会产生怎样的后果。对于一些稽查的发现也是如此。一些经验不够的项目经理对一些稽查发现不知所措,恨不得去问药监局这么解决行不行。虽然临床试验有 GCP 等文件作为指导,但并非所有的操作都可以从法律法规和指导原则上找到依据,这就使得行业经验非常重要。

(三) 对监查员的人员管理

项目管理中人员管理的核心部分是对监查员的管理。对于 CRO 公司来讲,临床试验中最重要而且成本最高的部分是在监查,但监查却是利润最低的部分。所以,如何对监查员进行良好的人员管理,是 CRO 公司成功与否的最关键因素。申办方如果没有良好的监查员人员管理,往往导致团队臃肿、人浮于事,于是就干脆外包。

项目经理对监查员的管理主要包括三个方面:合格性(qualification)、工作量(quantity)、工作质量(quality)。现在有些公司对监查员的评估还增加了其他的一些因素,如公司业绩、监查员的沟通技巧、对团队建设的贡献、工作态度、学习和进步的规划等。

1. 项目经理需要保证监查员的合格性 一个专业公司是不会使用任何不合格的监查员的。对监查员合格性的态度,是一个专业公司同非专业公司的分水岭。专业的项目经理对监查员的态度是:你合格,我才用你。我用你,你就得自己承担自己的责任。项目经理可以作为指导者,但不是监查员的保姆。例如,曾经有一位监查员,遇到研究者提出的一个关于电子病例报告表的填写问题。对于受试者某疾病的发病日期,受试者不记得了,那么在电子病例报告表上是空着不写,还是写 NK(not known,不知道),还是 NA(not applicable,不适用),还是 ND(not done,未做),监查员也不清楚,就询问项目经理。项目经理给监查员的回复是两个文件,第一个文件是监查员的培训记录,监查员已经在《病例报告表填写指南》上签字确认,他已经完成了相关的培训;第二个文件是《病例报告表填写指南》,让监查员自己重新学习一遍。

那么项目经理如何确认一位监查员的合格性呢?首先是通过监查员的简历看监查员的学历、临床试验监查的经验和培训经历。现在从大的趋势上看,对监查员学历上的专业要求越来越低了。20 年前几乎是只有医药背景的人员才可以做监查员,现在这方面的条件已经放宽了,因为与医学相关的工作,可以由医学监查医师来负责。

既往临床试验的经验很重要。在临床试验行业比较成熟的地区,特别缺乏有经验的监查员,但新人入行又特别的困难。所以,很多人是从助理做起,或者从 CRC 做起,然后才做监查员。

监查员的培训包括 GCP 培训和项目相关的培训。GCP 培训不一定需要正式的证书,有培训记录就可以。同时 GCP 的培训是需要反复进行的,不是通过一次培训就能够理解 GCP 的所有细节。项目相关的培训包括方案的培训、研究者手册和药物使用方法的培训、中心实验室的培训、电子病例报告表的培训、中心化心电图的培训,等等。监查员完成了项目规定的所有培训,并在培训记录上签字后,项目经理结合监查员的简历和经验,就可以判断该监查员是否合格。而监查员的个人爱好、工作态度、沟通技巧等,并非监查员是否合格的判断标准。

2.项目经理如何确定合格的监查员的工作量 在CRO公司,项目经理对监查员工作量的确定,可以通过工时系统来计算。但总的来讲,是通过一位监查员每个月能够完成的正规监查的次数来确定的。一个正规的监查包括监查前的准备、差旅、在中心的实地监查、完成报告和跟进临床试验中发现的问题直至解决。一般来讲,一位合格的监查员应该可以承担每个月5~8次监查的工作量,同时能够负责3~4个项目。如果监查的频率是每月1次,那么一位监查员应该可以管理好5~8家医院。如果是Ⅰ期的临床试验,由于监查频率较高,一位监查员可能只能管理2家医院左右。如果是Ⅳ期的临床试验,不需要频繁的现场监查,在远程监查占主导地位的情况下,一位监查员可以管理15家医院左右。同时,项目经理也应该根据自己的项目经验对监查员的工作量进行调整。项目经理应该根据自己项目的需求准确地向公司争取监查员的配置。

3.项目经理如何认定监查员的工作质量 首先是根据各种里程碑事件来确定监查员是否按照项目进展要求完成了预期的计划。图5-3列出了临床试验进度的阶段,主要包括何时项目启动,何时第1例受试者入组、何时最后一例受试者入组、出组完成试验,何时整个试验完成试验,何时完成数据库锁库,等等。同时也要考核监查员每项工作的进展以及是否符合监查计划的要求。例如,是否及时进行了第一次监查,监查频率是否符合监查计划的要求,是否及时完成了监查报告,完成监查报告的花费时间是否是在公司规定的时间之内等。如果监查员负责的项目经历了稽查或药监部门的检查,那么在稽查中是否发现了严重问题,其结果也反映了监查员的工作质量。当然,如果这些问题已经被监查员发现了,就不是监查员的责任。

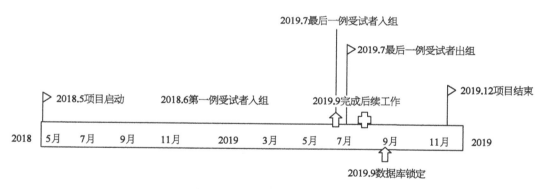

图 5-3 临床试验进度的阶段

公司培训部门的培训经理或监查员的直线经理,负责对监查员进行现场考核。培训经理或直线经理会同监查员一起到临床试验医院,现场观察监查员的工作情况,查看监查员监查过的文件和数据,对监查员的工作进行现场考核和评估,这也是检查监查员工作质量的方法之一。有的公司建立了一套对监查员工作的评估体系,甚至包括监查员的着装、准时、同研究者的沟通技巧等。这些质量相关的指标似乎是与监查员的合格性相关,但实际上前文提到的合格性评估是发生在监查员加入这个项目团队之前。监查员加入项目团队之后的合格性,属于监查员工作质量评估的范畴。

(四)对临床试验助理的人员管理

临床试验助理并非行政助理,也是一项专业工作。临床试验助理的职责主要是对临床试验的文件进行管理,并协助项目经理整理各种报告。有经验的临床试验助理可以晋升为临床试验质量控制经理,专门负责临床试验必要文件的质量控制。对于临床试验助理的管理主要也是对合格性、工作量和工作质量的管理。对临床试验助理的管理最容易出现的问题是将这个临床试验专业岗位同行政助理相混淆,这样就不利于保证临床试验助理的工作质量和职业发展。

综上所述,项目管理中的人员管理是项目管理中非常重要的部分,包括对项目经理、临床试验主管、监查员和临床试验助理的管理。良好的人员管理是项目成功的关键所在。

二、进度管理

在一个项目的生命周期中,项目经理需要对项目进度进行把控,让项目在项目生命周期的每个节点达到预定的目标。时间就是金钱,自承接一个项目的那一刻开始,项目经理就开始不断追赶进度。项目进度的管理分为项目计划、项目启动、项目实施和项目结束几个部分,项目控制贯穿项目生命周期的始终。

(一) 项目计划

在项目开始之前,项目经理同公司管理层确定项目的总体计划。这个计划包括财务预算、团队组成、项目完成的时间等。"兵马未动,粮草先行",项目经理需要规划从项目开始到结束总共需要的人力、物力和资金,这样可以避免在中途出现人员不足或资金不足的情况。对于新药的临床试验,还需要特别关注药品供应的问题。因为新药的产量往往有限,临床试验的规模需要与新药的生产能力相匹配。不要认为,只要资金充足就能解决所有问题,临床试验中的许多问题不是钱能够解决的。在项目计划之初,应该对此要有全盘和周密的考虑。项目经理根据项目操作的实际需求,准确预计项目完成的总体时间以及到达项目生命周期中每个节点所需要的时间。公司管理层根据项目经理的进度计划,预计产品上市的时间,协调药品生产、质控、注册、医学、市场、销售等部门进行分工协作,在产品上市之前就开始进行市场推广的铺垫活动,为药品上市后的市场推广和销售奠定基础。

(二) 项目启动

临床试验的项目启动会(kick-off meeting)是项目正式启动的标志性事件。这个会由项目经理,各协作部门的经理,如医学监查部门、药物警戒部门、数据管理部门、统计分析部门、中心实验室、药品供应部门等参加,同时公司的领导层也会根据情况出席会议。监查员一般不用参加项目启动会。这个会议的目的是宣布项目的总体计划,同时确认各方有关项目的人员设备和物资已经齐备,明确各个职能部门的责任,可以启动项目了。如果项目是由申办方外包给 CRO 公司进行,启动会的时间需要事先与申办方确认,因为项目一旦启动,就会产生相关的费用。如果开完启动会后发现某些开展项目的必须条件尚不具备,就会产生不必要的花费。但有时申办方为了加快进度,可以接受这些额外的花费,那就是例外的情况了。此外,每一家医院试验开始也有一个启动会,正式的名称是医院第一次访视(site initiation visit,SIV)。

在项目启动会以后,便进入了项目启动阶段。这个阶段是指从项目启动到各个医院启动的阶段,从时间上看就是从项目启动会到第一家医院启动之间的时间。有些公司成立专门的团队来负责这方面的工作,叫做研究启动团队(study start up,SSU)。在这个时间段,项目经理需要完成以下工作。

(1)项目启动后即开始可行性调查(feasibility study,FS)。有时可行性调查会同研究者的筛选合并到一起。通过可行性调查和对研究者的筛选,确定邀请哪些研究者参加这个临床试验项目。这个过程需要的时间需要项目经理根据项目经验来确定。有时候为了缩短项目的总时间,一些可行性调查工作可以在启动会之前开始。对于既往合作良好的研究者,也可以简化筛选的过程。

（2）在确定参加临床试验项目的研究者后,进行伦理委员会的审批。项目经理根据各中心伦理委员会的要求,准备各种伦理递交资料,在计划的时间内获得伦理委员会的批件。项目经理应该对伦理委员会批准的时间进行预估,所以需要了解伦理委员会开会的时间和日期,是每月1次,还是2个月1次,同时应该考虑到需要2次或2次以上的审查会议才能够获得伦理的批准。有的医院要求牵头单位的伦理委员会批准以后,才开始本医院的伦理审批,有些医院在伦理审批以前还要经过医院临床试验机构的审批。项目经理应该考虑到这些时间的花费,对项目的进度进行管理和控制。

（3）在获得伦理委员会批准以后,如果是涉外企业或CRO公司,还需要获得中国人类遗传资源管理办公室的批件,一般也需要2~4个月的时间才能获得批准。项目经理需要对这个时间做出计划。

（4）在获得人类遗传资源管理办公室的批件以后,进入与各医院签署合同的阶段。对于合同的金额、责任等各种细节问题,往往每个医院都有自己的特殊要求,需要在医院和申办方之间协商多次,同时需要双方法务部门的参与。项目经理对于这个时间的估计不宜过于乐观。

（5）与医院签署合同以后,组织研究者会议。通过研究者会议对参与临床试验的研究者进行项目相关的培训。当各医院的临床试验必须在文件审核备齐以后,就可以预约开启动会了。

虽然在项目启动期间,伦理递交、遗传办递交、合同签署等工作可以交叉进行,但一般还是需要6个月左右的时间。有的项目或医院需要的时间更长。在项目的进度管理中,项目经理需要计划并按照计划完成每一个节点的任务,如开项目启动会的时间、确定研究者名单的时间、第一家和最后一家伦理批准的时间、第一家和最后一家遗传办批准的时间、第一家和最后一家合同签署的时间等。

项目在各个医院的启动,是以各医院的启动会（医院第一次访视,site initiation visit,SIV）为标志。各医院启动前需要对临床试验的一些必要文件进行核实,项目经理确认该医院已经具备开展临床试验的必要条件以后才能批准启动会。一般是在启动会后,临床试验的药品才会送达医院。启动会后,一般会要求研究者立刻开始受试者的筛选,同时项目经理会规定各医院在启动会后完成第一例患者入组的时间。同时,项目经理一般会要求监查员在第一例患者入组后的2周内进行第一次的监查。尽快启动、尽快供应研究用药品、尽快开展第一次监查是进度控制的关键要素。

（三）项目实施

1. 入组时间 项目经理将从第一例入组到最后一例的入组的时间定为整个项目的入组时间。入组时间往往是项目进度管理中最难把握的时间,因为这个时间受众多因素的影响,如与入组需要的时间与方案规定的适应证、入选和排除标准、病例数量和医院数量等因素有关。项目经理可以采取适当措施对入组的总时间进行调节。例如,入组的速度同入组难度成反比,但同医院数量成正比。增加医院数量会缩短入组的时间,但增加医院数量又会显著增加研究的费用,同时增加质量控制方面的难度。因此,在项目开始之初,项目经理需要对各种风险进行评估,在此基础上,计划最后一例患者入组的时间。入组时间需要在项目进展过程中不断进行调节,如果发现实际入组时间比计划入组时间长,应该对入组的策略进行及时的调整。但也可能会出现实际入组时间比计划入组时间短的情况,这种情况下,项目经理应该分析入组过快的原因,保证入组患者质量,甚至采取措施控制入组速度。

2. 治疗时间 从最后一例受试者入组,到最后一例受试者出组,是一个受试者完成整个用药和观察的时间,通常称为治疗时间。这个时间是根据方案来确定的。但是对于肿瘤的临床试验而言,每个患者所经历的化疗周期可能不一样,患者生存期也不一样,所以治疗时间也会不一样。项目经理根据自己的经验确定治疗期的平均时间,从而估计出项目结束的时间。在估计结束时间的时候,同时注意不要忽略安全性随访和生存期随访需要的时间。

3. 中期分析 有的研究会进行中期分析,一般对项目的整体进度不构成影响。但是如果中期分析因为统计学问题对总病例数进行了调整,就会影响到项目的总体进度。这一点在制定项目计划的时候应该考虑到。

(四) 项目结束

在最后一例受试者完成临床试验以后,进入数据库锁定和关闭试验场所的阶段。项目经理同数据管理部门协商数据锁定所需要的时间,同时计划出关闭试验场所所需要的时间。这个时间的长短需要监查员、研究者和数据管理人员的密切配合。监查员需要督促研究者及时完成对所有数据疑问的解答。

图 5-4 显示了临床试验的结束阶段大致所需要经历的时间段,假设在 2021 年 8 月锁定数据库,为什么需要 5 个月整个试验才算完全结束呢?因为在数据库锁定以后,进入统计分析和临床试验总结报告阶段。在研究开始之前,项目经理同统计部门和医学写作部门确认统计和总结报告的撰写需要的时间。对于一个临床试验项目来说,总结报告的完成才是临床试验项目的结束。这个时间的长短根据试验的复杂程度不同而有长有短。

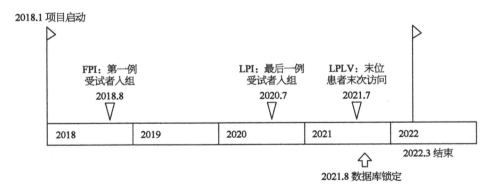

图 5-4 临床试验的结束阶段

项目经理在项目的规划阶段,对每个时间点安排计划。在实施阶段,对每个时间点事件进行跟进,采取措施,确保项目在每个时间点都能达成预定目标,并按照计划的时间点完成,需要项目经理具有成熟的项目管理经验和能力。

此外,按照 GCP2020 版第四章第二十八条,研究者应当提供试验进展报告:"(一)研究者应当向伦理委员会提交临床试验的年度报告,或者应当按照伦理委员会的要求提供进展报告。(二)出现可能显著影响临床试验的实施或者增加受试者风险的情况,研究者应当尽快向申办者、伦理委员会和临床试验机构书面报告。(三)临床试验完成后,研究者应当向临床试验机构报告;研究者应当向伦理委员会提供临床试验结果的摘要,向申办者提供药品监督管理部门所需要的临床试验相关报告。"

三、时间管理

项目管理中的时间管理主要是指对工时的管理。CRO 公司往往会采用工时系统来管理临床试验人员的工作量,工时系统为临床试验工作量的评估提供了一个相对客观的依据。但申办方或药企一般没有采用工时系统进行工作量的管理。同样是在做临床试验,为什么 CRO 公司往往需要采用工时系统而申办方却不采用工时系统呢? 主要有以下两方面的原因。

第一,工时系统的产生,其初衷并不一定是用来管理临床试验人员的工作量,而是 CRO 公司用来计算人员的用工成本的工具。在项目竞标的时候,依照所花工时向申办方报价;在项目进行中以工时的消耗为依据,按月或季度要求申办方支付相应的费用。用工时系统对临床试验人员的工作量进行管理,虽然也是工时系统的用途之一,但是实际上是一个附加的产物。申办方不需要报价竞标和核算应收款项,所以没有采用工时系统的必要性。

第二,采用工时系统对临床试验人员的工作量进行管理,实际上是有利有弊的。工时系统在理论上是科学的,但在实际操作中,很多指标难以得到准确的量化。监查员每日忙于填写各种表格、撰写各种报告、登录各种系统,花费的时间太多,忙得没有时间做监查。对于一些行业资深人员,很难用工时对他们的工作进行量化,他们对项目的贡献并非与他们在项目上花费的时间成正比。例如,申办方遇到一个问题,不知道怎样处理,咨询 CRO 方的资深顾问。资深顾问的回答是: 根据 ICH - GCP 中的某一条,这样做是可以的。回答这个问题也就几秒钟而已,即使是 500 美元 1 小时的身价,也算不出多少钱来。但这一句回答可能是决定一个项目成败的关键。反之,一位项目管理人员由于知识和经验的不足而做出错误的判断,对公司造成的损失也不是他加班加点的工作能够弥补的。

对于申办方来讲,工时系统并非非要不可,所以申办方的管理往往采用目标管理的方式。目标管理不是管理一个人完成一项任务花费了多少时间,而是评估一个人是否完成了规定的任务。事实上,对于临床试验行业,目标管理往往更合理和有效。所以,CRO 公司采用工时系统进行管理,而药企不采用工时系统进行管理,各有各的道理。

(一) CRO 公司的工时管理

CRO 公司的工时管理是针对参加项目所有相关部门的员工,这里主要介绍监查员、项目经理、临床试验助理等的工时管理。

1. 监查员的工时管理　监查员在项目中的工时应该与 CRO 的报价和合同中监查员的工时一致。现在有的 CRO 公司虽然采用了工时系统,但公司系统里面的内容同报价系统里面的内容不一致,这样的工时系统的用处就比较有限。工时系统列举的每一项任务以及每一项任务应该花费的时间应该与报价系统中的任务和时间一致。例如,对于一次监查,报价中的时间是: 监查的准备和发预约函 2 小时,差旅时间 4 小时。在医院实际监查时间中,原始资料核查 4 小时、研究者文件夹核对 1 小时、同研究者沟通 1 小时、药品清点 1 小时、设备设施巡视 1 小时等,加起来 8 小时,完成监查报告 2 小时,完成跟进函并对监查发现的问题进行跟进 2 小时等,一个监查加起来 18 小时左右。监查员在工时系统中报告的时间原则上应该与此一致。有的任务时间的花费不得过长,但有的任务的时间花费可以根据实际情况进行调整。例如,原始资料核查的时间可能因为数据太多而延长,但是完成监查报告的时间,如果超过规定的时间就不能被接受。不能在规定时间内完成监查报告,也可能会认为是监查员工作能力的问题。因为采用这种工时系统的时候,监查员很多工作时间是无法计算到工时系统里面的。例如,监查员早晨上班,打开电脑的时候,发现有 50 封未读邮件。等处理完这些邮件,已经是中午了。这个工作时间,监查员往往无法填到工时系统之中。所以说,工时系统只是一个相对合理的对工作量进行量化的方法。

2. 项目经理的工时管理 工时系统对项目经理工作的量化更为困难。因为项目经理的经验对项目的贡献远远大于项目经理在时间上对项目的贡献。现在一些 CRO 公司在项目管理上报了很多的工时,以至于项目管理的费用偏高。但是如果申办方一定要 CRO 给出这个项目经理究竟干了什么具体的事情,CRO 公司往往感到非常困难。例如,根据 CRO 公司的报价,项目经理每个月在这个项目上花费的时间是 40 小时。但是如果申办方要 CRO 拿证据来证明这个项目经理的确是在这个项目上花费了 40 小时,往往比较困难。例如,项目经理可以说写项目管理计划书用了 40 小时,但这个计划书不是每个月都写的。如果项目经理说思考项目整体策略花了 40 小时,这个往往不会被申办方所接受。

在项目经理的费用上,申办方与 CRO 之间需要达成一种平衡。一方面由于项目经理的工作时间不明确,CRO 往往在项目管理方面报工作量相对较大,有的项目管理的费用甚至高于监查员在一线做监查的费用,申办方往往不能接受。因为申办方需要的是研究者层面的良好质量控制,CRO 公司内部如何管理不是申办方关注的重点。另一方面,如果申办方一定要项目经理拿出客观证据来证明花费的实际时间,这对于 CRO 公司有时也是比较困难的。因为有时针对一个问题,项目经理给出一个正确答案就可以决定项目成败,项目经理的价值仅仅按照项目经理在项目上花费的时间来计算就不很合理。所以,申办方和 CRO 之间对于项目经理价值的认可,需要彼此理解,获得一种平衡。

3. 临床试验项目人员的工时管理 CRO 公司的项目经理应该在项目竞标和签署合同阶段对参与临床试验的各单位的人员的工时进行总体的计算。在项目执行阶段,要敦促项目人员及时准确地完成工时表,并与合同中的工时表进行比对,了解已经用完和剩余的工时数量,保证用工时间与合同规定的时间一致。并根据工时数据,定期给申办方开具发票或清款单。

(二)申办方项目经理的目标管理

药企或申办方的项目经理,往往没有采用工时系统进行管理,而是采用目标管理。对于目标的准确的设定,需要项目经理根据实际的操作经验。没有准确的目标设定,容易出现人浮于事的情况,导致部门结构过于松散,最后不得不重新考虑外包。

四、质量管理

质量管理是保证项目质量的过程。CRO 公司或申办方通过质量管理,保证项目质量能够符合 ICH - GCP、有关法律法规、公司 SOP 的要求以及项目相关的特殊要求。质量管理主要由三个部分组成:质量管理计划、质量保证和质量控制(图 5 - 5)。

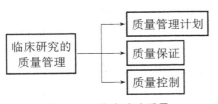

图 5 - 5 临床试验质量管理的组成

(一)项目质量管理计划

在项目规划阶段,根据公司 SOP 以及项目特点,制定项目的质量标准,确定达到这些质量标准的方法并对过程和结果进行记录,以此制定项目质量管理计划。项目的质量管理计划可以是项目管理计划书的一个部分,也可以单独成文,做一个专门的项目质量管理计划。项目质量管理计划没有固定的模式,但一般是先对需要遵守的 SOP(包括 CRO 的 SOP 和申办方的 SOP)进行罗列,对项目相关的特殊要求进行描述,描述项目的稽查计划,描述对项目产生文件的质量控制计划,一旦发现严重的质量问题,如何进行沟通和报告,稽查计划可以做项目质量管理计划附件来呈现。

(二)质量保证和质量控制

1. 质量保证和质量控制的定义　质量保证(quality assurance,QA),根据 ICH E6 的定义,QA 是"为了保证研究的实施,以及数据的产生、记录和报告能够符合 GCP 和有关法律法规的要求,所建立的有计划系统工作"。质量控制(quality control,QC),根据 ICH E6 的定义,QC 是"在质量保证系统中的操作技术和活动,以验证研究相关工作的质量要求得到满足"。虽然 ICH - GCP 中提到 QC 寓于 QA 之中,但在 ICH - GCP 的有关章节中还是将两个概念并列罗列。在实际操作中,QA 是在项目执行过程中定期对项目过程进行评估的程序,以确保各项结果符合质量标准;而 QC 是指对项目产生的文件或报告进行定期的审查,以确保其质量符合项目要求。但从 QA 和 QC 的定义来看,不是很容易理解这两个概念在具体工作中的区别。

2. QA 的职责　从具体的工作上看,稽查(audit)是 QA 的主要工作。一般公司都有稽查的团队,这是公司质量管理系统的要求。稽查的团队有一个重要的特点是独立性,稽查团队是独立于临床试验执行团队之外的。这样的设置有利于稽查团队能够客观地发现问题,而不被项目执行团队所干扰。根据 ICH - GCP,申办方在进行稽查的时候应该考虑以下几点。

(1)稽查的目的:申办方稽查是独立于常规的监查和质量控制之外,对试验进行评估,看试验是否遵从试验方案、公司 SOP、GCP 和相关的法律法规。

(2)选择合格的稽查员:申办方应该选择合格的、独立于临床试验之外的人员来开展稽查工作。申办方要确保稽查员是合格的,有相关的经验,受到过相关的培训,能够做好稽查工作。申办方应该对稽查员的合格性有书面的记录。

(3)稽查的过程:申办方应该保证对临床试验或临床试验系统的稽查是按照申办方书面的程序来进行的,例如稽查什么、怎样稽查、稽查的频度、稽查报告的内容和格式。申办方应该根据临床试验数据递交到药监局的重要性、受试者的数量、试验复杂程度、受试者风险的大小和其他可辨别的因素,来制定稽查计划和程序,对稽查发现的问题应该进行记录。为了保持稽查的独立性以及稽查功能的价值,药监部门一般不会要求稽查部门提供稽查报告。除非有证据表面有严重的不依从的情况或者是在法律程序之中,才可能会要求申办方提供稽查报告。如果有相关的法律法规要求,申办方应该提供稽查证书。

3. QC 的职责　QC 和 QA 有什么区别呢？ICH E6(R2)第一章,名词解释里面列举了 QA 和 QC 的概念,但 ICH E6(R2)中对 QA 和 QC 概念的描述似乎有重叠,单从定义去看,不是很容易理解其中的区别。这是因为 QA 和 QC 的概念最初是从生产部门产生的,然后才衍生到临床试验部门。所以以药品的生产为例来解释 QA 和 QC,比较容易将这两个概念解释清楚。

QA 是对药品生产过程的质量管理,是通过良好的过程管理,预防不合格产品的产生,所以 QA 是前瞻性的、预防性的。而 QC 是指在药品生产出来以后,对药品进行质量检查,确保药品的质量符合要求,确保顾客最后拿到的产品是没有任何问题的。QA 查的是过程,QC 查的是产品。这是 QA 和 QC 本来的意思。

但是,临床试验行业本身就是一个过程,提供的是一种服务,所以除了一些报告以外,没有可以作为实物的产品。我们最后交给客户的产品,实际上是一个符合各种要求的过程。在实际的工作中,临床试验的 QA 和 QC 还是有明确的区分的。现在临床试验的稽查(audit)属于 QA 部门管理，与临床试验操作的部门彼此独立，稽查是 QA 部门的一个重要功能。稽查部门必须与临床试验执行部门保持独立，稽查人员不会向临床试验执行部门的管理人员汇报。而临床试验的 QC 是隶属于临床试验执行部门的。最初的 QC 也是针对临床试验过程中产生的文件进行质量控制，因为这些文件似乎是唯一作为实物的产品。随着临床试验行业的发展，临床试验的 QC 也发展为对临床试验过程的管理。QC 与 QA 的不同之处在于，QC 隶属于临床试验执行部门，QC 可以有专门的部门来管理，也可以是项目管理人员自己来操作，因为质量管理本身就是项目管理的一个部分。

临床试验的 QC 主要包括以下内容。

（1）临床试验方案的质量控制：美国 FDA 在 2013 年颁布的《基于风险的监查》(*A Risk-Based Approach to Monitoring*)指导原则中，强调了临床试验方案对于临床试验质量的重要性，该指导原则认为临床试验方案是决定临床试验质量的非常关键的因素。方案设计中存在的问题，就像发现一个人的某种肿瘤易感基因阳性一样，出事是迟早的事情。方案设计往往由医学写作、数据管理、统计和临床专家等不同单位协作完成，但却由临床试验执行部门负责实施，设计与实施之间可能存在衔接不好的风险。由于方案是整个临床试验的根本，临床试验的 QC 应该从对临床试验方案的 QC 开始。

QC 部门对方案的 QC 可以涵盖方案的各个方面，包括指出方案设计方面的问题、方案描述不清楚的地方、方案的前后不一致的问题或者对方案的可操作性提出质疑，等等。对于方案的质量管理，QC 与 QA 是有区别的。QA 一般不会对方案的设计和可操作性提出疑问，除非方案设计违反了 ICH - GCP 的基本原则。即使方案设计不合理，QA 也只是监督执行情况。监查员不会对方案的设计进行质疑，监查员的工作是保证方案得到了良好的实施。而 QC 部门可以对方案中潜在的任何风险提出质疑，因为 QC 本身也是项目管理团队的一部分。

（2）项目管理层面的质量控制：QC 人员运用质量风险管理的理念，在项目管理层面对项目进行质量控制，是 QC 部门的重要任务。在项目实施之初，QC 人员应该同项目管理人员（项目经理或项目总监）一起，制定质量风险管理计划，鉴别出与临床试验结果可靠性相关的最关键的数据和步骤，并针对这些关键的数据和步骤制定监查计划，加强质量管理。例如，如果某个项目中，对于某关键步骤，在监查计划和监查报告中，都没有制定相应的监查方法，这样就会形成一个监查的盲区。在有监查盲区的情况下，无论监查员按照公司的 SOP 和监查计划做得多么完美，整个研究仍然存在着很大的风险。这部分工作也可以是稽查的工作职责之一，但是由于 QC 部门隶属于临床试验执行部门，甚至本身就是项目管理人员，所以对临床试验项目管理方面的了解更深入、对项目更熟悉，所以对于这个层面的质量管理，QC 部门比稽查部门更有优势一些。

同时，QC 部门还负责各供应商的质量控制。稽查部门会参与供应商的筛选过程，但是在临床试验过程中的质量控制，需要 QC 部门来实施。申办方对各供应商，包括 CRO 的质量管理，是 ICH E6(R2) 的要求。但在很多公司开展的临床试验项目中，这样的质量控制基本上是不存在的，这就会产生风险。例如，对于中心实验室、中心化的读片、中心化的药库、IWRS、EDC 系统、IDMC 等，都是需要进行质量控制的。如果这些工作没有以合同的形式外包给 CRO 去做，根据 ICH - GCP，这些责任就是申办方的责任。

（3）监查员层面的质量管理：对监查员的工作质量和工作量的管理，是项目经理的职责。QC 人员通过查看监查员的工作，了解监查员的具体表现，也是质量控制工作的一个重要部分。

这方面的工作同稽查部门的工作也有一定的交叉。所以,监查员层面的质量管理是项目经理、QC、QA 都有涉及的,只是侧重点不同。例如,项目经理对监查员的质量管理重在审阅监查报告、查看试验进度;QC 对监查员的质量管理在于评估监查员是否按照项目的监查计划开展监查工作、监查员在医院的实际工作能力和监查员是否能够承担相应的工作量等,并提出指导性的建议;QA 往往只是查看监查员违规的地方,并进行报告。

(4) 研究者层面的质量管理:QC 人员的这部分工作同监查员的工作有交叉,也是在各临床试验医院检查和核对原始资料、检查研究者文件夹、查看设备设施、与研究者进行沟通、查看临床研究药品,等等。但是 QC 人员不要将自己做成了监查员,因为 QC 人员在各临床试验中心的质量检查,是基于质量风险管理理念的有重点的核查,需要重点关注与临床试验结果可靠性和受试者权益保护相关的数据和程序,以及监查员容易忽略的地方。QC 人员重在发现系统性的问题,并提出预防和改进措施。对于这些医院层面的工作,QC 和稽查也有交叉,但稽查往往只指出不符合方案、SOP、GCP 或相关法律法规的问题,QC 发现的问题可以是潜在的风险和改进的建议,也就是说,QC 发现的一些问题,可能现在还不是真正的不符合 GCP 的问题,但是如果不加以注意,可能会发展成为一个真正的问题。

(5) 临床试验文件的 QC:这是传统的 QC。由于临床试验行业没有具体的产品,最初只是将临床试验过程中产生的文件当成产品。至于临床试验现场 QC 的具体步骤,不同公司根据自己的 SOP 可以不完全相同,但大致的程序如下。

1) 制定 QC 的计划:根据项目管理计划,选择需要 QC 的医院、QC 的频率和时间。这个 QC 的计划一般由项目管理人员(项目经理或总监)制定。如果公司有专门的 QC 团队,则由项目管理团队和 QC 团队共同商议制定。

2) QC 的培训:项目组成员应该对 QC 人员进行培训,包括方案、知情同意书、项目管理计划、监查计划、各供应商的操作手册等的培训,同时需要告诉 QC 人员在项目进展的过程中遇到过的问题和已经采取的措施。对于将要进行现场 QC 的医院,也需要介绍医院的情况和既往监查发现的问题。如果 QC 人员是项目管理团队的人员,那么这个培训的过程就可以省略。

3) QC 的准备:项目组成员将监查员、研究者、临床试验协调员等的联系方式和地址提供给 QC 人员。监查员与研究者或 CRC 联系,确定 QC 的日期和时间。QC 人员发送确认函给研究者,确定现场 QC 的日期和到达时间。

4) QC 的实施:在到达医院以后,QC 人员一般需要安排同研究者或 CRC 进行交谈,了解研究者对项目的熟悉情况,以及 QC 人员重点关注的问题。这种交谈很重要,一些问题往往是通过交谈发现的。因为 QC 的目的和稽查的目的不同,研究者和 CRC 等应该主动与 QC 人员沟通他们发现的问题和潜在的风险,这样更有利于 QC 人员工作。而对于稽查人员,研究者和 CRC 等没有必要主动透露问题。QC 人员也会查看研究者文件夹、进行部分的原始资料核查、查看临床研究药物的情况、查看设备设施等。这些工作同监查的程序类似,但如前所述,更专注于重点问题。QC 人员往往侧重于对临床试验数据的横向检查,例如,查看所有受试者的与主要评价指标相关的数据,并不是像稽查那样,随机抽取几个受试者,再去查看这几个受试者的所有数据。

5) 完成 QC 报告。

6) 问题的讨论:同项目组讨论发现的问题,并共同商讨预防即纠正措施。通过在不同的研究中心发现的问题,总结出项目层面甚至是公司层面的系统问题。

7）对项目组就 QC 发现的问题进行培训：这个培训同前面的培训不一样,前面的培训是项目组对 QC 人员的培训,这个培训是 QC 人员对项目组的培训。

总之,临床试验的 QC 与临床试验监查和稽查一样,是保证临床试验质量的重要措施。QC、稽查与监查既彼此独立,又相互补充,确保临床试验高质量地开展。

监查员在项目质量管理中同样起到非常重要的作用。监查员就是自己管理的每家中心的质量经理,监查的本身就是 QC。所以,项目的质量管理是一种矩阵式的管理,从部门上看,有专门复杂质量管理的 QA、文件系统 QC 和现场 QC。从层次上看,有项目经理级别的整体质量管理,有项目主管或直线经理级别的区域性质量管理,也有监查员级别的中心层面的质量管理。

为了获得良好的质量管理,项目经理往往需要制作一些质量管理的工具。虽然很多工具已经被吸纳到公司 SOP 中,还需要一些清单、表格、流程图等作为补充。例如,关于知情同意书内容的清单列举了知情同意书必须具备的每一项内容,监查员用清单进行比对,就比较容易发现知情同意书在内容方面的欠缺。又如知情同意书版本的清单,列举每一个版本的知情同意书版本日期、批准日期、受试者的签署日期,这样可以避免漏签或晚签的情况。有的项目经理将研究者的姓名、培训证书、执业执照、1572 表、FDF 等做一表格,这样比较容易发现缺失的文件。实际上临床试验过程中用到的所有的表格和模板,都是质量控制的工具。这种工具的应用,一方面为临床试验工作提供便利,另外一方面也减少了出错的机会。

制定完整的质量管理计划,制作质量管理的工具,统筹质量管理的实施,确保临床试验的开展过程和结果符合公司 SOP、ICH-GCP、有关法律法规的要求,是项目经理的重要职责。

五、财务管理

"兵马未动,粮草先行",资金就是项目管理中的粮草。良好的财务管理是项目管理的重要部分,但是这个部分往往被项目经理所忽略。项目经理和项目组成员往往具有良好的医药背景,非常重视临床试验的专业知识、项目进展速度、项目相关的要求等,但对财务管理往往不够重视,实际上财务管理也是很重要的。

(一) CRO 公司项目管理中的财务管理

CRO 公司的项目经理在启动项目以后,需要依据合同,定期查看项目执行情况、工时花费,并与申办方合同中的规定进行核对,在获得申办方批准后定期根据项目完成情况开具发票。同时项目经理根据合同中规定的工时数来安排相应数量的临床试验人员(监查员、临床试验主管、临床试验助理等)到项目中。在 CRO 公司项目管理的财务管理中,通常要考虑以下因素。

1. **使用率**(utilization) 是指项目组成员花费到收费项目的时间所占的百分比。这种可计费时间(billable time)与标准时间(standard time)的比率是衡量产出率的标志。同样,公司人员也可以分为可计费(billable)和不可计费(non-billable)两种。所谓的可计费时间,也就是合同中罗列的时间,如现场监查 8 小时。不可计费时间也就是合同中没有罗列的时间,如监查员学习SOP 的时间、监查员休年假的时间等。可计费人员是指项目组成员,如监查员、项目主管、临床试验经理等,不可计费人员如办公室行政助理、业务拓展人员、直线经理等。可计费人员使用率一般应该维持在 80% 以上,总体的使用率一般应该维持在 65% 以上。如可计费人员的使用率为80%,而可计费人员占的比例为 90%,那么总的使用率就在 72% 以上。所以,项目经理不但要保证项目组成员 80% 的时间用在可以计费的时间，也就是项目时间上，同时还要控制不可计费人员的比率。

2. 完成率（percentage completed）　是指在给出的时间内完成的项目预算中规定的任务百分比。完成率可以确定从一个项目中可以获得的可被认可的收益。对于项目经理来说，准确报告完成率是非常重要的。如果项目进展缓慢，人员成本居高而完成率低的话，那么由于可被认可的收益下降会导致整体收益的下降。在这种情况下，项目经理必须采取措施，调整人员的成本，同时与财务人员沟通，核算成本和收益的情况。例如，原计划有 5 名监查员被分配在这个项目中，但由于某种原因，项目的进展没有预计那么快，患者的入选数量远远少于计划的数量，这种情况下，项目经理可以调整监查员的数量，以减少项目的成本。完成率可以以单位为基础采用计算的方法，例如，计划有 100 次监查访视，现在完成了 30 次，那么完成率就是 30%。也可以用期限来表示，例如，计划是 12 个月，现在第 6 个月已经结束，那么项目就完成了一半。也有将计算单位和期限结合起来的方法。不同方法的选择基于不同任务的特点。

3. 收益认可（revenue recognition）　是指项目产生的可被认可的收入。收益认可是 CRO 公司在指定月份从项目中认可收益的过程。需要提请注意的是，合同的类型对收益的认可会产生影响。

4. 收益实现（realization）　是指可计费的时间（billable time）最终转化为公司收益的百分比。收益实现的目标应该是百分之百，项目经理有责任将项目成员所花费的可计费时间计算为相应的价格，按照合同要求申办方支付相应的费用。

5. 成本差异（cost variance）　是指收益与成本消耗之间的差异。CRO 公司从本质上讲是人力资源公司，公司赚的利润来自申办方所付的费用与 CRO 公司雇佣员工所付出的费用之间的差值。现在 CRO 公司成本增高的原因主要来自两个方面，一方面是监查员工资水平的增高，另一方面是监查员流动率的增高。监查员流动率的增高，使 CRO 公司不得不分派更多的监查员在同一项目中。项目经理需要计算成本与收益间的差异，防止项目亏损。

6. 资金消耗率（burn rate）　是指在开展项目过程中资金消耗的速度。通常情况下，CRO 的资金消耗都会转嫁到申办方，申办方的项目经理更应该注意资金消耗的速度。资金消耗的速度应该与项目完成的情况相符合。

7. 项目总成本预算（estimate at completion）　是指从一个项目开始到结束需要的总成本。项目经理在项目计划阶段就需要考虑到项目的各个环节，对可能产生费用的环节进行分析，不要漏掉任何产生费用的环节。例如，使用中心化的读片，在收集受试者 CT 片的时候，需要去掉受试者的身份信息。如果需要专门的软件来做这个工作，需要考虑软件的费用。使用电子病例报告表，需要考虑有的医院没有网络，需要额外提供 Wifi 装备等产生的费用。

8. 储备订单（backlog）　是指已经签订合同但目前尚未开始的项目，以及正在进行的项目中尚未完成的剩余部分所包含的服务费。这个数据往往是业务部门最关心的数据，项目经理不一定对这个数据很敏感。

9. 生产率（productivity）　生产率也就是投入产出比。由于 CRO 行业是劳动力密集型行业，不同的部门投入产出比不一样。有的部门技术含量相对较高，较少的人力投入可以获得较高的利润，而有的部门则相反。公司管理层不断发掘新的业务，以获得更高的利润率，但真正开展新业务后，也经常发现新业务也不是事先预计得那么有利。项目经理负责临床试验各部门的运作，需要对各部门的利润率进行平衡。

（二）申办方项目管理中的财务管理

申办方公司的项目财务管理同 CRO 公司的项目财务管理有相似的地方，也有不同的地方。总的来讲，如果是申办方自己做项目，其财务管理与 CRO 的财务管理相似。但申办方往往需要将项目的部分或者全部外包给 CRO 公司。对于这种外包的情况，申办方的财务管理主要分为两个部分，一个是项目预算的制定，另一个是项目付款的控制。

一个项目外包给 CRO，总共需要多少费用，是由两个因素决定的，一个是 CRO 公司不同人员花费在这个项目上的时间，另一个是 CRO 公司不同级别的人员每个小时的费用。两个因素综合考虑，形成了一个项目的总价。

申办方对 CRO 的付款有两种方式，一种是根据项目的节点（milestone）付款，另外一种是根据每个月完成的实际工作按月付款。两种付款方式各有优劣。例如，如果申办方因为自身的原因造成项目的拖延，那么按照节点付款对申办方有利。如果 CRO 的报价不够清晰，报价中的很多时间没有对应的具体任务，那么按照实际完成工作付款对申办方有利。让项目的花费符合预算，并能够顺利进行，需要项目经理在财务管理方面的经验和技巧。

六、风险管理

继美国 FDA2013 年 8 月颁布了《基于风险的监查指南》(*Oversight of Clinical Investigations — A Risk-Based Approach to Monitoring*)以后，ICH 在 2016 年 11 月 9 日颁布了 ICH E6（R2）。ICH E6（R2）增加了 5.0 部分：质量风险管理。中国国家药品监督管理局 2018 年 7 月 27 日发布的《国家药品监督管理局关于调整药物临床试验审评审批程序的公告》的附件 2《沟通交流会议资料要求》中，提出要有风险控制计划。可见临床试验的风险管理已经越来越得到重视。

作为临床试验的项目经理，在项目启动之前需要做好《风险管理计划书》，并随着临床试验的开展，定期进行更新。风险管理计划可以单独成文，也可以作为《项目管理计划书》的一个部分。但就现在的趋势而言，《风险管理计划书》作为一个单独的文件越来越普遍。

（一）ICH E6（R2）关于风险管理的内容

ICH E6（R2）的第五个部分，申办方职责中，增加了质量管理，作为申办方职责的第一个部分，说明了质量风险管理的重要性。ICH E6（R2）中关于质量管理新增的内容如下："申办方在临床试验的各个阶段都必须具备质量管理系统。申办方各种临床试验相关活动应该以受试者保护和临床试验结果的可靠性为中心。质量管理包括有效的方案设计、对数据进行收集和处理的工具和程序，以及于决策有关的必要信息。用于保证和控制临床试验质量的措施需要与研究潜在的风险以及收集的信息的重要性相匹配。申办方要确保临床试验各个方面的可操作性，应该避免不必要的复杂性、不必要的程序和数据收集。研究方案、病例报告表和有关操作程序必须清晰、准确、一致。"

质量管理系统应该采用以下基于风险的质量管理方法。

1. 鉴别关键的程序和数据　在方案设计的阶段，申办方就应该确定这些关键的程序和数据，以确保受试者的权益得到保护，临床试验的结果正确可靠。

2. 风险甄别　申办方应该甄别与临床试验的关键程序和数据有关的风险。这种风险可能存在于系统水平（如 SOP、电脑系统、人员）和临床试验水平（如试验设计、数据的采集和知情同意的过程）。

3. 风险评估　申办方应该针对已有风险控制，对已经甄别的风险进行评估，包括：① 发生错误的可能性。② 该种错误是否容易被觉察到。③ 这种错误对受试者保护和研究结果可靠性的影响。

4. 风险控制 申办方需要做出决定：哪些风险需要减少，哪些风险需要接受。将风险减少到可以接受的水平，采用的方法需要与风险的重要性相匹配。减少风险的方法可以包含在以下工作之中：方案的设计和实施、监查计划、各方的协议以明确各自的职责、系统保障对 SOP 的遵守以及在过程和程序之中进行的培训。

在考虑医学因素、参数的统计学特点以及研究的统计学设计的前提下，事先确定一个质量忍受限度，来鉴别可能影响受试者安全性和试验结果可靠性的问题。一旦发现超出事先确定的质量容忍限度的情况，应该进行评估，并决定是否采取相应的措施。

5. 风险沟通 申办方应该对质量管理工作进行记录。申办方应当就质量管理工作与有关的人员或受影响的人员进行沟通，促进风险的审查并在临床试验实施过程中进行不断的改进。

6. 风险审查 申办方要定期查看风险控制措施，确定质量管理工作的实施是否仍然有效和相关，同时不断了解新的情况，吸收新的经验。

7. 风险报告 申办方应该对临床试验过程中实施的质量管理方法进行描述。对事先确定的质量忍受限度有重要的偏离以及采取的措施，应该在临床试验报告中进行总结（ICH E3 9.6 数据质量保证）。

申办方应该保证对以合同方式转交给 CRO 公司进行的、与临床试验相关的职责和功能进行监管。包括 CRO 公司再以合同方式转交给其他方的职责和功能。

申办方以风险评估为基础，对这些系统进行验证。风险评估要考虑系统的使用对受试者的保护和试验结果的可靠性带来的影响。保证数据的正确性和完整性，包括对数据环境、数据内容、数据结构进行描述的数据。这些数据在对计算机系统进行更新时变得尤为重要，如在软件升级和数据迁移的时候。

项目经理可以依照 ICH E6(R2)制定风险管理计划。既往的风险管理计划对风险程度的评估往往是二维的，即可能性和影响力，现在已经成为三维的，需要加上风险的可觉察性。通过这种三维的计算方法，对风险进行量化，将一种定性指标定量化，便于进行风险分析。但是在实际操作中，用途并不大。

（二）ICH E6(R2)中的风险控制

风险控制不是消灭风险。临床试验的风险是不可能被消灭的，在减少一种风险的同时，会增加另外一种风险。确定一个风险的可接受度才是风险管理的关键所在。评价一个风险是否可以被接受，其标准应该是这个风险是否对受试者保护和临床试验结果的可靠性产生影响。受试者保护和临床试验结果的可靠性在 ICH E6(R2)新增的部分一共提到了 9 次。项目经理经常犯的错就是追求完美，对稽查或官方检查中的任何发现都过于敏感，不遗余力地去修补一些并不重要的环节，实际上是舍本逐末。

七、沟通管理

（一）沟通管理的重要性

沟通技巧（communication skill）往往被认为是打工一族最重要的技巧之一，甚至成为公司考核员工的指标，但实际上这是一个误区。沟通很重要，但是沟通不是靠技巧，而是要真诚、要表达清楚、要彼此尊重、要有礼貌。但与其说这些是技巧，倒不如说这些是属于一个人的品质和能力。

英文中沟通技巧的说法是叫 interpersonal skill,也就是能够迅速将人打动的技巧,这在临床试验行业也很重要。因此,临床试验的沟通管理也是十分重要的。

良好的沟通是项目正常运行的关键。监查员处于沟通渠道的前沿,项目经理处于沟通渠道的中心,进行项目的沟通管理。监查员是申办方和研究者之间沟通的主线。ICH－GCP 的这一点要求,是项目经理进行临床试验沟通管理的基础。在临床试验过程中,应当尽量避免临床试验团队的其他人员直接与研究者进行沟通的情况。

(二) 沟通计划

项目经理在项目启动之前应该制定沟通计划。沟通计划一般是项目管理计划的一个部分,需要罗列所有项目组成员的联系方式,描述沟通的渠道、沟通的工具或方式以及沟通记录。沟通计划需要随着项目的进展定期进行更新。

1. 联系方式　对于项目组成员的联系方式,一般需要给出项目组成员的姓名、职位、电子邮箱、电话和地址。有时也会将一些公共邮箱罗列在沟通计划之中,如 EDC 的公用邮箱、SAE 报告的公用邮箱等,方便项目组成员的联络。

2. 沟通渠道　在沟通计划中应该明确沟通渠道。根据 GCP 的要求,监查员是研究者与申办方沟通的主线。但是,研究者遇到与方案相关的医学问题和 SAE 的时候,也可以直接与医学监查员进行沟通,但这些沟通也应该将监查员包含在内。监查员直接汇报的对象是项目主管或者项目经理,以及直线经理。同时监查员也是其他部门与研究者沟通的桥梁,研究者遇到的任何问题都可以直接与监查员沟通。项目经理负责与监查员的沟通、与其他部门的沟通以及与公司管理层的沟通。如果是 CRO 公司的项目经理,还要负责与申办方的沟通。项目经理或项目主管与研究者的沟通需要通过监查员来进行。

3. 沟通的工具或方式　包括面对面的沟通、电话沟通、电子邮件沟通、书信沟通、会议等。① 监查员在每次监查的时候应该与研究者有一个面对面的沟通,讨论本次监查中遇到的问题,并将沟通情况记录在监查报告中。② 电话沟通也是一种常见的沟通方式,监查员与研究者的电话沟通都需要用电话记录的方式进行记录。有时 CRO 公司与申办方的电话沟通也需要记录,但项目经理同监查员的电话沟通不必做电话记录。虽然监查员在临床试验中心的活动主要用监查报告的方式进行汇报,但是遇到紧急情况或者重大事件,监查员应该在第一时间用电话向项目主管或者经理汇报。③ 电子邮件沟通也是常用的沟通方式,方便而且高效,但没有书信沟通那么正式。④ 书信沟通是比较正式的沟通,一般申办方或 CRO 公司给研究者的信函,或者 CRO 公司与申办方之间的信函,都应该使用带公司标记的文头纸,打印签名。不过现在也逐渐被扫描件所取代。总之,书面的电子邮件沟通比电话沟通更正式,而书信沟通又比电子邮件正式。由于通信工具的发展,也有手机短信的沟通和微信、QQ 的沟通,甚至微信群的沟通。这些都不属于临床试验专业的沟通工具,需要避免在正式的沟通中使用这些沟通工具。⑤ 临床试验的会议分为面对面的会议和电话或者网络会议。一般研究者会议、各临床试验医院的启动会等都需要面对面进行,其他会议可以通过电话或网络会议的方式进行。电话或网络会议分为项目团队的会议和 CRO 团队与申办方团队的会议。项目经理在制定沟通计划的时候需要考虑各种会议在临床试验不同阶段的频度与参与人员。每一次会议都有每一次会议的成本,需要减少不必要的会议,以及不必要参加会议的人员。⑥ 所有的会议都需要有会议记录。会议记录需要参会人员确认后,最终由项目经理签字确认。CRO 同申办方的会议,会议记录需要一式两份,申办方与 CRO 各一份。

八、供应商的管理

随着临床试验专业化程度的不断加强，临床试验的各个环节都逐渐由专业公司来实施。所以，对供应商的管理是项目经理的重要工作之一。

对于申办方而言，最大的供应商是负责临床试验监查和项目管理的 CRO 公司，有的大型 CRO 公司不止有监查和项目管理的功能，还兼有其他的功能。但即使如此申办方也不一定会将所有的服务都外包给一个公司。供应商的管理可以包括 CRO、中心实验室、中心化读片、中心化心电图、中心化的药库、中心化随机、电子病历报告表、药物警戒、数据管理、统计分析、独立的数据监查委员会等。

（一）供应商的选择和协调

在项目开始之前，项目经理应该同 QA 协商，对以前没有合作经验的供应商进行稽查，确认供应商提供的服务能够满足项目的要求。QA 根据公司 SOP 对供应商进行稽查，确认供应商的资质、经验和质量管理系统等符合项目的要求。

项目经理应该与公司外包部门进行沟通，讨论各供应商的报价，选择性价比较好的供应商。为了节省开支，项目经理应该选择价格比较有竞争力的供应商，但价格不是唯一的考量。同时，项目经理应该考虑到价格在项目进行过程中是可能变化的，不能只看总价。很多大型的 CRO 公司会在项目进行一半的时候因为各种原因提高价格，那时的申办方就会非常被动。因为那时已无法更换 CRO，而不同意加价，CRO 公司可以单方面终止项目，这对 CRO 几乎没有损失，但对于申办方是承受不起的。所以，虽然申办方需要考虑价格因素，但也要看到报价偏低的公司价格的合理性。不合理的低价同样是有风险的，项目经理需要对供应商的成本有一个基本的认识，对于供应商低于成本的报价，要十分小心。在选定供应商，并与供应商签订合同以后，需要协调各供应商的准备情况，确保在项目启动的时候，各供应商都能够及时开始运作。

（二）对供应商的质控或稽查

在项目启动以后，项目经理需要根据项目管理计划，对各供应商进行定期的质控或稽查，确保供应商提供的服务的质量，同时确认供应商的操作符合 ICH - GCP、临床试验方案、供应商 SOP 和有关法律法规的要求。值得注意的是，根据 ICH - GCP 的要求，申办方对供应商有监督的职责，供应商在操作过程中如果存在违反 ICH - GCP 和有关法律法规的情况，申办方仍然要承担主要责任。选择合格的供应商是申办方的职责［ICH E6(R2)5.2.2］。在需要的时候，项目经理也邀请供应商的代表参加项目会议，解决项目中遇到的问题。不是所有的供应商都需要参加项目会议。

（三）向供应商付款及文件遗留物品处理

项目经理根据各供应商在项目中提供的服务和合同要求，定期接受由供应商出具的发票，核实发票的金额与供应商提供服务的总量一致，通知财务部门安排付款。在项目结束阶段，项目经理与各供应商确认所有的付款已经结清，所有保留在供应商的文件已经归还到申办方的项目总文件夹中，相关的遗留物品已经退还或销毁。虽然项目的一些职能外包给了供应商，项目经理必须牢记，责任仍然是自己的。

（李宾）

参 考 文 献

［1］ FDA. Guidance for industry，oversight of clinical investigations — a risk-based approach to monitoring［R/OL］.（2013）［2019 - 10 - 28］. https：//www. fda. gov/regulatory-information/search-fda-guidance-documents/oversight-clinical-investigations-risk-based-approach-monitoring.

［2］ Joseph，Phillips. PMP project management professional study guide［J］. *Mc Graw-Hill Professional*，2003：354.

第六章 临床试验受试者招募、依从性及保留

目前,在整个临床试验的开展过程中,研究参与各方所面临的最大的难题之一是怎样发现、招募、入组和保留受试者,并保证受试者按照方案完成试验。2016年的一项研究显示在美国所进行的Ⅱ期、Ⅲ期临床试验中,48%的临床试验入组速度没有达到试验进度的要求,11%的研究中心没有受试者入组。在这些Ⅱ期和Ⅲ期临床试验中,针对各个适应证而言,都几乎延长了一倍的时间才达到了入组目标(Tufts Center for the Study of Drug,2016)。招募不到合格的受试者,使整个临床试验的期限延长,并影响了研究者的积极性。有些试验可能还会因此而需要增加研究中心,增加研究者以及研究护士。在新的研究中心中可能需添置必要的设备和仪器等,并重新申请伦理委员会的审核,因此需要投入更多的人力和物力。而对于有些病种,如季节性过敏性鼻炎,如果错过了发病的高峰期,受试者的招募将变得更加困难,也许要等到下一年。同时,研究药物的有效期限有时又会是另一个问题,使得临床试验的开展变得更加复杂。有些情况下,由于长期招募不到足够且合格的受试者,申办者不得不终止试验。由于制药公司在研发上的巨额投资,尽快完成试验,尽早获得药政机关的核准、上市,在专利保护期内尽快收回投资成本并争取获得最大利润,成为所有制药公司共同的目标。因此,在临床试验过程中,按时达到试验进度的要求、达到入组目标、保留受试者、降低失访率和脱落率,就显得十分重要。

第一节 受试者招募

一、Lasagna 法则

在受试者招募中,Louis C. Lasagna 发现一个现象:在几乎所有的临床试验中,符合入组条件的受试者人数,都远远少于试验开始之前所估计的数量。也就是说,尽管研究者有一个较为庞大的患者群,但是一旦开始在患者群中寻找符合入组条件的潜在受试者时,就发现患者数"变少"了,但是当试验结束后,他发现患者数又"变多"了。这种现象就是 Lasagna 法则(图6-1)。之后又有学者进一步对这种现象做了分析和解释:在预估的受试者人数中,只有1/10~1/3患者会考虑参加试验且可能符合入组条件(Feinstein,2001;Lasagna,1979)。

为什么研究者会经常过高预估了潜在受试者的人数呢？因为在试验开展前期,研究者通常是以临床诊断作为判断的依据,比如对于一个抗乙型肝炎病毒的新药试验,研究者首先考虑的是自己现有的患者群,然后会对比方案的入排标准,譬如现有500个乙型肝炎患者,经研究者简单核对入排标准后,估计有100个患者可能符合入组条件,但这仅仅是一个估计。在做研究者筛选时,一种情况是负责筛选的人员先把方案发给研究者,但由于研究者日常工作繁忙,大部分情况下,他们只是快速浏览一下方案就给出了大概的受试者人数。另一种情况是和研究者面谈,这种

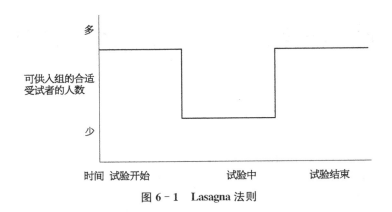

图 6-1 Lasagna 法则

情况下,研究者一般也是简单阅读一下方案。因此,即便研究者对于每个月治疗的乙型肝炎患者数的估计比较准确,但患者不等于受试者,要真正使这 100 个患者都能参加试验,还有许多因素需要加以衡量和考虑,如方案的入选和排除标准、试验方案的复杂性、抽血的次数和频度等,都会影响受试者参加试验的意愿。此外,研究者过高预估受试者人数的原因还有可能是研究者缺乏临床试验经验,或者是存在多个试验竞争入组。

二、受试者参加临床试验的心理预期

受试者参加试验分期不同的临床试验,其心理预期也是不同的。一项针对 100 位参加 I 期抗肿瘤新药临床试验的受试者的调查显示:对于参加试验的原因,99%的受试者认为参加试验为疾病的治疗带来了新的希望,93%的受试者是出于愿意为新药开发做贡献,77%的受试者因为信任医师,75%的受试者是希望新药能够有助于缓解自己的病情,71%的受试者是因为家人的支持,68%的受试者认为已经没有其他治疗方法了,65%的受试者认为参加试验心灵会得到安宁(Pentz, et al., 2002)。

对于 II 期和 III 期的试验,除了上述的一些积极的心理预期外,受试者还可能担心被分配到对照组中、药物的副作用及不良反应、试验结束后无法继续获得研究药物,以及可能担心参加试验后原有的治疗药物会停药等。

三、受试者招募的规划步骤

受试者招募是指医疗机构或者制药公司发布临床试验信息,寻求潜在受试者参加临床试验的过程。受试者的招募是整个临床试验中极其重要的部分之一,也是 CRO 竞标方案(bid defence proposal)中的重点部分。在一个竞标方案中,申办者除了要审阅该 CRO 的经验、人员的配备和管理系统,还要看受试者的招募计划、可能出现的情况及其应对措施等。通常在招募方法制定前,申办方及 CRO 会综合考虑多方面因素并进行规划,主要考量因素为招募广告的设计、受试者的筛选、转诊和访视等。

(一)可行性调查

绝大多数的多国多中心试验,在其准备阶段,可行性调查(feasibility study)是一个必不可少的步骤。可行性调查的目的是根据申办方的计划,筛选有能力开展试验的国家、地区和研究中心,预估每个地区和所选中心的入组潜力,并且评估试验方案在所选地区执行的可行性。在筛选医院及研究者的过程中,申办方或CRO代表会与研究者进行充分讨论,开展可行性调查以获得准确的信息。同时,根据可行性调查结果,挑选合乎要求的医院及研究者作为临床试验实施的场所及执行者。可行性调查做得越细致、越具体,就越容易帮助申办者及CRO招募到足够多的受试者,并且确保所选择的中心有能力按照临床试验方案和GCP的要求执行临床试验(详见第七章临床试验的监查,第一节可行性调查)。

(二)制定招募策略

申办者及CRO根据该研究药物的特征、适应证以及招募受试者的难易度,制定招募策略。其主要内容包括:① 拟定招募日程计划。② 了解当地该疾病的流行病学资料,根据入选及排除标准,仔细查阅数据库(处方记录、就诊记录、以往试验情况),确认受试者来源,如院内、社区、医学相关协会的数据库等。③ 撰写招募材料,包括文字、录像等帮助受试者了解试验的材料,并获得伦理批准。④ 制定招募方式,包括医师推荐、院内广告和院外媒体广告等。⑤ 接洽相关广告媒体,规划广告细节及所需的费用。⑥ 根据招募计划制定预算,获得批准。

(三)筛选受试者

在本研究中心寻找受试者是最常用,也是最传统的方式。在正式筛选受试者前,推荐采用预筛程序,一般由研究护士或研究协调员完成。如筛查研究者已有的患者数据库,找到潜在受试者后,则安排下一步的正式筛选。

可以通过以下程序进行受试者正式筛选,筛选中的知情同意过程和医学相关操作必须由被授权的医生完成:① 按照方案规定的入选及排除标准大致判断受试者入选的可能性。② 向受试者介绍该试验,回答受试者的相关疑问,并询问受试者参与此项试验的意愿。③ 给予受试者充分时间考虑,在其同意后,签署知情同意书。④ 根据入组排除标准做相关评估和检查。⑤ 根据评估结果确认受试者是否符合试验的入排标准。

(四)受试者转诊方案

申办方和CRO不但要评估本研究中心可能符合条件的受试者人数,还应制定受试者转诊的备用方案。一旦入组情况不如预期,可通过转诊方案寻找受试者。转诊方案包括:哪些医院的医师能够转诊患者过来参加试验;预计能够转诊多少受试者;转诊手续;从本地区其他医院转诊还是跨地区转诊,甚至跨国转诊等。曾经有一项罕见疾病的造影剂临床试验,美国的入组率很低,申办者曾想把中国台湾的患者转诊到美国参加试验,并承担患者所有的差旅费及试验费。但跨国转诊所涉及的文化、伦理、法律、签证、护照及旅行等相关问题都要事先计划。跨国转诊也带来一些值得探讨的伦理问题,比如是否会变相诱导患者参加试验等。在香港进行的试验,入组率很低时,也有从深圳或广东其他地区转诊受试者的情况。

(五)广告招募

为了招募受试者,临床试验可以在大众媒体上做广告宣传,但前提是必须确保遵守各国家的政策和法规以及各研究中心和伦理委员会的规定。另外,所有关于试验的广告宣传品、宣传途径和内容都要事先经过伦理委员会的审批,以求适当地反映临床试验的目的、设计、适应证、利益和风险,避免夸大其词的不实宣传。比如在新加坡,国家的政策和(或)法规允许在开展临床试验时使用招募广告,并且可以刊登在医院以外的媒体上。但是有的研究中心要求招募广告只能在医院内刊登,那么在这种情况下,就要按照最严格的要求执行。中国对此没有明确的法规要求,但研究机构一般要求必须使用该中心伦理委员会审批的招募广告,审批内容应包括文字、使用的广告途径和媒体及发布范围。根据笔者的从业经验,在大部分临床试验中,由于广告内容一般相对简单,方案中的入选和排除标准未详尽列出,受试者无法根据广告内容判断自己是否符合入组条件,故通过广告成功招募并入组的受试者占比相对较低。尽管如此,对于患病率低甚至罕见病的临床试验来说,通过广告哪怕找到一位潜在的受试者也是很有价值的。因此,在临床试验入组难的境况下,广告仍然是大部分临床试验执行时都不会放弃的入组策略之一。

通过网络、报纸、杂志或广播把试验的消息广而告之,使得潜在的受试者获取这一消息,是一件双赢的事情,但应根据不同国家、地区的文化差异,适当地调整宣传方式。在涉及多个国家的国际多中心试验中,即使试验方案和适应证一致,但如果忽略了不同国家和地区间的文化环境和生活方式存在的差异,受试者的招募就很难成功。因此,在广告投放前,可以事先进行市场调研,细致分析人群特征、社会经济因素、生活方式和媒体使用习惯等,锁定受试者人群,以便灵活地使用不同的广告形式进行宣传。

另外,各国都有一些专业的招募公司,具有丰富的受试者招募经验,甚至还有庞大的志愿者数据库,因此临床试验开展中可以考虑使用招募公司,以期较快达成入组目标。

最后,如果由于成功的广告效应,吸引了大批有兴趣参加试验的患者到医院进行咨询,但医院没有足够的人力去接待,这样的情况会让患者备受冷落和不满,进而可能选择放弃参与试验。因此,作为整个招募计划的一部分,合理安排好临床试验热线电话、线上咨询和院内接待等工作对于招募成功都是非常重要的。

(六)激励性访视或激励性电话

一家医院到底能入组多少受试者,可根据既往同类试验的经验进行估算。入组受试者数与适应证和方案设计的复杂性密切相关。在临床试验进行时,有时会发现有的医院入组率很高,而有的医院根本就没有受试者入组。对于一直没有受试者入组的医院,有时会采取激励性访视或激励性电话(motivational/boost visit,motivational/boost call)的方法,以期激励研究者推动入组工作。比如,一家医院如果在过去 30 日内没有受试者入组,监查员就要和研究者、研究护士共同探讨原因;60 日内没有受试者入组,CRO 的医学监查医师就应拜访研究者;90 日时,由申办者医学监查医师出面和研究者联系,主要目的是讨论原因并采取积极的改进措施,如是否需要修改广告及转诊策略等。通过这一系列的措施,如果医院还是没有受试者入组,那么申办者就会考虑终止这家医院的参与。

(七)人工智能在受试者招募中的作用

当下已经是大数据和人工智能的时代。在信息技术的基础上,临床试验也同样在大数据和人工智能方面呈现出新的发展趋势。在受试者招募方面,可以通过两种途径实现智能化的受试者匹配。一是用某一患者的病历去比对注册的临床试验库,为患者找到适合的临床试验;二是用某一临床试验的招募标准去比对患者数据库,以帮助研究者更快地找到更多的潜在受试者。

四、受试者招募的影响因素

招募受试者困难的原因分析有赖于研究者、研究护士、监查员、项目经理和医学监查医师的共同参与。可以比较各个医院的试验进度图表,分析招募困难是整个试验层面的问题还是个别医院的问题。总之,首先应该找到根本原因,然后解决问题,从试验各方的专业角度提出相应的建议,并尽快采取积极措施。招募困难的原因可以从以下四个方面进行分析。

(一)试验方案

试验方案入选、排除标准过于严格,或试验中的某些操作规定在实际工作中难以执行,这些都属于试验层面的问题。

如一个治疗糖尿病的新药临床试验方案规定 HBsAg 阳性患者不能入组，这一条在中国造成了招募的困难。申办方最终接受了研究者的反馈，在药物安全性允许和不影响试验总体设计的情况下，将此条排除标准做了修改，之后大大提高了预筛和筛选成功率，从而加速了入组进度。

关于试验操作复杂造成入组困难，举个例子，某精神分裂症试验的筛选步骤极其繁琐，某些受试者对此临床试验有兴趣，但是了解到需要花费大量时间完成筛选和随后访视后，只能对试验望而却步：① 仅筛选访视步骤就需要 2 日才能完成，受试者需要来医院 2 次；另外其他访视每次也要在医院花一整日的时间。② 筛选中，要对研究者和受试者面谈做量表评分的过程进行录像。由于精神分裂症受试者本来就担心受到社会歧视，不愿意录像，造成绝大多数受试者不愿意参加试验，这在中国尤为突出，连研究者都失去了劝说受试者参加试验的信心。③ 要求将录像上传到规定的数据库，可能因为服务器在国外，上传速度非常慢而且中途经常失败，于是研究者只好选择值夜班网速相对较快时上传录像。上述步骤造成研究者、受试者，甚至 CRA 都叫苦连天，严重影响了所有参与方的积极性。因此，试验方案应该在不影响科学性和受试者安全性的前提下，尽可能简单易行。

招募受试者不单是申办者和 CRO 的责任，更是研究者的责任。申办方在方案定稿前应该与参与方充分沟通，听取各方建议，这样才更能设计出兼顾可行性和可操作性的方案。

（二）研究中心（医院、研究者、研究护士）

在筛选医院及研究者阶段，按照试验方案的要求，正确地评估医院的能力、资源、设备条件以及就诊人数是十分重要的。筛选到合适的研究者不等于筛选到合适的医院，因为筛选研究者是根据研究者本身的专长和经验等，而筛选医院时要考虑医院的能力、资源和设备条件等。而且即便医院有再好的仪器设备，但如果研究者经验不足，尤其是研究者不能投入足够时间执行试验或管理其研究团队，也不可能成功。因此，在筛选的过程中，应该将两者紧密地结合起来，进行综合评估。Lasagna 法则告诉我们，研究者在估计医院潜在受试者人数时往往会过高估计，因此，可以通过询问医院其他医师、参考以前和该研究者合作的经验，或者实地观察门诊就诊人数，以准确估计入组速度。

学术带头人往往具有丰富的临床经验、极高的学术造诣，且接诊患者量大，所以请他们担任主要研究者（principal investigator，PI）的申办者也很多，一个 PI 同时主管多个试验的情况不在少数，所以除了确认研究者的学术能力，也要确认研究者有足够的时间和精力，并且的确能对试验进行有效管理。一般 PI 会为每个试验设置至少一位助理研究者（sub-investigator，Sub-I），来实际负责受试者招募和具体工作。

在临床试验中，有时招募受试者是由研究护士或临床试验协调员（CRC）来完成的，而非研究者。在预筛选受试者时，研究护士或 CRC 向受试者介绍试验，并初步判断受试者入组的可能性，在招募受试者的过程中扮演着很重要的角色。研究护士或 CRC 的沟通能力也会影响到招募情况，在说明临床试验具体步骤过程中，尤其不可以夸大收益且忽略风险，或诱导受试者参加试验。最后由 PI 或 Sub-I 进一步介绍试验，解答受试者的任何疑问尤其是医学相关的问题，在患者充分考虑、表示同意，并签署知情同意书后方可进行正式筛选。

（三）受试者

受试者对试验的顾虑主要有两个方面：一是研究药物疗效、安全性和参加试验后的收益风险比;二是试验的复杂性,以及试验的过程和程序对其是否造成很大的不便。

研究药物的疗效和安全性对于受试者是否参加试验来说,其实是一个比较和权衡的过程。一是把研究药物可能产生的风险与已有治疗药物的风险进行比较。通常受试者会很介意研究药物可能存在的风险,而忽略已有的治疗药物也有不良反应和风险存在。其差别在于现有治疗药物的不良反应大多是已知的,而研究药物的风险可能是未知的。因此,在获取受试者知情同意的过程中,研究者应充分做好告知工作,不但要告知研究药物可能存在的风险,还要告知已有的治疗药物的不良反应。二是把研究药物可能产生的收益与风险做比较。研究者不但要告知受试者参与试验后可能获得的益处,也要详尽说明可能存在的风险及不良反应。

方案的设计应尽可能的简单,这样有利于招募受试者。试验中是否有侵入性的检查,如活检、肝穿刺、频繁的抽血、胃镜、支气管镜,或是试验时间太长、随访太多、频度太高,以及是否必须在工作日进行随访,这些也都会影响受试者做出是否参加试验的最终决定。当研究者在介绍临床试验时,尽量避免使用临床试验专业名词和医学名词,有时受试者根本不能理解这些专业名词的含义,又不愿意说出自己的疑惑,因此就直截了当地表示不愿参加试验。因此,应当用简单明了、通俗易懂的语言向受试者介绍试验,帮助其了解试验的目的、设计和方案等。另外由于受试者需要依据方案按计划到院随访,给予合理的交通补偿可以适当减轻受试者的经济压力,进而有助于提高方案依从性、减少脱落率。

(四)影响受试者招募入组的其他因素

1. 研究药物的吸引力 受试者有权利决定是否参加临床试验。研究药物疗效越好越安全、临床没有其他治疗选择,或者是抗肿瘤的新药试验,受试者越有兴趣参加。

2. 竞争性试验 竞争性试验指的是在同一医院或同一科室中有两个或两个以上相同适应证的试验在同一时段内进行,这样两个试验就会出现竞争受试者、竞争医院或科室的资源的情况。即使试验并不竞争相同的受试者人群,一家医院承接过多的试验也将会导致不同试验间互相竞争其他的资源,如研究医生、护士、诊室、设备(如传真机、复印机以及存放药品的柜子或冰箱)。同一地区有相同病种的其他试验同时开展时,也可能被其他试验分走潜在受试者,从而对入组产生影响。如果这些问题没有得到有效地解决,多个试验互相竞争,必然直接影响到受试者的招募进度。

3. 对照药与受试者招募 安慰剂对照与阳性对照相比,有时会影响受试者参加试验的兴趣,所以减少进入安慰剂对照组的机会有利于受试者的招募,如在治疗组与安慰剂对照组比例为6:1,或者治疗周期较短的试验中,受试者对安慰剂的接受度相对较高。一般选用已知疗效较好的对照药,有利于受试者的招募。

第二节 受试者入组形式及入组率分析

一、受试者入组的几种形式

(一)整批入组

筛选完成后所有入组受试者同时开始用药,比如高、中、低三个剂量组一起投药,多见于健康受试者的Ⅰ期药代动力学试验和生物等效性试验。

(二)分批入组

如在Ⅰ期试验中的小剂量爬坡试验。第1批先入组6名受试者,进行低剂量试验,如果安全性可靠,再入组第 2 批 6 名受试者,做下一个剂量的试验,分批入组,依此类推。建议不要给 6 名受试者同时用药,以减少风险,如第 1 日只安排 1 名受试者使用研究药物,在确信安全性可接受后,安排同组的其他受试者依次使用研究药物。

(三) 逐个入组

受试者逐个进入试验,逐渐达到所需的样本数。多见于 Ⅱ 期、Ⅲ 期和 Ⅳ 期试验。

二、入组率的分析、入组慢的原因及对策

(一) 入组率分析方法

在试验开始后,就要积极地监测入组的进度。通常用入组率来表示入组进度,并用图表来展示。具体的分析方法包括总量图表表示法(图 6 - 2)以及每周图表分析法。

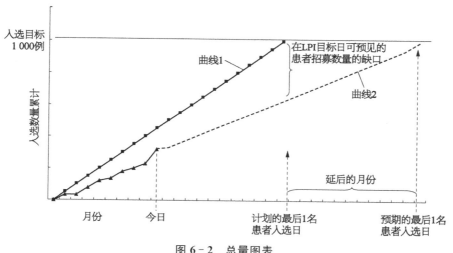

图 6 - 2 总量图表

曲线 1 代表试验开始前制定的最初入组计划(initial recruitment projection);曲线 2 实线代表实际入组人数;曲线 2 虚线是在"今日"根据实际入组情况重新制定的入组计划(recruitment re-projection),并根据曲线预测 LPI(末位受试者入组)的日期,以及试验比预期延后多长时间。前文提到过实际入组速度低于最初的计划是临床试验中的大概率事件,因此根据每周图表分析,可对试验过程中招募入组出现的不同情况进行及时处理和解决。更重要的是,根据实际情况评估对整体试验进度的影响,及时通知试验团队内部的其他相关部门人员(如数据管理、统计师和负责人员分配的管理团队等),便于项目团队在适当的时间讨论调整整体项目计划时间表。以下分析几个常见的入组图表。

1. 入组拖延 多见于多中心试验,多中心试验往往在初期的总体入组速度较低,后期逐渐加快,在入组进度图上出现"学习曲线"。原因是不同医院前期伦理审批和合同谈判流程不同导致启动时间不一,即入组患者的开始时间不同;或是有些 PI 为谨慎起见,先入组 1 名患者,熟悉方案流程并实践后再大量入组受试者,这样可以避免出现大量重复性的方案违背或安全性问题(图 6 - 3)。

2. 冲击效应 在试验开始时入组速度非常快,随后变慢,多见于受试者数据库的患者数有限时或罕见病试验中。这种情况下,即使数据库中的患者全部参加试验,还是可能出现没有新的受

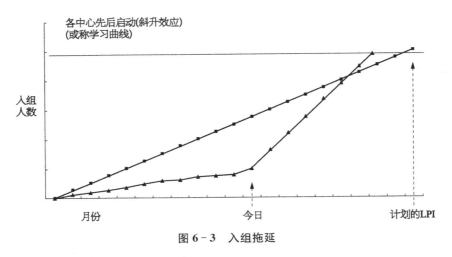

图6-3 入组拖延

试者补充的情况,被称为"冲击效应"。相应的解决办法是增加参与试验的医院数量,加大试验的宣传力度,使用招募公司从更大范围寻找适合的受试者,争取从其他医院推荐患者来参加试验等(图6-4)。

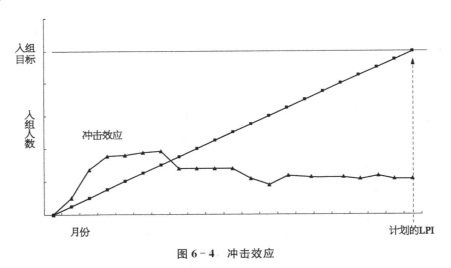

图6-4 冲击效应

3. 修正效应 由于入组缓慢,故坡度较低。可能是由于入选及排除标准过于严格,方案中试验的程序和步骤过于复杂和繁琐,在实际操作中难以实现;抽血等侵入性的检查太多且频繁;禁用药物清洗期时间太长,禁用药物种类和范围过于宽泛。此外根据现有的方案,还要了解哪些因素在一定程度上降低了研究者的积极性和受试者参加试验的意愿,从而阻碍了受试者的入组,在不影响观察药物疗效和安全性的前提下,有必要对试验方案进行修正。如何找到入选及排除标准的条件与受试者入组快慢之间的平衡点,而又不影响研究的科学性是非常重要的。可以观察到在修正以后,入组速度大幅度上升,此效应被称为"修正效应"(图6-5)。

(二) 入组进度慢的原因及对策

导致入组慢的原因有很多,因此必须多方讨论,找对原因,然后解决问题。工作做深了,入组进度就会上来。研究者经常说没有合适的受试者,一方面可能是因为研究者自己的患者少,但这

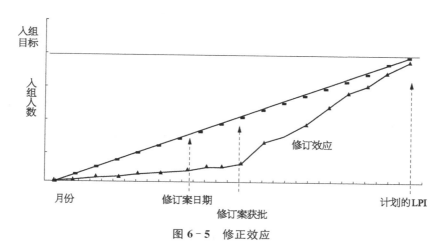

图 6-5　修正效应

并不等于这家医院的患者少,也许该研究者 1 周才出 1 次门诊,见到的患者自然就少,因此可以发动整个科室,甚至整个医院的资源;另一方面,如果是由于研究者的说服能力较弱影响了患者的入组愿意,那么在这个时候就必须对研究者加强方案及沟通技巧等方面的培训。如果患者是因补偿原因不愿参加试验,可以在合理合规范围内适当增加补偿以促进患者入组。如果患者少是因为错过了疾病高发的季节(如季节性过敏性鼻炎),继而对研究造成了很大的影响,那么这一点在项目实施前就应考虑到,并提前做好安排。

第三节　受试者依从性和受试者保留

受试者依从性(patient compliance;treatment compliance)指受试者在执行医嘱和方案规定的流程时与其要求的一致性。临床试验的目的是评价研究药物的安全性和有效性。为了准确地进行评价,受试者必须严格按照方案的要求按时按量地服用研究药物,并遵照方案的规定,完成每次访视和检查。

一、评估和提高受试者依从性的方法

(一)依从性良好的几个指标

受试者能遵从试验方案的要求,并能够做到下列几条视为依从性良好:① 按时按量服药。② 按时到医院完成随访。③ 不服用研究方案中规定的禁用药品。④ 按照饮食计划进餐(如糖尿病饮食)。⑤ 按照要求记录受试者日记。⑥ 配合医生完成各项检查,如实汇报任何不适等。

(二)鉴别受试者依从性

1. 直接观察　研究护士发药给受试者,并确认其咽下后再离开。在健康受试者的 I 期试验中这是护士的一个标准操作步骤,在抗精神分裂症的药物试验中考虑到患者的疾病特殊性,护士或家人一般也会确认受试者是否已吞服药物。

2. 计算药物用量　对研究药品进行计数,是大部分临床试验中确认受试者服用研究药品依从性的主要方法。研究护士或药剂师要记录发放药品数和受试者返还药品数,询问受试者服药依从性等,然后按照方案要求计算受试者实际服药量和应服药量的比值,对受试者的依从性进行量化。

3. 标记物 有些研究药物有特殊颜色,如利福平和溴化钠等,可以根据尿液颜色判断受试者是否服药。

4. 生理指标的检测 有些药物在服用后会使患者产生一些生理反应,如 β 受体阻滞剂可以降低心率等。如果某药物在早期的人体试验中已被证实有降低心率的作用,那么检测心率可间接反应患者是否服药。

(三) 提高依从性的方法

在试验方案入选标准中可以列出一些有助于提高依从性的条件,如要求能够按照方案服药或能够吞服片剂的患者,才能进入试验;也有的研究需要受试者完成受试者日记,为了提高受试者在完成日记方面的依从性,在筛选期要求受试者进行日记的填写,填写符合要求才可能入组该研究。

1. 安慰剂导入期(placebo run-in period) 试验中使用安慰剂导入法,排除依从性比较差的受试者。在治疗周期较长的试验中(如 1 年),有时会设置安慰剂导入期(如 1 个月),那些不能按时完成随访和依从性较低的受试者将直接被剔除,而使依从性较高的受试者进入试验,以降低失访率和减少方案违背的发生。

2. 服药记录 研究护士通常会记录每个受试者研究药物的发药量和发药日期,以及这些研究药物的回收数量和日期。要求受试者每次随访时都要将未用完的药物带回,研究护士则对这些归还的药物进行清点和记录。但由于难以判断每次未带回的药物是真的服用了还是遗失了,该评估方法的精确性可以通过询问受试者来提高。询问服药依从性往往被忽略,但是它和药品计数同等重要,询问中注意不要给受试者任何心理压力,以免受试者在压力下未如实汇报,误导研究者给出服药量不够或过量的错误判断,从而导致错误的疗效和安全性评估。询问中应注意避免受试者隐瞒漏用,或因为经济因素留下多余药品,却谎称已经服药。

清点药物最好避免受试者在场。对固体剂型可按数量清点药物,对液体剂型可以采用称重或测量体积的方法记录剩余量。用药依从性多用百分率来表示。

$$受试者使用量 = 总量 - 剩余量$$

$$依从率(依从性的定量指标) = 受试者使用量/总量 \times 100\%$$

3. 受试者日记 受试者按照要求记录每日服药情况,可以通过检查每日记录判断受试者是否按要求服药。这对于依从性好的患者来说可能是一个较好的方法,但对依从性比较差的受试者也会同他忘记吃药一样,忘记做记录或填写错误,这种情况下研究护士要注意对患者进行再次培训。

4. 受试者教育 比如胰岛素注射,研究护士应教会受试者如何自己完成注射操作;对于哮喘患者使用的新型气雾剂,研究护士应详细讲解操作要领,才能帮助受试者按照剂量吸入。同时也应该让受试者了解,如果没有如实让研究者知道自己漏服或多服了药,就会影响研究结果的真实性和受试者的安全性。

5. 标记用药 在研究药物的药盒上标明服用的时间、剂量和方法等。用不同图示在药盒上标注已经用过药的时间,如 ☼ 代表晨服,☆ 代表中服,△ 代表晚服等。

6. 研究药物的包装 最好按照每次随访所需的量分发药物,比如 7 日后随访,则给予受试者 9 日的量(7±2 日访视窗口),而不是一次性将整个治疗期所需药物全部在一个包装内交给受试者,一旦药物意外丢失,就会在很大程度上影响依从性。将 9 日药量作为一个包装交给受试者,也方便携带。

（四）制定合理退出试验的标准

为保证临床试验的科学性、真实性和有效性，有时试验方案会根据依从性制定退出试验的标准。常见标准：① 服用<80%或>120%的药量。② 停用药物>n 次。③ 服用禁用药物者须退出试验，如 4 次随访中，超过 2 次以上。但这些标准并不是绝对的，不同的研究类型和方案，可以制定不同的标准。

二、保留受试者的策略

受试者一旦进入到试验后，研究者要尽量留住受试者，尽可能使受试者完成整个试验。怎样保留受试者，是临床试验中非常重要的问题之一。因为试验过程中有许多因素会影响受试者的保留，包括受试者本身的疾病和心理因素、研究中心的研究者及研究护士的关心程度和态度，以及试验的步骤和程序等，这些都应当在试验的开展过程中加以留意。受试者退出试验的常见原因如下。

1. 受试者相关的原因　① 患者病情恶化。② 患者病情好转（无需继续治疗）。③ 试验中过于频繁的抽血和侵入性的检查，如活检、肝穿刺、胃镜检查和支气管镜检查等，也会影响受试者参与的依从性。④ 怀孕。⑤ 实验室检查出现异常指标。⑥ 患者出现原发疾病的并发症。⑦ 不符合入组标准（入组以后才发现）。⑧ 不能按照研究者和方案的要求完成试验相关步骤，比如不能按预约就诊，随访日期在访视窗口外。⑨ 住所搬到其他地方，不能继续参加试验。⑩ 患者死亡。

2. 试验相关的原因　① 申办者由于药物安全性方面的原因终止试验，或继续试验已不符合伦理。② 新药开发策略的改变。③ 试验期间服用方案中列出的禁用药物，这种情况多见于禁用药品太多，研究者或其他科医师开了禁用药品。实际工作中许多禁用药都是由其他科室的医师开的。因此，如果受试者在参加试验，建议把禁用药品名单制成一个小卡片交给研究者，每次开药时对照名单，避免开出禁用药品；同时，给患者一个提示卡，列出禁用药品，提示其他医生该患者正在参加某临床试验，下列药品禁用。实践证明，该方法可以减少受试者误用禁用药品。④ 检查引起的不适，如有些需要做内窥镜检查的试验，若医师手法娴熟，受试者无明显不适，依从性就相对较好。

如何最大限度地保留受试者，首先要分析受试者脱落的原因。因为受试者参加试验是要承担一些风险的，所以对于受试者要重视和关心，给予特别关照。受试者希望能够提早用到新的药物来治疗疾病，但很多时候受试者脱落原因并不是因为试验方案、病情恶化或合并用药等客观因素，而是一些较琐屑的小事，比如：① 按预约前来随访时受试者等待的时间太长。② 未能建立起一对一的关系，每次随访非同一人接待。③ 研究者或 CRC 对受试者不够关心。④ 研究者太忙，没有足够的时间接待受试者，仓促匆忙打发一下受试者。早期发现这些非客观原因导致的病例脱落，是非常重要的，可以制订相应的策略避免受试者脱落。

（1）Ⅰ期临床试验往往需要患者住院，提供一日三餐和现金形式的营养补助。

（2）根据到医院的随访次数提供交通费，近些年出现了专门服务于临床试验受试者的专车接送服务，如果临床试验的受试者多为老年人，这种贴心的服务会大大提高受试者的访视依从性。

（3）和受试者密切沟通，告诉受试者知情同意书中有医生或研究护士的电话，有问题可以随时打电话；研究护士也可以通过电话或者微信与受试者保持密切联系，提醒服药和完成日记卡；在受试者每次随访前 2～3 日，研究护士应电话提醒受试者最近一次随访的时间。对于在研究者固定的门诊时间随访有困难的患者,可以另外安排时间随访,如晚间或周末等。

(4) 预先安排好院内相关科室对临床试验受试者的接待流程,避免排队、缴费等,将大大提高受试者依从性。在有些医院,受试者从进医院开始就要和普通就诊患者一样每去一个地方排一次长队,造成受试者不胜其烦。这种情况下,如果不是无药可治的疾病或有其他显著收益,受试者很难坚持到末次访视。对于老年患者,建议陪同受试者到各个科室完成相关的访视步骤或检查。

(5) 可以提供小礼品奖励受试者,以期提高依从性。但是要谨慎,要确保符合当地法规,且对受试者提供任何形式的补助,包括现金、物品等都必须事先得到伦理委员会的批准。

(臧冬宁 范大超)

参 考 文 献

[1] Feinstein AR. Principles of medical statistics[M]. London: Chapman and Hall/CRC press, 2001.

[2] Lasagna L. Problems in publication of clinical trial methodology[J]. *Clin Pharmacol Ther* 1979, 25(5 Pt 2): 751e3.

[3] Pentz Rebecca D, Flamm Anne L. Study of the media's potential influence on prospective research participants' understanding of and motivations for participation in a high-profile phase Ⅰ trial[J]. *Journal of Clinical Oncology*, 2002, 20(18): 3785 - 3791.

[4] Unknown. Tufts center for the study of drug development[J]. *Patient Recruitment and Retention 2.0*, 2016, 11: 1.

第七章　临床试验的监查

按照 GCP2020 版第十一条的定义,"(十三)监查,指监督临床试验的进展,并保证临床试验按照试验方案、标准操作规程和相关法律法规要求实施、记录和报告的行动。(十四)监查计划,指描述监查策略、方法、职责和要求的文件。(十五)监查报告,指监查员根据申办者的标准操作规程规定,在每次进行现场访视或者其他临床试验相关的沟通后,向申办者提交的书面报告。"根据 GCP 要求,申办者应该派有相应资质的人员对试验数据进行监查。GCP2020 版中第五章第四十九至第五十一条专门列出了监查应符合的要求和监查员的职责,并提出"监查的目的是为了保证临床试验中受试者的权益,保证试验记录与报告的数据准确、完整,保证试验遵守已同意的方案、本规范和相关法规"。

临床试验中,申办方会派监查员(monitor)到医院进行现场监查,并与研究人员进行面对面沟通。根据试验的不同阶段,监查主要包括四种:选点访视(site selection visit 或 pre-study visit,SSV 或 PSV)、启动访视(site initiation visit,SIV)、试验中的监查访视(interim monitoring visit,IMV)、结束访视(close-out visit,COV)。

有时会在选点访视前进行可行性调查(feasibility study)。制药公司和 CRO 都有相应标准操作规程(standard operating procedure,SOP)规定各访视的具体步骤和内容。此外,临床试验的监查计划书(clinical monitoring plan,CMP)中会更详细和有针对性地规定监查的具体要求,比如监查频率、每次监查的时长、原始数据核查(source data verification,SDV)的方式(即现场核查或远程核查)、方案违背和偏离的报告流程以及严重不良事件的报告流程等。

第一节　可行性调查

可行性调查可以根据项目的具体情况决定是否做、何时做和怎么做。它的目的是挑选参与研究的国家、研究中心和研究者,或者是征求该领域的临床专家对试验方案的意见,从而确保临床试验设计的科学性和临床可操作性。

可行性调查一般通过问卷请研究者提供与临床试验相关的信息,包括研究者是否有兴趣、有时间、有能力参加这项试验,研究者是否有足够的试验人员和设备等。同时通过研究者的反馈,了解临床医生对试验方案的建议以及对受试者入组率的预估。

美国 FDA 网站有既往试验中有违规操作不良记录的临床研究者数据库(clinical investigators-disqualification proceedings),俗称"黑名单"(black list),可以查阅有不良记录的研究者名单,以及造成其进入该名单的具体原因。在进行可行性调查前,建议先查阅相关国家的药物临床试验监管部门网站,排除有不良记录的研究中心和研究者。在中国,首先要确认研究者所在医院是否是国家药品监督管理局认证或已备案的药物临床试验机构,然后和药物临床试验机构办公室确认该医院是否有资质接新试验,因为有的医院因药监部门检查结果不合格,会造成机构证书被吊销或正处于整改期间,一般情况下,整改期间机构不能接受新的试验。虽然中国没有 FDA 那样的黑名单制度,但是在 2015 年 7 月 11 日后药监部门要求临床试验中心自查,国家核查中心也对所有申报上市的临床试验进行了检查。一旦发现严重违背 GCP 等法规,尤其是涉嫌数据造假的行为,在国家药品监督管理局网页上会发布公告,这些信息也可以作为可行性调查选点的参考。除了参考药监部门的数据库外,某些制药公司和 CRO 也有自己的数据库,比如在临床试验管理系统(clinical trial management system,CTMS)或其他临床试验系统中会标注在以往临床试验中出现过重大质量和违规问题的研究者,并且有相应的 SOP 禁止选择该研究中心/研究者参加试验。

经过上述初步筛选后,可行性调查人员(一般是临床试验监查员)可以开始联系研究者进行可行性调查了。可行性调查一般通过电话或电子邮件进行。如果研究者愿意参与可行性调查,在发送问卷给研究者以前,需要与研究者先签署保密协议(confidential agreement,CDA)。保密协议规定需要保密的内容和不在保密范围内的内容,同时会说明签署保密协议并不意味着建立真正的合作关系。中国和某些国家的常见操作问题如下,研究团队应该根据实际情况有针对性地执行。

(1) 随着中国研究者参加国外制药公司临床试验的经验的积累,研究者已经非常了解该流程,往往对签署 CDA 没有异议,但个别研究者对签署英文 CDA 还是有疑虑的,因为担心没看懂某些法律术语而承担意料之外的法律责任。如何解决这类问题呢? 监查员首先自己应该了解 CDA 的内容,并向研究者介绍主要内容,消除研究者的顾虑;由于 CDA 是一份应用非常频繁的文件,制药公司和 CRO 可以考虑将 CDA 做成中英文双语版,便于研究者更清楚地了解 CDA 内容,使合作更顺畅。

(2) 如果研究者不能及时签署 CDA,可能会造成可行性问卷不能及时送达和完成。中国研究者的医院内日常事务非常繁重,所以监查员应根据具体情况尽量为研究者提供方便。比如委托 SMO(site management organization)提供临床试验协调员(clinical research coordinator,CRC),由 CRC 将 CDA 打印出来直接去找研究者签字;在预算允许的情况下,可行性调查人员也可以和研究者电话初步沟通后,直接去拜访研究者,当场签署 CDA 后,协助研究者完成可行性问卷,但是这个办法并不多见,也不推荐,因为不适合大规模可行性调查,也会造成研究预算增加。

(3) 在 CDA 签署后,监查员应发送问卷和研究方案概要等文件给研究者,并在邮件中清楚地告知填写要求和完成时限。可行性问卷的形式可以是线上填写提交,也可以是完成后通过电子邮件或传真发给监查员,在特殊情况下也可以由监查员通过电话提问并填写。

(4) 可行性调查可以是盲态或非盲态的。盲态研究中一般不透露试验方案名称、药品名称,甚至申办方名称,目的是收集用于前期制定研究策略所需的基本数据。大部分可行性调查是非盲态的,往往在方案确定后且研究中心选点前进行,目的是确定研究者的兴趣、医院的患者来源和数量,了解研究中心的操作流程等,这些数据对于临床试验的执行和挑选研究者有着重要的参考价值。调查问卷不能过于冗长,问题应该简单明了、有针对性,才能收集到有效的、可靠的且有参考意义的数据。可行性问卷一般包括如下方面的内容:① 医院/研究者是否有兴趣参加该研究。② 患者群和入组能力评估,确认患者来源和主要的入组策略,预估入组速度和入组受试者总数。③ 研究方案的设计、操作步骤,请研究者评估影响入组速度的入组和排除标准;对方案的入组和排除标准提出改进建议,评估试验步骤的可操作性;确认医院是否有能力完成方案要求的实验室检查、CT/MRI 等,是否接受中心实验室或中心阅片等。④ 伦理委员会的相关信息,使用中心伦理委员会还是地方伦理委员会审批,伦理委员会审评会议频率、审批时限。伦理委员会的要求:由于中国药物临床试验机构认证的必备条件之一是研究中心必须有独立伦理委员会,所以中国所有的研究中心都有自己的伦理委员会,但要求却各不相同。因此,在全球性临床试验中,不能照搬全球的可行性问卷,应该特别考察中国研究中心特有的要求,比如是否接受牵头医院(一般为协调研究者所在医院)的伦理批件;递交伦理前是否还有其他院内行政管理部门审查伦理材料,伦理递交材料明细。提早了解该信息,以确保准确制定时间计划。

在可行性问卷收集后,项目经理会对数据进行汇总和分析,据此预估试验入组速度,制定时间表,或对方案的一些操作步骤进行修订等。

第二节 选点访视

根据可行性调查的报告确定进行选点访视的研究者名单。选点访视的目的是确定参加研究的研究者名单。该访视称为选点访视(site selection visit)、医院资格审查访视(qualification visit)或试验前访视(pre-study visit),虽然名称不同,但是程序和目的基本一样。

选点访视有两种方式,现场访视(on-site visit)和远程访视(remote visit)。现场访视是最为常用的方式,但是项目经理可以根据 SOP 和研究需要规定采取远程访视甚至豁免选点访视的条件。比如,同一医院的同一研究者正在参加该申办方或 CRO 的另一个相同适应证的试验;最近1 年内监查员进行过现场监查且自上次监查后没有人员、设备和药品贮存条件等重大变化;在之前的试验中没有质量或合规问题等。尽管如此,在预算允许的情况下,面对面的现场访视肯定是最有效的。

监查员在选点访视前,必须先完成相应的培训。建议项目经理准备一套完整的项目介绍资料,用于监查员拜访研究者时介绍研究背景、研究药物和研究方案。另外,应该准备一个明细表,列出在选点时需要收集的信息和资料,以确保没有遗漏。监查员应该充分利用项目经理提供的各种工具,并在访视中随机应变,完成一个有效的、高质量的访视,给研究者留下良好的印象将有利于今后的合作。

选点访视一般包括以下八个方面的内容。

一、方案介绍

向研究者介绍研究设计、疗效和安全性指标、试验流程、受试者的入选标准和排除标准、合并用药、实验室检查、研究药品储存条件和设备要求等。

筛选访视时的方案介绍不同于启动会时的方案培训,只要介绍一下方案中关键部分即可。

二、了解潜在受试者的数量和入组能力

引导研究者评估受试者来源,预估每日或每个月可能符合方案要求的受试者数量。越有经验的研究者给出的数字往往越低,越接近实际入组速度。为避免过高的估计,在和研究者讨论时应提醒研究者充分考虑显著影响招募速度的入组或排除标准、竞争性试验等。

同研究者讨论可行的受试者招募方法。例如,广告招募、本科室的患者或其他科室推荐患者等。

根据上述讨论,请研究者评估是否能在规定时间内达成所期望的入组目标。

三、了解研究者及其他参加人员的资质

了解研究者及其他参加试验的人员的资质、经验以及是否有足够时间和能力管理/执行该试验。为了核实研究者的合格性,需要收集一份研究者的简历和证(如执业证书、GCP 证书和财务披露表等)。ICH-GCP 4.1.1 规定研究者应该提供最新的简历,有些公司的 SOP 会明确规定简历必须是 2 年内的版本,且要求试验过程中每 2 年还要更新 1 次简历。

四、了解原始资料(病历的情况)

监查员需要同研究者初步核实病历和其他原始资料的管理情况。每个医院的原始资料管理不尽相同,尤其要确认医院使用电子病历、纸质病历,还是两者都用;监查员是否可以查阅受试者的全部病历,包括门诊和住院病历,入组前的病史资料;对于电子病历,应该了解监查员如何获得查阅电子病历的账号,该账号是否符合法规和申办方/CRO 的要求,一般要求电子病历账号能够做到仅供监查员本人在监查期间使用,仅能查阅到本研究受试者的信息,并且为只读权限。

如果医院不能给予监查员电子病历账号,或者账号不符合上述要求,监查员需要和研究者讨论解决办法,如助理研究者或协调员使用自己的账号登录电子病历系统,陪同监查员并保证监查员仅查阅本研究受试者的病历;或者研究者提供一个完整病历的核证副本(certified copy),即经核实无误的副本,一般由研究者签字确认该复印件是完整的、与原件内容完全一致。

稽查和药监部门检查中出现问题频率最高的就是原始数据/原始资料,如果这些问题影响到数据的完整性和可靠性,则很可能影响到药品的上市审批。因此,监查员在选点访视报告中要详尽清晰地描述原始数据收集过程、原始资料的管理流程。这是申办方和 CRO 选点中的重要的衡量标准之一。

在后续的启动访视中监查员要再次核实一遍上述流程,以确保其在选点访视后、受试者入组前没有发生变化。如果有变化,要再次评估是否合格;另外,在入组首例受试者后再次核实实际操作流程与研究者之前提供的流程是否一致;监查访视中也要随时关注该流程,一旦有任何不一致或出现变更,要在监查报告中做相应记录,更新原始数据登记表(该表格列出了 CRF 中各个数据相应的原始资料来源,如 CRF 中血常规数据来自本院实验室报告单等),并与研究者讨论是否要做相应调整。

五、医院的设备设施情况

监查员需要事先了解临床试验需要哪些仪器和设备(包括品牌和设备型号),尤其是与主要疗效和主要安全性评估相关的设备。在访视中要实地考察,如存放血样的冰箱、离心机和心电图机等。除了实地考察设备外,还要和研究者确认两个实际操作方面的问题。

(1)设备是否有定期校验证书。临床试验的监查计划或 SOP 中会规定哪些设备必须要有年度校验证书,尤其是与本研究中主要疗效和安全性指标检验相关的设备。如果医院的设备没有校验证书,监查员需要和研究者及申办方讨论是否可以请第三方公司对设备进行定期校验并提供证书,这部分费用由谁承担等。

(2)设备是否可以供本研究使用。不仅要确认医院有符合要求的设备,还要确认这个设备

的可供该试验使用性。有的医院有设备，但是不能供试验项目使用，如其他试验项目的申办方/CRO提供的低温冰箱，有可能没有足够空间保存试验样本；即使可以使用，其他项目结束后一旦取走冰箱，而本项目组不能及时提供冰箱，就会造成样本没办法保存。

如果有些项目在医院的检验科/实验室检验，监查员应该收集实验室相应检验项目的证书和各检验项目的正常值范围等。正常值范围最晚应该在首例受试者入组前收集，并提交给数据管理员及时录入到电子数据采集系统内。

六、检查药品的贮存和管理情况

了解研究药品接收、储存、发放、回收和销毁的整个流程，包括是否有专人管理药品；如何保证未经授权的人不会接触到药品；医院内部是否还会再次转运药品，如果有，则进一步了解相应的流程和记录是否完备；药品储存空间/设备内的温度、湿度是否符合要求，超温后的警报流程和处理流程等。对于温度、湿度要求非常严格的药品，必要时可以考虑提供恒温箱。

七、研究文件的管理

了解研究中心和研究者在试验过程中是否可以按照项目要求收集研究文件并妥善保存，试验过程中和试验结束后文件在何处保存，以及可以保存的期限。按照中国2020年版的GCP第八十条，"用于申请药品注册的临床试验，必备文件应当至少保存至试验药物被批准上市后5年；未用于申请药品注册的临床试验，必备文件应当至少保存至临床试验终止后5年"。如果需要保存更长时间，应该在和研究中心签署的合同中明确期限以及保存费用。

八、伦理委员会、稽查和药监部门的检查

了解伦理委员会的联系方式、对伦理审评递交材料的要求、审评会议时间表、试验过程中的定期审评要求和频率等。了解医院/研究者是否有接受稽查和药监部门检查的经验，以及过去的稽查/检查的结果和主要问题。

在完成选点访视以后，监查员应该在规定时间内提交报告，项目经理在规定时间内审阅并批准报告。在此过程中，如果有不清楚的地方，项目经理应该和监查员核实，必要时再次和研究者确认后修订报告。项目经理根据监查员的报告，评估对比各医院/研究者的经验、入组能力、以往临床试验的质量和启动速度等，决定选择哪些医院/研究者，以及哪些医院/研究者作为备选。当然，选点中也会考虑其他多方因素，如申办方在选择参与国家和病例数的分配时会考虑将来的市场策略、某些国家申报新药上市的法规要求等。在某些申办方的国际多中心试验中，中国样本量占到总数的20%，就是申办方基于药监部门的建议和要求，计划利用该国际多中心的数据支持在中国的上市申请，从而免去了另做一个中国范围内的临床试验的时间和费用。

监查员在获知选点结果后，无论是否选择该研究者，都应该及时以书面形式告知研究者，感谢研究者在访视中给予的大力支持和帮助。

选点访视是四大访视之首，访视中获得的信息越准确和完整，越有助于试验的成功。选点访视不是千篇一律地按照SOP的清单收集信息，监查员在访视中要充分考虑当地的特殊要求和流程，在中国进行选点访视就一定要拜访临床试验的一个行政管理部门——药物临床试验机构，并了解其对临床试验、对主要研究者和对监查员的一些特殊规定和要求。访视中，监查员应该根据

医院/研究者的经验水平随机应变,灵活掌握如何介绍方案及介绍的详细程度,切忌千篇一律,埋头读方案或培训材料。

第三节 启 动 访 视

临床试验中,第一家医院的启动往往标志着该临床试验项目的启动。启动以后,就可以开始筛选并入组受试者了。伴随着第一例受试者的入选,研究中可能遇到的各种问题都会纷纷出现。积极解决第一例受试者入组后涌现的各种问题,对于临床试验的顺利开展和质量保证非常重要。

监查员启动一家医院,必须事先得到项目经理的书面批准。监查员收集临床试验启动前的必需文件,并与文件清单核对后,交项目经理审核。这个文件清单有不同的叫法,但内容是相似的,一般包括药监局的批件、伦理委员会批件及其伦理委员会成员名单、主要研究者简历、医师执照和 GCP 培训证书、伦理委员会批准的知情同意书、研究者的方案签字页、研究者手册的接收签字页、临床试验合同和受试者保险证书等。申办方/CRO 的项目经理或特定的内部审批人员在对这些文件进行审阅后,签字批准启动。大部分试验在此时激活药品运输步骤,药品供应部门立刻发送试验药品到医院。

监查员获得启动批准后,和研究者约定启动会时间,准备启动访视。启动访视主要包括四个方面的内容:培训、现场检查、收集签字和文件整理、讨论。

一、培训

启动会的培训一般包括三个方面:临床试验方案的培训、临床试验工具的培训和 GCP 培训。

1. 临床试验方案的培训　如果研究者或研究护士已经参加了研究者会(investigator meeting,中心启动前申办方、CRO、相关供应商、所有中心研究者及其他人员一起参加的培训会议)并在会上接受了方案的培训,可以免去在启动会上再次做方案培训,但那些没有参加研究者会的研究人员,必须参加方案培训,否则就不能参与该临床试验。

2. 临床试验工具的培训　随着临床试验新工具的不断出现,各种新工具的正确使用成为临床试验成功的一个重要因素。这些新工具包括电子病历报告表、中心化随机给药系统(interactive voice/web response system,IVRS/IWRS)、中心心电图、中心阅片及中心实验室等。研究者可能已经在网上完成了某些培训,如电子病历报告表的培训,但是监查员仍应当利用启动会的机会给相关人员做简单演示和答疑。

3. GCP 培训　如果研究者既往参加过 GCP 的培训并且有培训证书,就不必再参加这个部分的培训。这个培训不用涵盖 GCP 的所有内容,既不现实也没必要。监查员可以主要讲受试者权益的保护和研究者职责,以及该试验中特别需要注意的部分,如重度阿尔茨海默症的试验中需要着重讨论如何对受试者及家属做知情同意,儿科试验中要着重培训儿童和监护人的职责和知情同意过程。

理想的启动会是监查员按照既定的时间将所有参与研究的人员召集到一起进行培训,但实际上很难做到,因为研究人员各自有自己的日常工作,往往不能同时在场,因此必要时监查员要对不同人员分别进行培训。

二、现场检查

虽然在筛选访视的时候已经对医院的设备仪器等进行了核查,但在启动会期间还需要再次检查,以确保临床试验的场所、设备和仪器仍符合要求,包括诊室的情况;贮存药品的柜子或者冰箱是否符合要求,是否有温度记录;贮存血样的冰箱是否符合要求,是否有温度记录;是否有急救设备,急救设备里面的药品是否在有效期以内;是否有存放临床试验文件的地方;是否有监查员做监查的地方;是否有网络和电脑;是否有临床试验需要用到的一些物品,如是否已经收到采血的试管盒;如果使用当地的实验室,还需要再次核查实验室的资质情况等。

三、收集签字和文件整理

在进行启动访视时,需要填写很多记录表,在此列举三张重要的表格。一张表是监查记录表(monitoring log),这张表由监查员和医院的研究人员签字以后作为监查员进行了启动访视的记录,之后的每次访视都要填写和签名。第二张表是启动会签到表(SIV attendance log),这张表和启动会培训资料可以作为参会人员参加了临床试验培训的记录,应保存在研究者文件夹。第三张表是研究者授权和签名表(delegation and signature log),记录每位临床试验人员的签名样式和职责。临床试验人员和很多监查员都有一个误解,认为在英文文件上签名要用英文,即姓名的拼音,中文文件上签名要用中文姓名,于是不得不在签名表中记录下所有将来可能在试验相关记录中会使用的签名。其实,签名是一个研究者的个人的识别符号,完全可以在所有文件中使用自己的中文签名,这样也可以和病历中的中文签名保持一致,易于识别。

在启动会期间,要整理研究者的文件夹,确保试验方案、研究者手册、各种批件及各种表格等放在文件夹正确的目录下,便于试验人员查阅和归档。

四、讨论

在每次监查后、离开医院前,监查员都要同研究者讨论一下目前存在的突出问题和解决方案,无法当场解决的且需要和申办方/CRO项目团队做进一步讨论确认的问题,应记录在启动监查报告和致研究者的跟进函(follow-up letter)中。

第四节　试验中的监查访视

监查计划一般由项目经理撰写,是监查员监查工作的核心指导文件。监查计划详细描述一个项目的监查活动,包括流程、原始资料的基本要求、现场监查和远程监查的频率以及数据核查的范围(比如 100% 的原始数据核查、部分原始数据核查,亦或是基于风险评估的监查)。如果研究中包括非盲的监查活动,在监查计划中也应该详细描述,或者撰写单独的非盲监查计划(unblinded monitoring plan)供非盲监查员使用。

通常按照公司 SOP 和项目监查计划,第一次监查安排在第一例受试者入组以后的一两周内。第一例受试者筛选和入组相当于研究者及其被授权的试验人员的第一次实操,所以也是遇到问题、出现方案违背较多的时候。监查员及时进行第一次监查,不但可以及时给研究者提供必要的指导和支持,还可以尽早发现问题,避免更多同类问题的重复发生。

根据项目复杂程度、数据量大小等因素来确定监查的频率,可以是 1 个月 1 次到几个月

1次，对高入组中心应该更频繁地监查，避免大量原始数据核查（source data verification，SDV）滞后。

一个完整的监查包括：准备、监查、报告和跟进。

一、准备

监查员在监查前通过正式书面形式（如电子邮件）同研究者和试验相关人员确定监查日期和时间，以及具体监查内容，并按时到达医院。在邮件中应清楚列出：监查日期和时间，上次监查后至今仍存在的问题和需要采取的行动（outstanding issues/action items），计划讨论的内容，本次监查需要收集的文件，本次监查需要评估的设备，请研究护士或研究协调员提前准备好的资料（如受试者病历和药品记录表格等），希望哪些人员在场，其他陪同监查员前去的人员姓名、职位和陪同目的（如果有，必须告知研究者）。

研究者一般都有研究护士或研究协调员协助，如果监查员没有收到研究者或CRC的回复，建议再通过其他方式，如电话确认监查。有些研究者要求至少提前2周约定时间，有的研究者则要求去之前再电话确认一下，所以监查员应尊重研究者或医院的要求，保证成功的监查。

二、监查

由于绝大部分临床试验都要求以现场监查（on-site monitoring）为主，我们就按照该传统模式介绍监查的基本内容。对于通过电话进行的远程监查，可以按照监查计划的要求，请研究者提供相应文件进行核对，此处不做详细介绍。

监查员的监查工作一般包括五个方面：原始数据核查、文件整理、药品管理、设备巡视以及与研究者的沟通。

（一）原始数据核查

原始数据核查（SDV）是保证数据质量的重要手段，原始数据的质量代表了临床试验操作方面的质量。

现在，越来越多的申办方开始采用基于风险的监查模式（risk-based monitoring，RBM）（FDA，2013），只做部分数据的SDV，但是大部分用于上市申报的项目，仍然采取100%SDV。SDV的重点在于：

（1）受试者资料是否真实。临床试验的最大风险是受试者资料的真实性。如果受试者是编造出来的，或者受试者的某项检查结果是编造出来的，那么将导致整个临床试验数据的可信性出问题。监查员对受试者病历等原始资料的检查，可以防止这种情况的发生。

（2）与主要疗效指标相关的数据，如入选/排除标准、方案违背、禁止用药和主要疗效数据等，这些均是监查的重点。

（3）与受试者权益和安全性相关的信息。与知情同意书相关的问题都不是小问题，所有的严重不良事件也是监查的重点。这部分非常重要，但在实际的监查过程中，又是容易被遗漏的部分。

监查员在SDV中要重点关注是否有方案偏离。按照中国2020年版的GCP第二十条所述，"（一）研究者应当按照伦理委员会同意的试验方案实施临床试验。（二）未经申办者和伦理委员会的同意，研究者不得修改或者偏离试验方案，但不包括为了及时消除对受试者的紧急危害或者更换监查员、电话号码等仅涉及临床试验管理方面的改动。（三）研究者或者其指定的研究人员应当对偏离试验方案予以记录和解释。（四）为了消除对受试者的紧急危害，在未获得伦理委员会同意的情况下，研究者修改或者偏离试验方案，应当及时向伦理委员会和申办者报告，并说明理由，必要时报告药品监督管理部门"。

常见的方案违背包括：① 未在开始试验步骤前签署知情同意书。② 受试者不符合某条入选标准或符合某条排除标准，但入组了该试验。③ 受试者未在方案规定的时间窗内完成访视。④ 遗漏方案要求的任何检查或步骤，如体格检查、实验室检查、心电图检查等，或者未按照试验方案要求的指南做评估。如血样在运送过程中凝固而导致无法分析，造成数据缺失；进行任何未经过伦理委员会批准的方案外的实验室检查（因受试者不良事件进行的相应检查除外）。⑤ 受试者未按时用药或遗漏用药。⑥ 受试者使用了禁用药物。⑦ 研究者未按照方案或当地法规的要求报告不良事件或严重不良事件。

方案违背的情况尽管不可能完全避免，但是要尽一切努力，采取积极措施，降低发生率。严重的方案违背会影响到试验数据质量、试验结果的准确性，及该药能否通过药监部门的上市批准。由于方案违背大多与受试者、研究者和其他试验相关人员的操作有关，所以可以从以下两个方面来避免其发生：① 受试者教育，在签署知情同意书时，就应对受试者详细解释试验的方案和步骤，研究护士在回访前电话告知受试者一些重要的检查、服药或回访的注意事项。② 针对研究者和研究护士（CRC）的培训，多数方案违背发生在试验开始阶段，与研究人员对方案和操作尚不熟悉有关。因此，监查员要把方案违背的情况及时告知研究者，及时纠正相关人员的错误操作并培训，避免同样的错误重复发生。

（二）文件整理

文件整理主要是研究者文件夹的整理。重要文件包括所有版本的试验方案、病例报告表、研究者手册、所有版本的知情同意书、与伦理委员会往来的沟通信件和批件、药品监管部门的临床试验批件、研究人员的培训记录、简历、各种执业证书和培训证书、各种表格的更新、实验室证书和正常值范围的更新、重要信件等，以及所有监查的确认函（confirmation letter）和跟进函（follow-up letter）等。

如果试验过程中使用受试者文件夹，里面一般包括受试者在试验期间的病历、实验室检验报告、签署的知情同意书和受试者日记等资料，那么监查员也应该检查整理该文件夹的内容。

一般情况下，CRC 会在日常工作中整理研究者文件夹，但是监查员每次监查时也应该检查文件夹的内容，确认文件保存无误，尤其是要关注上次监查后新增加的文件。监查报告中会要求监查员记录是否检查了研究者文件夹，如果有问题，应该描述问题、解决措施和结果。

（三）药品管理

药品管理是临床试验监查中的重要方面之一，每一片用于临床试验的药品都是有记录的，任何与药品计数相关的问题，都是大问题，因此必须检查药品的入库、储存、发放、返还和销毁是否符合要求。GCP2020 版第四章第二十一条有明确要求，"研究者和临床试验机构对申办者提供的试验用药品有管理责任。（一）研究者和临床试验机构应当指派有资格的药师或者其他人员管理试验用药品。（二）试验用药品在临床试验机构的接收、贮存、分发、回收、退还及未使用的处置等管理应当遵守相应的规定并保存记录。试验用药品管理的记录应当包括日期、数量、批号/序列号、有效期、分配编码、签名等。研究者应当保存每位受试者使用试验用药品数量和剂量的记录。试验用药品的使用数量和剩余数量应当与申办者提供的数量一致。（三）试验用药品的贮存应当符合相应的贮存条件。（四）研究者应当确保试验用药品按照试验方案使用，应当向受试者说明试验用药品的正确使用方法。（五）研究者应当对生物等效性试验的临床试验用药品进行随机抽取留样。临床试验机构至少保存留样至药品上市后 2 年。临床试验机构可将留存样品委托具备条件的独立的第三方保存，但不得返还申办者或者与其利益相关的第三方"。具体步骤如下。

（1）试验药品的入库：研究中心的药品管理人员必须核对药品运输至研究中心时所附的药检报告是否正确、运输过程中是否超温、装箱清单等是否完整，有问题按照要求及时汇报和采取措施。监查员监查时也要核对上述物资和文件，以及收到药品后的签收记录，确认医院是否及时确认签收试验药物，接收和签字人是否在授权表中有相应授权。

（2）试验药品的贮存：核对温度计和湿度计是否具有有效的校准证书；检查温度、湿度监控是否符合要求；温度、湿度记录是否完整和及时（温度范围、设备型号等）；查看超温或破损药品是否妥当处理。试验过程中可能会发生未使用的药品贮存超温事件，此时可以参考申办方提供的指南，如果规定一定范围内的短暂超温可以继续使用，那么可以完成规定记录后继续发放使用，但大部分情况下要求立刻向申办方汇报超温详细情况，在获得申办方进一步指示前，必须将这些超温药品隔离，避免误拿，同时在 IVRS/IWRS 中标记其状态，避免系统将药品分配给受试者。

（3）试验药品的发放：被授权人在发放试验药品时必须完成所有发放记录并及时签名、签日期。监查员在监查时必须核对发放记录表，并与病历中的记录核对，对于不符的数据应该与相关人员确认，必要时要求做出修改、备注或解释说明。

（4）试验药品返还：被授权的人员在发放试验药品时应嘱咐受试者在下次访视时返还空包装，如果有未服用的剩余药品，也必须与包装一起返还，这非常重要，因为一般要根据剩余药品计算已服用药品数量。大部分试验要求将全部用过或未分发过的剩余药品和包装在试验结束后返还给申办方指定的库房。在返还前，应该在研究中心妥善保管，在返还后，需要获得库房返还接收记录并保存于研究者文件夹中。

（5）试验药品的销毁：如果试验规定药品和包装在研究中心销毁，那么必须按照试验要求在规定的记录和核对完成后进行销毁。监查员要核对记录是否完整。

（四）设备巡视

监查员应该巡视试验中使用的设备，如有问题，及时汇报并解决。比如储存药品和血样的冰箱的温度记录、温度计运行情况。还应该检查研究中心是否还有足够的空白知情同意书、中心实验室提供的试剂盒和实验室检查申请表等。

监查员往往将 SDV 作为首要任务，而忽略设备定期检查，容易造成非常严重的后果，举例说明如下。

例 1　中心实验室发现收到的受试者血样使用了过期的试管，这种情况下该血样只能作废，造成该数据缺失和方案偏离。如果监查员在收到中心实验室关于试管过期的提醒邮件时，立即提醒 CRC 将过期试管销毁，使用新批号的试管，并且在监查时检查确认 CRC 是否完成了该工作，就可以避免上述问题的发生。

例 2　新入组的受试者签署了旧版的知情同意书。调查后发现，在新版知情同意书获得伦理委员会批准后，以前打印的未使用的旧版知情同意书未被销毁，研究者也未仔细检查知情同意书的版本号就请新受试者签署了旧版知情同意书。因此，在伦理委员会批准新版知情同意书后，监查员应立即提醒 CRC 销毁所有未使用的旧版知情同意书并在相应文件夹中放入新版知情同意书。

例3 温度计的校准证书已经过期或温度计使用方法错误(温度计传感器掉落在药品储存柜子外面),但是研究中心仍然在每日记录温度。如果监查员在监查中常规查看这些记录和设备使用情况,检查相关人员操作是否正确,就可以尽早发现并解决问题,避免造成大量数据不能使用或安全性问题。

(五)与研究者的沟通

监查员每次监查时都应当利用这个机会与主要研究者进行面对面的沟通,讨论本次监查中发现的主要问题和试验进度,告知主要研究者需要改正和跟进的事宜,提出需要研究者给予哪些支持等。

该步骤非常重要,但在实际操作中,有时成为监查过程中的难题,也因此被监查员主观忽略。有的监查员认为问题已经解决,没必要再和研究者沟通;有时是因为监查员很难约到研究者,即使有很重要的问题,也不和研究者面对面沟通,而是默认跟进函里写一下就算是尽到了自己的责任。忽略与研究者的沟通,会造成无法得到研究者的必要支持,甚至重大问题得不到解决。在稽查和药监部门的检查中,我们有时会听到研究者抱怨从未见过该试验的监查员,监查员也从未向他反映过试验中的问题等。

三、报告和跟进

监查员做完监查以后,需要在规定时间内完成监查报告,将监查中的发现进行书面的记录和汇报,同时给研究者发送跟进函,指出监查中发现的问题,请研究者及时改正,这样一个监查才算完成了。很多公司使用临床试验管理系统(CTMS),在系统内可以自动生成跟进信函,在系统中录入的问题及需要研究者采取的措施会自动进入跟进函中,监查员应仔细阅读确认无误后再发送。

现在各个公司一般都使用线上系统撰写和管理监查报告,监查报告模板大同小异,主要是要求监查员确认各方面是否符合要求,如果有问题,则详细描述具体情况,对于需要后续跟进的问题,需要创建一个跟进行动条目(action item,有时称为 finding)来客观描述问题、发生原因、解决办法、解决人、解决期限等。监查报告中主要包括如下几个方面。

(1)入组进度(填写筛选人数、随机人数、筛选失败人数和完成试验的人数等)和入组相关文件(筛选表、入组表、电子病例记录表等)是否与实际情况一致。

(2)方案依从性(如果有方案违背,记录具体信息)。

(3)知情同意书,获取知情同意书的流程和记录是否符合要求;有知情同意书改版时,新版知情同意书是否已经获得伦理的审批,哪些受试者需要签署新版知情同意书,签署是否及时。

(4)研究者和其他人员,研究者对试验的管理是否足够;研究人员是否足够,如果不够,需记录和研究者沟通后的解决办法;授权表是否需要更新,是否与每个试验人员在试验中实际负责的工作一致;提醒研究者在有人员变动时及时通知监查员,及时更新授权表;如果监查中增加了新的人员,是否已及时完成了相关培训和授权。

(5)SDV 和 CRF 数据,原始资料是否符合要求,CRF 数据录入是否及时和正确,如果有任何问题,应详细记录。

(6)安全性报告,确认研究者获取不良事件的方式是否正确、记录是否完整、是否给予了受试者及时的医疗干预、是否有漏报不良事件或严重不良事件,如果有,监查员应详细描述对漏报不良事件或严重不良事件做了怎样的处理、对研究中心相关人员做了怎样的再培训。

（7）试验供应品，主要记录试验药品的保存、发放及记录是否正确，尤其要记录发现的问题和整改措施。

（8）设备，记录是否符合要求以及整改措施，如电子病历系统、冰箱、离心机等。

（9）研究文件，记录是否查看了研究文件，哪些文件有问题，此次增加了哪些文件，从研究中心收回了哪些文件等。文件审阅中发生的问题及采取的措施等。

（10）与伦理和药品监管部门的沟通、稽查和检查，在报告中描述重要文件的变更是否通知了伦理委员会和药品监管部门并获得批准；如果有稽查和检查，应记录在报告中。

监查员完成监查报告并获得项目经理的批准后，给研究者和相关试验人员发送跟进函后，这次监查就算是完成了，但是工作并未结束，监查员还要定期通过邮件或电话跟进报告中描述的问题直至解决，有些问题在下次监查时还要再次核查。

第五节　结束访视

当一项临床试验的所有受试者都已经完成末次访视，申办方或 CRO 完成数据清理、锁定数据库后，就可以开始进行各个中心的关闭工作了，也就是临床试验的结束访视（close-out visit）。

一般来说，结束访视是对一个研究中心的最后一次访视。结束访视的准备工作同其他的访视相似。结束访视主要包括四个部分：① 整理研究文件，收回所有需要申办方保存的文件（含受试者身份识别信息的文件除外）。② 若药品尚未返还给申办方，需进行最后的药品清点，并返还剩余药物。③ 同研究者交待有关事宜。④ 协助研究者通知伦理委员会试验结束。结束访视一般可以在 1 日内完成，主要时间花费在药品清点、签字和文件复印上面，根据国情和研究中心的不同，也可能会需要更长时间。

一、整理研究文件

将所有需要归档保存的文件整合到研究者文件夹中，按照研究者文件夹目录逐一确认要归档保存的所有文件都是完整、正确的。某些研究中心要求按照本医院统一的索引整理文件，出现此类情况，监查员应该及早通知项目经理，申请足够时间完成文件整理，建议在研究者文件夹中保存一份详细的目录对照表，以便于今后查找文件。

临床试验过程中会产生各种表格，如监查记录表、研究者签名和授权表、受试者筛选表、冰箱温度记录表、各种药品接收/发放/回收/返还/销毁记录表等。收集这些表格以前，对表格的完整性做最后的检查。需要签字的地方，请负责人员签字。

需要注意的是，任何包含受试者身份信息的文件（如身份登记表含受试者身份证号、联系电话和住址）都不能收集到申办方文件中。任何文件或表格中如果有漏掉签名和日期的地方，不要签以前的日期（back date），要签当日的日期，并注明晚签的原因。在临床试验中，不能及时签字和漏签日期会成为稽查/检查中的问题，偶然发生的情况一般归类为小问题；而以往日期即使发生一次，往往也被视为作假，是严重问题。

二、完成最后的药品清点

理论上每次监查都清点过药品，在结束访视时不需要重复进行已经做过的清点工作，而是应检查所有文件是否齐全,核实是否有缺页或漏签字的地方。检查完所有与药品管理相关的表格后,请研究者在规定地方签字确认。将清点后的剩余药品寄回申办方指定的地点。

关点访视中若发现药品登记表信息不全,会花费大量时间溯源。因此,监查员在平时监查的时候或在监查员之间交接的时候,必须将既往的药品登记表格整理清楚,以免在结束访视的时候无据可查。

指定库房收到返还的剩余药品后会发送回执给研究者或监查员。如果是结束访视时才做药品返还,监查员要提醒试验中心收到回执后给监查员发一个复印件,并保存到研究者文件中。

三、同研究者交代有关事宜

结束访视时,一定要见到研究者,并交代如下事宜。

（1）请研究者签署相关文件(如第一部分提到的一些记录表)。

（2）如果研究者发表与该临床试验相关的文章,请事先与申办方联系,并获得申办方的批准。

（3）根据当地的法规,临床试验资料需要保管到临床试验结束后多少年。如果研究中心或研究者不能再继续保管这些资料,需要以书面形式委托第三方进行保管,或联系申办方委托第三方保管。无论在任何时候销毁临床试验的资料,都必须事先获得申办方同意。

（4）如果在临床试验结束后 1 年以内,研究者同申办方的财务关系发生了变化,需要重新签署财务披露声明(适用于美国 FDA 新药申报的项目)。

（5）如果有药品监管部门要对该临床试验进行检查,研究者应及时告知申办方。

四、通知伦理委员会

监查员在结束访视的时候需要告知研究者通知伦理委员会试验结束。如果伦理委员会对此通知有回执或者批复,监查员要收集批复的复印件。如果在结束访视时还没有收到批复,需要在结束访视以后由研究者或研究协调员给监查员一份复印件,用于归档。

中国的临床试验中心都设有药物临床试验机构办公室,负责临床试验的行政管理。试验结束后也要通知临床试验机构,确认是否有其他特殊规定。如果药物临床试验机构办公室要求对临床试验进行质控检查,那么监查员和主要研究者也要配合质控。

对于申报中国上市申请的临床试验,按照法规要求,需要收集药物临床试验机构盖章的分中心小结,各个机构的要求不一,监查员应该在结束访视前尽早了解清楚,避免影响整个临床试验报告递交的进度。

五、其他

如果申办方在试验期间提供了相关设备,在试验结束后应按照合同收回,如果捐赠给医院,必须确保符合当地法规并有书面协议。

关于生物样本,监查员要确认所有受试者生物样本已经按照要求运送到指定实验室,保存或销毁。

财务方面,监查员应确认研究中心对于付款是否还有疑问,确认全部付款已经完成并且正确,发票已经全部取回。

在完成结束访视以后,监查员完成结束访视的监查报告,给研究者发一份监查报告复印件和跟进函。信函中提醒研究者需要完成的事宜,如将药品回收的确认函和伦理委员会的回执等文件寄给监查员。这样,临床试验的最后一个访视就算是完成了。

第六节　基于风险的监查

一、背景

在过去 20 年间,随着药物临床试验数量和复杂性的增加,研发费用急剧增加。这些变化给临床试验带来了新的挑战和压力。因此,在满足法规要求、保证临床试验质量的前提下,临床试验的操作模式也需要创新。风险主要指受试者可能遇到的风险以及试验本身由于在执行过程中出现的问题所面临的风险(European Commission,2008;Streicher-Saied, et al.,2006)。

各国监管机构近年来陆续发布了基于风险的监查指南(Risk Based Monitoring,RBM):

(1) 2011 年 8 月 4 日欧洲药品管理局(European Medicines Agency,EMA)发布的基于风险的质量管理指南(EMA/INS/GCP/394194/2011)中提到了临床试验中缺乏风险识别和风险管理措施,大多采取灭火式管理方式,忙于解决已经发生的问题(corrective action),却没有有效的预防措施(preventive action)。在质量控制方面,缺乏优先性和重要性的分析,对所有原始数据进行相同程度的核查就是一个典型的例子。该指南提到了业内人士应该考虑基于风险的临床试验管理模式(European Medicines Agency,2011)。

(2) 2013 年 8 月美国 FDA 发布 RBM 指南后,更多的制药公司和 CRO 开始加速创建和发展 RBM 相关的流程并应用于临床试验中,该模式的应用不仅提高了临床试验的效率和质量,还降低了研发费用。

(3) 2013 年 11 月 18 日 EMA 发布了关于临床试验中基于风险的质量管理的思考(EMA/269011/2013),鼓励和促进在临床试验中采用更系统、有优先性的基于风险的质量管理模式(European Medicines Agency,2013)。

2016 年 11 月 9 日版 ICH-GCP E6(R2)增加了 RBM 相关的内容(EMA,2016)。根据上述指南,申办方和 CRO 可以利用远程监查手段,及时发现并解决大部分的数据质量问题,大幅度减少了对 SDV 的需求。与传统的 100% SDV 模式相比,RBM 模式下的监查员到研究中心现场监查的主要职责则是完成远程监查无法完成的任务,比如指定的重要数据的 SDV、收集重要文件和与研究者的沟通等。

二、RBM 的执行

远程监查也称为中心化监查(off-site or centralized monitoring)。在试验开始前,项目中预先设置一些关键风险因子(key risk indicator,KRI)及其阈值,实时评估 KRI,根据综合风险评分,决定监查员去研究中心监查的时间、频率和监查内容,从而更好地做出及时和正确的判断,不仅有利于保护受试者的安全性,而且也有利于保证试验数据的质量。

申办方和 CRO 需要实时关注和评估 KRI,基于 KRI 评估结果进一步调整监查的频率和 SDV 比例。表 7-1 以 TransCelerate-RBM 模式为例分析了常见的风险因子(Cusack, et al.,2015),这个模式可以用来作为项目风险评估的参考。

表 7-1　临床试验中的风险因子评估

风险类别	评估变量 （根据临床试验项目的质量和风险管理计划书评估方案/国家/研究中心层面的风险大小）
安全性	可疑且非预期严重不良反应（SUSAR） 　　研究者是否可以及时获得药物安全性信息 　　药物安全性信息的伦理报告是否及时 非严重不良事件 　　每个研究中心或每个受试者的不良事件数量的趋势，是否为离群值（远远高于或低于平均值） 严重不良事件（SAE） 　　每个研究中心或每个受试者的 SAE 数量的趋势，是否为离群值 　　报告及时性，即 SAE 报告时间和获知 SAE 的时间间隔 　　根据数据分析评估潜在的 SAE 漏报率
试验药物	药品计数、给药剂量、服药依从性 　　研究中心是否及时在 IVRS/IWRS 中登记接收 　　发放：对比 CRF 和 IVRS/IWRS 的数据一致性 　　依从性：比较发放量与服用量 　　漏服量是否高于规定值 　　药品储存温度超范围的发生率
受试者入组和提前中止试验人数	受试者入组：关注筛选失败率/入组率 　　与该项目的筛选失败率平均值比较，是否为离群值 　　实际入组速度是否过快 受试者提前中止试验：关注提前中止的受试者占入组受试者的比率 　　中止原因：分析不同原因下提前终止试验人数占总数的比率
方案偏离的管理	方案依从性：偏离的类型、离群值数量和趋势 　　方案偏离数量与该试验平均值相比 　　偏离类型，如重大/非重大偏离 一般性问题：评估问题的数量和严重程度 　　问题数量：如总数、不同类别或严重程度的问题数量 　　未解决的问题数量
数据质量	数据的异常趋势 　　数据的异常趋势，如血压在多次随访的数据有增高的趋势 　　缺乏正常的变异性，如某个中心多个受试者的疗效指标好转的趋势和其他中心是否一致 　　虽为高入组中心，但总体风险评分过低 CRF：关注数据录入延误、未完成的页数 　　访视日期和 CRF 数据录入的间隔天数 　　缺页 　　研究者签署 CRF 的日期 疑问（Query）的管理 　　疑问数量 　　长期未回答的疑问数量 　　回答后被再次追问的疑问数量 　　对疑问的回复速度
现场监查的触发因素	根据监查计划书评估工作量，如需要 SDV 或 SDR（source document review，SDR）的数据量

（续表）

风险类别	评估变量 （根据临床试验项目的质量和风险管理计划书评估方案/国家/研究中心层面的风险大小）
临床试验重要文件	注意重要文件的处理和保存 　文件过期或丢失，如伦理委员会批件 　文件数量是否合理
人员、设备和设施	关注参与试验的人员和设备设施 　人员流动率 　培训需求 　不恰当的授权 　设备设施维护、校正和保存

　　RBM 的核心思想就是优先将有限的资源用在重要和风险高的地方，采用该模式需要具备很多前提条件，主要简单介绍三个操作层面的条件。

　　（一）RBM 模式必须有强大的数据管理工具和系统的支持

　　近年来，各种电子系统逐渐应用于临床试验中并得到了快速发展，这是实施 RBM 模式必须具备的首要条件。

　　项目团队可以通过电子系统在线查看实时数据，完成远程监查、风险识别和控制。如电子数据采集系统（electronic data capture，EDC），研究者录入数据后，临床监查员、医学监查员、数据管理员和药物警戒人员等可以远程完成各自职责范围内的数据审查任务，并提出疑问或报告相关人员进一步核查和解决问题。医学监查员在发现不符合医学逻辑的问题时会在 EDC 中提出疑问，要求研究者或监查员解释并及时采取相应改正措施；在发现受试者使用合并用药时，会检查是否有相应的不良事件报告，如果没有，则提出疑问。

　　有些 CRO 还开发了新的系统，如 IQVIA 公司的 Infosario®、PPD 公司的 Preclarus® 等，可以将临床试验中所用的各个系统的数据整合到一个系统中，形成一站式服务，这些系统很大程度上促进了 RBM 的执行。在系统中通过简单的下拉菜单选择筛选条件，页面就可以自动显示所筛选出的某个项目、某个国家、某个中心的数据趋势图表和相应的数据列表，在大规模全球性临床试验中，项目管理人员可以随时查看各个方面的数据及其趋势，识别离群值和高风险因素，及时采取措施，大大促进了质量管理的效率和有效性。

　　（二）RBM 相关的标准操作规程

　　药物警戒人员、医学监查医师、数据分析员和临床试验管理人员等必须按照流程才能保证同时多角度监控风险和各职能部门人员之间的无缝链接。在项目开始前定义风险因素并形成计划书；在达到风险阈值后采取相应措施；定期召开风险评估会；在系统中录入已经发现的问题，并跟踪直到问题得到解决。

　　对于 RBM 的临床监查来说，一般会根据历史数据定义不同研究中心的经验水平和质量水平，规定 CRF 录入数据量或当新入组受试者达到一定量时，进行一次现场监查，监查时要求监查员仅监查规定的数据，如知情同意书、主要疗效指标等，但质量问题达到一定阈值时要提高原始数据核查比例、数据内容和监查频率等。

　　（三）RBM 模式下的人员配备

　　RBM 试验中根据实时的风险评估需要定期调整监查计划，所以更需要临床管理人员、数据管理人员、统计人员、医学人员等进行紧密的合作和共同的努力。一些关键职能部门需要增加专门进行风险评估的人员,由于角色增多,又增加了风险评估流程,因此有效的沟通非常重要。

采用RBM的首要目的是提高临床试验的质量和效率。SDV比例下降的确可以降低现场监查的成本,但风险管理会增加相应的人员配备和沟通成本,因此临床试验的总体费用一般会有所降低,但不能按照SDV降低比例来简单计算项目整体费用。以某项目为例,SDV比例由100%降为25%,但项目总预算不会降低为原来的25%,而是降低至75%。换言之,一个原本需要100万美元的项目采用RBM模式后可能节约25万美元,节约的费用还是相当可观的,这是非常现实的好处,也是药企对RBM试验趋之若鹜的原因之一。但是一定要注意,这只是一个例子,不具有普遍性和代表性,不能简单地参考这个例子来做项目预算,该项目是某国际CRO公司的项目,公司具有非常复杂的流程(有利有弊),项目团队成员涉及多个国家(沟通成本较高),有相对成熟的RBM管理体系,而且是在项目团队能够熟练按照RBM流程操作和互相沟通合作的假设下做出的预算,也就是说,这是理想状况下的理论数据。理想与现实总是有差距的,根据笔者的经验,在实际操作中沟通成本远高于预算,不同人员之间工作内容重复的情况时有发生,尤其是中国的监查员在研究中心的监查时间需求远高于按照25%SDV计算出的理论值,对入组慢的研究中心的监查频率低于传统试验造成了研究者对试验没有积极性甚至不满,25%的SDV可能造成其余数据的质量很差,甚至可能连病历中都未完整记录这些数据,这些都是需要考虑和解决的现实性问题。因此,RBM的可行以及预算都必须考虑到天时地利人和,即国家法规是否允许,研究中心是否接受,研究者的经验和责任心是否足够(这关系到没有SDV的数据的质量),监查员和相关职能人员的经验是否能支持RBM项目的执行和质量。

综上所述,采用RBM是临床试验监查的趋势,但是任重而道远,还需要我们在具体工作中去探索,去不断思考和改进,从而用更低的成本、更高的质量和效率完成临床试验的监查。

(臧冬宁　李宾)

参 考 文 献

[1] Cusack Mary, Kellar Ed, Barnes Shelly, et al. Transcelerate risk-based monitoring technology considerations part 2[R/OL].(2015 - 12 - 15)[2019 - 12 - 22]. https://www.transceleratebiopharmainc.com/wp-content/uploads/2013/10/TransCelerate-RBM-Position-Paper-FINAL-30MAY2013.

[2] FDA. Guidance for industry, oversight of clinical investigations — a risk-based approach to monitoring[R/OL].(2013)[2019 - 10 - 28]. https://www.fda.gov/regulatory-information/search-fda-guidance-documents/oversight-clinical-investigations-risk-based-approach-monitoring.

[3] European Commission. Guidance for the preparation of good clinical practice inspection reports[R/OL].(2011)[2011 - 11 - 10]. http://ec.europa.eu/health/files/eudralex/vol-10/chap4/guidance_for_the_preparation_of_good_clinical_practice_inspection_reports_en.

[4] European Medicines Agency. Reflection paper on risk based quality management in clinical trials[R/OL].(2011)[2019 - 12 - 22]. https://www.ema.europa.eu/en/documents/scientific-guideline/reflection-paper-risk-based-quality-management-clinical-trials_en-0.

[5] European Medicines Agency. Reflection paper on risk based quality management in clinical trials[R/OL].(2013)[2019 - 12 - 22]. https://www.ema.europa.eu/en/documents/scientific-guideline/reflection-paper-

risk-based-quality-management-clinical-trials_en.

［6］ EMA. Guideline for good clinical practiceE6(R2) ［R/OL］.(2016) ［2019 - 12 - 22］. https://www.ema. europa.eu/en/documents/scientific-guideline/ich-e-6-r2-guideline-good-clinical-practice-step-5_en.

［7］ FDA. E6(R2) Good clinical practice：integrated addendum to ICH E6(R1) guidance for industry［R/OL］. (2018) ［2019 - 12 - 22］. https://www.fda.gov/media/93884/download.

［8］ Streicher-Saied U，Gertzen H，Hecht A，et al. Investigator site audit performance［J］. *Appl Clin Trials*， 2006，15：95 - 99.

第八章 临床试验的稽查和检查

药品监督管理部门持续对涉及以人为对象的生物医学研究进行监管,而在新药临床试验中,临床数据的质量一直是临床试验专业人员、美国食品药品监督管理局(FDA)、欧洲药品管理局(EMA)以及其他药品监督管理部门高度关注的问题。没有高质量的数据,临床试验结果就不会被药品监督管理部门认可,新药注册也不会被批准上市。我国国家药品监督管理局一贯重视临床试验质量,尤其是 2017 年 6 月 19 日中国国家食品药品监督管理总局(现称国家药品监督管理局)宣布成为国际人用药品注册技术协调会(ICH)成员,加强国际交流和合作,改革药品审评、审批制度,更进一步加强了临床试验质量的管理和监控,在新药审批之前,会对参与新药临床试验的机构、研究者和科室进行检查(国家食品药品监督管理总局,2017)。稽查的目的是评估整个临床实验操作对法规、方案、SOPs 等的依从性。

第一节 稽查、检查相关术语和类型

一、基本概念和定义

按照 GCP2020 版第十一条(十六),"稽查,指对临床试验相关活动和文件进行系统的、独立的检查,以评估确定临床试验相关活动的实施、试验数据的记录、分析和报告是否符合试验方案、标准操作规程和相关法律法规的要求"。第十一条(十八),"检查,指药品监督管理部门对临床试验的有关文件、设施、记录和其他方面进行审核检查的行为,检查可以在试验现场、申办者或者合同研究组织所在地,以及药品监督管理部门认为必要的其他场所进行"。以前我国国家药品监督管理局(NMPA)将官方核查称为视查,ICH E6(R2)中是 inspection,现在正式官方核查正式定名为"检查"。GCP2020 版第十一条(十九),"直接查阅,指对评估药物临床试验重要的记录和报告直接进行检查、分析、核实或者复制等。直接查阅的任何一方应当按照相关法律法规,采取合理的措施保护受试者隐私以及避免泄露申办者的权属信息和其他需要保密的信息"。

稽查与检查颇为相似,但是稽查与检查执行者的角色不同,稽查是由稽查员来执行并完成,稽查员受雇于申办者、CRO 或第三方稽查公司的质量保证部门,该部门独立于被稽查方,对临床试验进行独立和客观的稽查。检查是由药品监督管理部门进行,比如国家药品监督管理局,检查员为政府的雇员或者是兼职的顾问,代表政府药品监督管理部门。

稽查与检查从内容上几乎一样,也就是对临床试验的所有行为和相关文件进行系统的、独立的稽查/检查工作,以判定试验的实施过程和试验数据的记录、分析与报告是否符合试验方案、标准操作规程(SOP)、GCP 以及相关的法律法规的要求。

如果临床试验有重大问题,药品监督管理部门可以终止正在进行中的临床试验。国际权威管理机构如美国 FDA、欧洲 EMA 或日本厚生省等对于这些机构核准的试验不管是本国的还是在国外执行的试验都会进行检查,欧洲 EMA 除可以对欧盟的会员国进行检查,也可以对其他国家的临床试验进行检查。

GCP2020 版第十一条(三十五)定义,"质量保证,指在临床试验中建立的有计划的系统性措施,以保证临床试验的实施和数据的生成、记录和报告均遵守试验方案和相关法律法规"。(三十六)"质量控制,指在临床试验质量保证系统中,为确证临床试验所有相关活动是否符合质量要求而实施的技术和活动"。(三十七)"试验现场,指实施临床试验相关活动的场所"。(二十三)"标准操作规程,指为保证某项特定操作的一致性而制定的详细的书面要求",也就是制定该项特定工作统一的、详细的、标准操作步骤。

稽查证明(audit certificate),稽查员确认做过稽查的证明文件。稽查报告(audit report),GCP2020 版第十一条(十七)定义"稽查报告,指由申办者委派的稽查员撰写的,关于稽查结果的书面评估报告"。试验执行的依从性(compliance in relation to trials),遵循试验所有相关要求、临床试验质量管理规范(GCP)的要求和适用法规的要求。纠正和预防措施(corrective and preventive action,CAPA),纠正措施是为了消除导致已存在的不合规、缺陷或者其他非期望的情况的原因所采取的措施,其目的是防止该类事件的再次发生。预防措施是为了消除潜在的导致不合规、缺陷或者其他非预期原因所采取的措施,其目的是预防此类事件的发生。有效性验证(effectiveness verification),通过有记录的系统化流程对实施的纠正和(或)预防措施是否有效进行验证的方法。孤立性稽查发现(isolated audit finding),可以归因于某个孤立的错误,但不反映系统/系统普遍性的稽查发现。系统性稽查发现(systemic audit finding),可以归因于某个根本原因的、系统的和(或)具有重复出现趋势或特定模式的发现。

二、稽查的分类

从稽查的定义来看,根据被稽查的内容的不同,主要有三种类型的稽查:产品和服务的稽查、过程稽查和系统稽查。不同类型的稽查可以独立使用,也可以一起使用。

1. 产品稽查　在药品生产领域,检查特定产品或服务(硬件、加工材料和软件等),以评估其是否符合要求(即规格,性能标准和客户要求)。

2. 过程稽查　验证执行过程是否在既定的范围并按照质量要求工作。根据预先制定的要求或标准操作规程(SOP)评估执行的方法和步骤,检查执行过程与这些标准是否一致以及是否符合预先制定的质量标准和要求。

3. 系统稽查　对管理系统进行稽查,通过检查和评估客观证据,来验证系统的各个要素是否合适和有效,是否根据制定的要求进行开发、记录、实施和执行,最终形成一个记录文件。

临床试验领域的稽查,往往同时涵盖以上三种类型。

三、稽查的实施者

从稽查的实施者来看,可以分为第一方稽查、第二方稽查和第三方稽查。

1. 第一方稽查(内部稽查)　第一方稽查是在申办方或 CRO 公司内部进行的稽查。根据申办方或 CRO 公司的标准操作程序,或公司采用的外部标准来核查项目质量。第一方稽查是由申办方或 CRO 公司内部稽查员进行的审核,稽查员受雇于申办方或 CRO 公司,但与被稽查单位的最终稽查结果没有利益关系,需保持与被稽查单位的独立性。申办方或 CRO 公司也可以使用独立于公司之外的第三方稽查员进行公司内部稽查。

2. 第二方稽查(外部稽查) 第二方稽查是指申办方或 CRO 公司对供应商进行的外部稽查。可以发生在签署合同之前。第二方稽查受合同法的约束,比第一方稽查更正式,因为第二方稽查可能会影响申办方的购买决策。如申办方对 CRO 公司或者中心实验室的稽查,稽查结果可以帮助申办方来决定是否要将某项服务外包给这家 CRO 或中心实验室。

3. 第三方稽查(外部稽查) 由独立于申办方和供应商的第三方稽查公司执行,第三方稽查公司与申办方和供应商均不存在任何利益关系。第三方稽查公司的独立性是第三方稽查的关键组成部分。在经过第三方稽查后,第三方稽查公司可以发布认证、注册、认可、奖励、许可批准、引用、罚款或处罚。很多企业通过外部第三方稽查公司的稽查认证,获得营销方面的优势。这种稽查不在本章讨论范围之内。

在临床试验领域,第一方稽查常见于申办方发起的针对内部的试验相关部门的稽查,也就是常说的内部稽查。稽查员和被稽查区域的工作既往没有任何重叠,稽查结果对于稽查员没有任何利益冲突;第二方稽查见于申办方在选择供应商之时,申办方组织内部的稽查员或者外部的独立稽查员针对潜在供应商的稽查,稽查结果可能直接影响申办方对于供应商所提供服务的购买决策;第三方稽查可见于申办方委托第三方稽查人员进行针对在研项目的研究中心、委托 CRO 公司或实验室进行的稽查,这里强调第三方稽查的独立性。

四、药品监管部门的检查

由药品监管部门进行的稽查活动,称作检查,以示区别,药品监管部门的检查,以美国 FDA 为例,包含以下三种检查类型。

1. 认证前检查(pre-approval inspection) 申办方向 FDA 递交了新产品上市申请之后,药品注册上市批准前进行的现场检查,通过对药品注册申请人的生产现场考察,了解申请人是否具备生产该药品的条件,包括是否具备与该药品生产相适应的生产场地和生产流程、包装以及测试药品质量和纯度的方法和设施。

2. 常规检查(routine inspection) 对监管范围内的设施进行例行检查。

3. 有因检查(for-cause inspection) 针对特定的问题引起 FDA 的关注并进行的检查。

FDA 在 1977 年设立了包含药品、生物学制剂、医疗器械、动物用药、食品和化妆品为代表的生物研究监测中心(The Center's Bioresearch Monitoring,BIMO),同时还建立了一系列合规计划指导手册(Compliance Program Guidance Manual,CPGM),目的是向 FDA 人员在开展检查时给予指导,评估其是否符合联邦食品、药品和化妆品法案以及 FDA 所辖的其他法律的要求,如体内生物等效性研究(CPGM7348.001)、临床研究者(CPGM7348.811)、申办方/CRO/监查员(CPGM7348.810)、伦理委员会(CPGM7348.809)和非临床实验室(CPGM7348.808),这些CPGM 指导文件为 FDA 在检查时提供统一的指南和具体的指导。以 CPGM7348.001 为例,合规计划指导手册中会详细介绍生物等效性(bioequivalency,BE)项目的检查范围、不同的检查方法(有因/常规)、检查团队的组成、针对临床和实验室检查的技术指南、检查报告摘要模板、检查时遇到拒绝情况的应对流程、针对现场不同检查发现的后续操作流程、必要时的现场样本收集等。

第二节 稽查的目的、原因和分级

申办者或 CRO 通常会建立独立的质量保证部门,稽查人员在质量保证部门的管理下,根据公司质量管理体系来确定质量政策和执行企业的质量管理。其具体负责任务如下。

（1）负责监督企业内部质量体系和操作流程执行情况。

（2）负责药政管理当局的检查准备和企业质量体系及操作流程的持续改进。

（3）执行企业内部及外部稽查计划，确保企业拥有有效可行的质量体系和流程。该稽查计划旨在验证企业所有相关职能领域内的标准操作规程（SOP）、相关法律法规、临床试验质量管理规范（GCP）等的遵守情况，确保临床试验数据的可靠性和保护受试者的权益；验证企业供应商提供的服务是否满足企业质量要求。

一、稽查的目的

稽查的目的是独立于常规监查或质量控制功能的检查，来评估研究中心对试验方案、标准操作规程（SOP）、临床试验质量管理规范（GCP）和相关法律法规的依从性。

药品监督管理部门如 FDA、EMA 和国家药监局发起的检查主要的目的就是要确保申办者提交临床试验数据的质量符合要求以及受试者安全性和利益是否充分得到保护。前面我们谈到 CPGM 指南文件，涉及 GCP 检查的方面，有临床研究者、申办方、合同研究组织、监查员以及伦理委员会，FDA 可能对这些人员或机构开展检查，以确定它们是否遵循法规的要求及其标准操作规程（SOP）。

二、稽查的原因

在临床试验领域，申办方通过公司内的稽查部门或者委托独立的第三方稽查公司来评估被稽查方对临床试验法规、标准操作规程、临床试验方案、临床试验计划等的依从性。以临床试验中心的稽查为例，稽查主要有两个原因。

1. 常规稽查（routine audits）　在试验进行中，以保证公司临床试验质量为目的的内部稽查，通常在公司内部，根据公司内部标准操作规程挑选研究项目、研究中心进行稽查。例如，在一个多中心的试验中，挑选一个或几个研究中心进行稽查。对于研究中心的选择应按照各公司的总体稽查计划、风险评估结果进行。

2. 有因稽查（for-cause audits）　基于问题的出现而进行的稽查，例如，当临床试验中心在临床试验法规、临床试验方案的依从性等受到质疑时，申办方要求实施稽查，这种情况下的稽查称为有因稽查。视情况，申办方可派遣稽查员或委托 CRO，也可以委托第三方独立稽查人员实施稽查工作。申办方对研究中心所做的有因稽查的方法可能会有些不同，申办方可能不会预先告知研究者这是一个有因稽查，但申办方和 CRO 内部人员可能知道这次的稽查是有因稽查，且稽查专家会把稽查重点放在有疑问的、依从性差的部分进行稽查，一旦发现问题，立即纠正错误，由申办方决定或暂停入组新受试者，甚至在所稽查的临床试验中心终止该试验。

FDA 检查原因，主要有：① 保护受试者的权利和安全。② 验证提交给 FDA 的临床试验数据的准确性和可靠性，以支持该药物通过 FDA 审核批准上市。③ 评估是否符合 FDA 关于临床试验执行的有关规定。

FDA 检查通常针对那些为申办方提供了数据最多的临床试验中心，比如入组率很高的研究中心，或者为同一个申办方做了许多试验的研究中心进行检查，所以申办方通常可以依此预估哪些临床试验中心存在被检查的可能。常见的有因检查主要有：① 怀疑该临床试验中心开展的临床试验有严重的质量问题。② 有受试者反映，该临床试验中心有违反临床试验方案或损害受试者权益的情况。③ 该临床试验中心入组的受试者数量过多或入组速度大大超出预期。④ 该临床试验中心出现了重大的安全不良反应事件。⑤ 在试验当中出现的一些临床数据有异常现象。⑥ 研究者同时在进行许多试验,工作量非常大,对是否能够保证试验的质量存疑。

三、稽查发现的分类及分级

根据发现问题的重要性或影响程度,通常将稽查发现的问题按照重大发现、主要发现、轻微发现进行分级。不同的申办者、CRO 或第三方稽查公司对分级的定义有所不同。

1. 重大发现(critical finding)　临床试验的执行、操作和流程中的缺陷严重影响了试验数据的真实性和完整性,也会影响受试者的安全性。重大缺陷是不可接受的,造成的结果是药品监管部门不认可临床试验的数据,甚至引起司法介入。比如数据质量的真实性有严重问题、没有原始数据、造假、恶意曲解试验数据。

2. 主要发现(major finding)　临床试验的执行、操作和流程中的缺陷可能会影响试验数据的真实性和完整性,可能会影响受试者的安全性,也是严重的缺陷,多见于违反 GCP。造成的结果是药品监管部门不认可临床试验的数据。如果轻微缺陷出现太多,也会升级到主要发现。

3. 轻微发现(minor finding)　在临床试验的执行、操作和流程中有些问题但不影响数据的有效性和可靠性,不会影响受试者的安全性。临床试验的执行、操作和流程中的轻微缺陷需要改正和避免。轻微缺陷可能造成试验质量不佳,但是如果轻微缺陷出现太多,也可能会造成像主要发现那种后果。

检查发现的分级根据各个国家药政管理当局的不同规定而有所不同。例如,我国的国家药品监督管理局(National Medical Products Administration,NMPA)以是否影响技术审评为出发点将检查发现分为两类,即真实性问题和规范性、完整性问题。而 FDA 的检查以检查发现的严重程度分为发放 483 表格及警告信,其中对被检查方提出的指示要求进行分级,即无行动指示(no action indicated,NAI),属于在检查中没有发现不良情况;自愿行动指示(voluntary action indicated,VAI),检查中发现了不良情况,但当局尚无需采取措施,由公司自愿进行改正,如偏差纠正;官方行动指示(official action indicated,OAI),检查中发现了不良情况必须实施进一步的监管措施,如发出警告信。药品监管部门检查的结果通常具备法律约束力(FDA,2018)。

第三节　稽查的准备和实施

一、稽查准备

1. 制定稽查计划　在稽查前,稽查员会根据风险评估的结果来撰写稽查计划(如年度计划、月度计划和针对单个试验的具体稽查计划)。基于临床试验的重要性、试验的类型、复杂性、试验的风险水平以及既往发现的问题,设定一个或多个稽查目标。稽查目标必须明确、清晰和精炼,因为这是稽查计划中最重要的部分。通过设定稽查目标,决定稽查的对象和使用的稽查方法,以确保稽查得到更好的实施。以下是常用的稽查目标,在制定稽查计划时,可以从中选择一个或多个目标。对临床试验机构遵循法规要求的依从性评估,对试验所遵循法规要求的依从性评估和对受试者保护的依从性评估。通过检查文件,对参加试验的研究中心资格审查、所获得数据的可靠性和文件保存进行检查。监查实施情况的检查、临床试验/研究报告可靠性的检查和确认。早期发现、纠正和预防任何已经存在的问题或者潜在的系统和(或)流程中的问题。

2. 确定稽查对象、时间点和稽查方法　确定稽查的目的、稽查的对象(如研究中心、合同研究组织、系统、临床试验/试验报告、计算机系统验证以及数据库)、时间点(如试验开始前、试验中、试验完成后)和稽查方法(如抽样、面谈或者现场访视)。

3. 稽查前的准备　稽查员应该在稽查前提前获得：① 试验方案及修订。② 研究者手册。③ 法规部门/伦理委员会批准文件。④ 临床试验方案批准函及其他试验合同文件。⑤ 病历报告表(CRF)和试验中心知情同意书。⑥ 试验药物相关文件(如药物清点册及药物运送的相关文件)。⑦ 监查计划、监查报告、试验项目计划书和手册。⑧ 药物安全计划及安全性报告(如CIOMS)。⑨ 重要沟通记录(相关药物安全信息记录、方案违背或重要决定书面文件)。⑩ 研究档案储存。⑪ 计算机或电子数据系统。⑫ 标本的收集。⑬ 研究者资质证明文件(如简历、行医执照、财务声明等)。

如果以上任何文件不是纸质版，如电子病历报告表或电子临床试验保存文件(eTMF)，稽查员需要事先申请自己的审阅权限，也可以参考并审阅打印出来的文件。现场稽查前，稽查员可抽取样本审阅病历报告表及相关的数据质疑。若使用第三方稽查公司，在确定试验中心稽查时间时，应阐明申办方与稽查员之间的责任，包括沟通途径、各方的责任、应遵循的稽查相关的SOP 等。

二、稽查实施

稽查的执行实施应按照事先批准的稽查计划和企业标准操作规程来进行。稽查过程中稽查员通过审阅必要文件、标准操作流程(SOP)，查看设备和设施以及与被稽查方面谈话等方式收集信息，从而依据事实进行评估。为确保稽查实施的公正合理性，在稽查之前稽查员需确认被稽查方在工作中所遵循的法律法规及参考文件。稽查员据此评估依从性和合规程度。

1. 稽查流程　为确保稽查过程顺利进行，稽查开始前稽查员与被稽查方应对稽查流程进行沟通，稽查员应明确告知被稽查方稽查的对象(计划查看的文件、设备设施、计划面试的人员及时间等)、稽查日程安排、确认对所需文件记录和系统的访问权限。被稽查方应确定本次稽查的主要联系人、稽查沟通流程以及稽查后勤安排等情况。这样的沟通旨在稽查员在稽查中能够高效准确地收集信息，稽查双方对该次稽查具备必要和完整的理解。

2. 稽查实施和信息收集　实施稽查时，稽查员通过审阅稽查相关文件并与被稽查方进行面谈等方式收集信息，总结稽查发现，并参考GCP、适用的法规、标准操作规程、试验方案以及其他相关文件和流程等，确认和记录这些稽查发现是否合规。根据被稽查方性质的不同，稽查可针对企业内部的试验相关部门和针对外部的试验所涉及组织机构，如研究中心、中心实验室和(或)合同研究组织(CRO)。

不同类型的稽查其具体实施和信息收集的内容有所不同。以临床试验中心稽查为例简要说明稽查的实施和信息的收集：① 审阅已签署的知情同意书，审阅知情同意程序。② 审阅严重不良事件报告，并与原始记录中的信息进行比较，以评估严重不良事件报告时间及信息的准确性。③ 核查安全性报告的可获得性以及相应的伦理提交资料的完整性。④ 选择一定数量的受试者，原始记录信息与病例报告表内容进行比对，以支持方案规定的入选排除标准、不良事件的报告、主要及次要终点数据等信息。⑤ 根据稽查所在国家的监管要求，确认在试验开始前和试验期间获得管理当局的批准/重新批准，确认试验过程中符合管理当局和(或)伦理委员会对临床试验进度报告的要求。⑥ 确认在首例受试者入组之前，研究中心已获得伦理委员会批准的临床试验方案和知情同意书。⑦ 确认临床试验药物储存、发放、回收的记录的完整性和准确性。⑧ 评估试验设备、设施及试验人员资质是否符合临床试验要求。⑨ 评估试验相关程序的执行和授权人员的一致性。⑩ 审阅研究中心重要文档。⑪ 评估主要研究者对临床试验总体活动的监督职责。

3. 稽查发现的确认及评估　在稽查过程中，稽查双方就稽查所见进行讨论以确定稽查发现的正确性。稽查员提出潜在的问题，被稽查方应提供支持性文件，稽查员基于对支持性文件的审阅及事实确认稽查发现，需要时可进一步收集信息。

根据稽查所见是否违反临床试验质量管理规范（GCP）、是否违反相关法律法规的要求、是否违反试验方案和试验所遵从的标准操作规程（SOP）等因素，稽查员决定这些稽查所见是否作为稽查发现来报告。稽查员还应判断这些稽查发现是否会影响其他试验、研究中心、临床试验及研究系统的运作。报告稽查发现时根据严重程度对其作分级。

三、稽查报告

按照 GCP2020 版第十一条（十七），"稽查报告，指由申办者委派的稽查员撰写的，关于稽查结果的书面评估报告"。ICH GCP 5.19.3c 也有这样的规定，稽查结束以后，通常被稽查方与稽查员进行稽查发现的确认是在完成稽查报告前进行，依照各公司 SOP 规定，稽查报告在定稿前需要请另一位独立 QA 人员进行独立审阅（independent review）。稽查员应向申办方出具稽查报告，以得到被稽查方对稽查问题的认可并根据此报告进行改进。为了保持稽查活动的独立性，稽查员不应直接介入纠正和预防措施（corrective action and preventive action，CAPA）的产生过程。

1. 稽查报告的撰写　稽查员应根据稽查发现的评估结果来撰写稽查报告，根据企业标准操作规程的规定，稽查报告可由未参与此次稽查的其他质量保证部门人员进行独立审阅以确定稽查报告的合理性。稽查报告是稽查活动的最终书面文件。报告应该准确、简洁、清晰、及时和中肯（Sawyer，1983），语气必须是礼貌和专业的。稽查报告中的内容应该是清晰可验证的，如批准文件（必要时记录文件识别如版本号、日期等）、设备具体名称（必要时记录编号），从而尽量减少读者对报告内容理解有误的风险，这样在现场进行报告内容的回溯时可以明显提高工作效率。在稽查报告中不应该包括稽查记录清单，以免造成读者的混淆，稽查记录清单可以作为背景资料存档在稽查方。

根据不同申办方或合同研究组织（CRO）标准操作规程（SOP）的规定，不同的稽查类型，稽查报告格式及内容有所不同，建议稽查报告中应包含如下内容：① 临床试验相关信息，如化合物名称或研究药物的编号、试验题目和方案编号。② 接收稽查报告人员名单。③ 稽查报告发布日期。④ 稽查对象。⑤ 稽查地点场所。⑥ 稽查范围。⑦ 稽查员的姓名、职位和地址，根据美国和欧洲相关的法规建议，稽查报告上不会出现被稽查人员的全名，视各公司 SOP 而定，如以姓名缩写＋职位代替全名。⑧ 被稽查方的单位名称和地址。⑨ 稽查日期/稽查时间段。⑩ 稽查结果，包括所有稽查发现（可能包括分级）。

根据不同的稽查目的，在稽查报告中可能包含以下信息：① 对纠正和预防措施的意见和建议。② 针对稽查发现的回复。③ 稽查员确认被稽查方的回复。

2. 稽查报告的接收　稽查报告是公司内部机密文件，不存放在临床试验主文件中，一般由质量保证部门负责存放。如果是申办方的稽查［包括申办方委托合同研究组织（CRO）或第三方稽查公司所执行的稽查］，稽查员应向申办者出具书面报告，以得到被稽查方对稽查问题的认可并据此进行改进。如果是合同研究组织（CRO）内部稽查，稽查报告通常不发送至申办方。如果被稽查方是临床试验中心，则稽查报告的接收方为执行该临床试验的监查员及临床运营团队，与研究中心相关的稽查问题将由监查员反馈至临床试验中心。

四、稽查跟进和关闭

纠正措施和预防措施（CAPA）是质量管理体系中的一部分，在稽查发现的回复过程中非常重要，纠正措施是为了纠正现有违规、错误所采取的措施，其目的是防止该类事件的再次发生。预防措施是为了消除潜在造成违规、错误的原因所采取的措施，其目的是预防此类事件的发生。

稽查结束后，被稽查方应针对在稽查过程中发现的和潜在的违规问题，向稽查员提交 CAPA 计划。用来改正在稽查中发现的违规和潜在违规的问题。稽查方和纠正措施的执行方是相互独立的，各司其职。因此，监督纠正措施的最终执行不是稽查员的职责，CAPA 是由被稽查方，如 CRO 公司、研究中心等来执行和完成。CAPA 至少应包含：① 导致稽查发现的根本原因分析。② CAPA 对解决稽查发现的必要性。③ CAPA 计划。④ 已完成时间和（或）计划完成的时间。

1. 启动 CAPA　当被稽查方接收到正式的稽查发现时，CAPA 流程即开始启动。被稽查方通过以下行动完成 CAPA 流程：① 被稽查方通过对每个问题进行根本原因分析（root cause analysis，RCA），确定稽查发现发生的根本原因。② 被稽查方基于根本原因分别确定纠正措施和预防措施。③ 被稽查方确定预期的 CAPA 关闭时间。④ 稽查员和被稽查方双方沟通以确认 CAPA 是否可被接受、是否需要进行有效性验证以及认可 CAPA 可以关闭。

2. 根本原因和根本原因分析方法　被稽查方在回复稽查所发现的问题时，需要对重大的不依从问题进行根本原因分析，以书面的形式做好稽查回复，说明造成稽查发现的根本原因。根本原因（root cause）是指发生任何非期望的情况或出现这些问题最基本的起因，消除或减轻这些问题将预防或显著减少其所产生的影响。根本原因的分析（root cause analysis）是一种解决问题的方法，用于识别问题的根本原因。这种分析根本原因的方法是基于这样一种理念，也就是通过尝试纠正或消除根本原因来解决问题，而不是仅仅解决表面问题。通过根本原因指导 CAPA，可以最大限度地减少此类问题再次发生的可能性。以下是协助被稽查方找到根本原因的常用的方法。

（1）"5 个为什么"法：这是一个探索特定问题背后因果关系的提问方法。这种方法可以有效地逐步找出导致单一事件或不太复杂问题的根本原因。运用"5 个为什么"方法的目标是为了确定某一个缺陷或问题的根本原因。使用的时候可能需要提问 6 个为什么，也可能只问 3 个为什么，重要的是使用这种寻找特定问题背后因果关系的提问方法，来剥离那些包含问题在内的任何外部层面。

例如，从研究中心运送到中心实验室的冰冻样本有 62% 在运达前已解冻。

问：为什么样本在抵达中心实验室时已不在冷冻的状态？

答：因为在运输过程中已经解冻了。

问：为什么样本会在运输过程中解冻？

答：因为运输时间超过了预期时间。

问：为什么运输时间超过了预期时间样本就会解冻？

答：因为使用的运输容器的规格是确保1~2日标本处在冰冻状态，而到达中心实验室实际需要2~4日。

问：为什么要使用规格仅确保1~2日冰冻状态的运输容器？

答：因为原项目计划是要使用中心实验室A，后来项目组决定使用中心实验室B，但是在决定更换更远的中心实验室B后并没有变更运输容器规格。

问：为什么不对运输容器规格做相应变更？

答：因为当时申办方没有批准额外的费用来变更已经设计好的运输容器规格。

（2）鱼骨分析法：多用于评估和分析复杂情况下，尤其是多因素导致的不依从性。运用鱼骨图和鱼骨分析法（cause & effect/fishbone diagram）通过开会讨论，大家集思广益，按照功能类别将想法进行分类，从多种可能的原因中，找到原因。假设有一批冰冻样本在冰冻状态下，要从研究中心原封不动地运送到中心实验室，但是在实际工作中，有62%的冰冻样本在运送到中心实验室前意外地解冻了，现在要找出解冻的原因。首先将可能的原因进行分类，如图8-1所示，列出一些可能的因素：① 运输因素：冰冻样本交付延迟？冰冻样本收件延迟？或者是运输途中其他未知的因素？② 材料因素：是否选择了正确的运输容器？是否正确的使用了干冰？③ 工作人员因素：开箱时间的延迟？还是操作有误？④ 冰冻设备的原因：温度设定是否正确？设备校验是否正确？用鱼骨分析法将多种可能的因素一一展开，逐个分析。

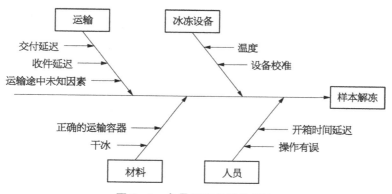

图8-1 鱼骨图和鱼骨分析法

3. CAPA具体措施 一旦确定了稽查所发现问题的原因后，被稽查方便进入到下一个环节，即描述如何制定、实施纠正和（或）预防措施的环节，以解决稽查所发现的问题。值得注意的是，并非所有的稽查问题都同时需要采取纠正和预防措施。如果一个在稽查中被发现的不依从性问题情有可原，而且无法纠正（如距离问题发生的时间已过去了太久），那么仅可以实施预防措施。同理，如果有一个不依从性问题，仅为单个孤立存在的问题（如在病例报告表中的一个单次录入错误），那么可以认为只需实施纠正措施就可以关闭这个稽查发现。当确定了CAPA回复的内容，被稽查方应提出一个切实可行的时间表。

4. 有效性验证 对于解决不依从性问题，当稽查员和被稽查方双方都认可CAPA的内容和其完成的时间表，CAPA就进入稽查周期的最后阶段——有效性验证（effectiveness verification）。有效性验证是指需要有详细记录的系统化的流程来验证纠正和（或）预防措施实施的有效性。

可接受的有效性验证包括被稽查方应提供文件证明已经完成了解决稽查问题所需采取的步骤，例如，提供合理的文件来证明被稽查方所采取的行动已有效解决了稽查发现的问题，而且此类问题不会再次出现。

5. CAPA 管理和跟进　为确保所有 CAPA 得到跟进直至关闭,质量保证部门/依从性部门应制定并实施 CAPA 跟进系统。在许多企业,该系统与他们的稽查管理或依从性部门的系统是有关联的。它确保在任何时候都可以明确获知 CAPA 内容及其状态是开放还是关闭,以满足公司管理层和(或)药品监管部门的要求。如果公司内部尚未建立 CAPA 追踪系统,也可以按照公司内部 SOP 手动记录及追踪 CAPA 的内容及状态。

6. CAPA 的关闭　通过稽查员或稽查员所在公司与被稽查方的文字沟通记录(如通过依从性部门的文件控制和管理系统),双方对 CAPA 流程的所有阶段无异议,并且确认了 CAPA 流程和 CAPA 的有效性,那么就可以关闭 CAPA 了。稽查员所在公司和被稽查方双方应当在他们的正式文档中保留所有记录,如实地记录他们在 CAPA 全过程中所做的工作。对于 CAPA 的相关记录不应保存于药政监管当局直接可见的文档中。

7. 稽查完成　当被稽查方提交了对根本原因及 CAPA 的初步答复,稽查可视为完成。是否继续追踪 CAPA 的完成情况应视稽查问题的严重程度和影响范围而定。稽查的完成并不意味着 CAPA 的关闭,对 CAPA 的跟进和 CAPA 的有效性验证需通过稽查员与被稽查方的持续沟通,直到双方达成共识确认 CAPA 完成。

如申办者或合同研究组织内部 SOP 中有相关要求,稽查员将提供稽查证明,以书面形式确认某项稽查的发生,根据国际临床试验质量管理规范 ICH – GCP E2 8.4.4 规定,稽查证明应存在研究重要文档中。稽查证明建议包含如下信息：① 临床试验相关信息,如试验题目、方案编号。② 稽查证明的出具日期。③ 稽查相关信息,如稽查对象、稽查日期、报告日期等。④ 稽查方法,如远程稽查、实地稽查。⑤ 稽查员姓名、职位和地址。⑥ 被稽查方姓名和工作地址。

稽查记录应根据申办者或合同研究组织的标准操作规程(SOP)进行存档。该 SOP 应明确稽查相关记录的保存或销毁流程、保存的地点、名称及保存期限。

第四节　检　　查

从国家法规角度来看,各个国家对于检查的侧重点有所不同。按照 GCP2020 版第十一条(十八),"检查,指药品监督管理部门对临床试验的有关文件、设施、记录和其他方面进行审核检查的行为,检查可以在试验现场、申办者或者合同研究组织所在地,以及药品监督管理部门认为必要的其他场所进行"。国家药品监督管理局在药品审评过程中非常关注数据产生的真实性、可靠性和可溯源性,并于 2015 年 7 月启动了药物临床试验数据核查,坚持自查纠错从宽、被查处理从严、严惩故意造假、允许规范补正的原则,对临床试验项目实施情况进行检查,确认试验符合药物临床试验质量管理规范(GCP)和试验方案的要求,确保受试者的安全和权益。本节对国家药品监督管理局数据核查(检查)工作的实施情况进行简要介绍,并以美国食品药品监督管理局(FDA)检查为例介绍检查的基本程序。

一、我国国家药品监督管理局(NMPA)对药物临床试验的数据核查

2015 年 7 月,国家食品药品监督管理总局启动了药物临床试验数据核查,坚持自查纠错从宽、被查处理从严、严惩故意造假、允许规范补正的原则,对临床试验项目实施情况进行检查,以确认试验符合药物临床试验质量管理规范(GCP)和试验方案的要求,确保受试者的安全和权益。

为加强信息公开,提高工作的透明度,核查中心每个月在网站公开核查工作完成情况,设置核查进度查询,并于 2016 年和 2017 年分别发布了药物临床试验数据核查情况和药物临床试验数据工作阶段性报告。根据数据统计,截止到 2018 年 4 月,核查中心共完成 480 个药品注册申请的现场核查,涉及被核查机构 1 390 家。其中,2015 年、2016 年和 2017 年完成的核查数量分别为 42、158 和 229 个,核查进度不断加快。2017 年临床试验核查工作统计结果表明,平均每个临床试验机构发现缺陷 5.6 条,每个生物样本分析单位发现缺陷 4.0 条,4 个药品注册申请的临床试验数据存在真实性问题,占 2017 年核查总数的 1.7%。图 8-2 列出了临床部分高频次缺陷条款分布情况(王佳楠等,2018)。

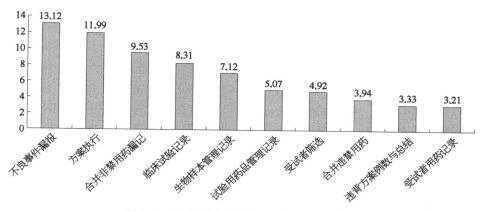

图 8-2　临床部分高频次缺陷条款分布情况

二、美国食品药品监督管理局(FDA)的检查

1. FDA 检查的目的　FDA 对药物及器械临床试验的检查目的是确保和评估被检查方(申办方/合同研究组织/监查员等)的操作是否符合 FDA 法规,产品开发是否得当,质量系统是否符合 FDA 标准,控制措施是否到位且有效,通过检查或可执行产品召回、重大不良事件的报告以及监督等执法行动,以确保受试者的安全福祉。

2. FDA 检查对象及检查频率　美国联邦食品、药品和化妆品(FD&C)法案授权 FDA 对药品和医疗器械生产场地以及其他受管制类型的设施场地进行检查。FDA 主要根据风险选择要检查的公司及机构。因此,Ⅲ类医疗器械生产者,无菌药物、处方药以及其新注册的场地,植入式、生命支持相关产品制造商是检查的主要对象。

基于风险的视察系统,FDA 检查专注于三种类型:无菌药品制造商、生产其他处方药的制造商及新注册的设施场地以前未经过检查,并侧重于三个因素类别:质量和产品安全、设施、流程。

根据美国联邦法案,美国境内药品企业、Ⅱ类和Ⅲ类医疗设备制造商每 2 年进行 1 次检查(以监督为目的)。有数据表明,对于有产品在美国境内销售的外国药企,FDA 也会增加检查频率,这表现为不断地在主要国家增加员工和开设国际办事处。此外在任何制药公司获得上市前批准申请(PMA)和新药申请(NDA)批准以及生物制剂许可申请(BLA)之前,也会进行检查。若发现违反适用法律法规的企业,将会以警告信的方式面临 FDA 有关重大违背的通告,这可能导致 FDA 的执法行动,范围包括:① 上市申请或新药申请的暂停或驳回。② 禁止进口。③ 产品扣押。④ 禁令。⑤ 对公司和(或)负责人进行刑事起诉。⑥ 民事罚款。⑦ 其他。

3. FDA 检查要点　　FDA 使用质量体系检查技术(quality system inspection technique, QSIT)进行检查,QSIT 基于自上而下的方法来稽查企业的质量系统,该技术基于检查原因提供不同的检查级别。在制药公司,FDA 使用该技术来评估公司的系统、流程来确保该公司质量管理体系得到有效的建立和维护。FDA 的检查要点包括但不限于:① 企业的流程符合 FDA 法规,质量系统符合 FDA 标准。② 所有合规性文件(如 SOP、工作说明和培训记录)管理控制得当。③ 所有记录和文件进行妥善维护。④ 实施有效的 CAPA 系统,CAPA 及时生成及处理,并有明确的承诺日期和负责任的所有者。⑤ 组织结构图清晰可见,人员管理培训到位。⑥ 具备质量计划和质量政策,以及内部及外部监管合规计划并按计划实施。

4. FDA 检查流程　　按照事先通知与否,FDA 的检查分为事先通知的检查与未事先通知的检查,两者在检查工作内容上没有本质区别。以下流程分为 FDA 现场检查流程与检查后流程:① 现场检查流程:FDA 检查员与接待员首次接触,向公司提供 FDA 482 表格和表明身份和来意;FDA 检查员召开开幕会议,FDA 解释本次检查的目的及原因,明确检查范围;设施参观;要求提供所需文件、审阅文件;与相关人员面谈;FDA 检查员召开检查结束会议,总结检查发现(这并不代表 FDA 最终决定)。② 现场检查后流程:FDA 检查员撰写检查报告(EIR);发送检查报告至 FDA 相关人员审阅并对检查结果进行最终分类;如果 FDA 发放了 483 表格,则要求回复的时间规定是自接收 483 表格的 15 个工作日内;如果 FDA 发放的是警告信中的官方行动指示(OAI),通常情况下期望回复的时间是自收到警告信的 15 个工作日内。

第五节　临床试验数据稽查核查中的常见问题

临床试验是新药研究开发的必经阶段,是新药上市前评估其安全性与疗效的重要环节,各期临床试验的研究资料和结果是药品监督管理部门进行新药评价和审批的重要内容和关键依据。目前,国家已经全面开展药物临床试验数据核查工作,凡需申报注册上市的药物必须开展临床试验数据现场核查(赵同香,2017)。因此企业内部怎样做好质量监控,做好有效的稽查,做到早期发现问题,及时纠正错误,就变得尤为重要了。所以有必要把在工作中常见的临床试验执行过程中通过稽查发现的问题,做一个简单的介绍和分析。

(1) 知情同意是受试者在得知临床试验所有信息后,确认自愿参加该试验的过程,知情同意书是将这一过程以书面的形式记录在案。知情同意过程及知情同意书常见的稽查发现:① 试验方案进行重要修改后,知情同意书没有及时修改。② 知情同意书修改后,没有被伦理委员会批准就开始使用。③ 患者未能及时签署修改后的知情同意书。④ 知情同意的过程没有记录在原始病历中。⑤ 知情同意书的内容未能涵盖 GCP 所规定的所有内容。⑥ 受试者未签署知情同意书之前,就开始了临床试验。⑦ 知情同意书并非受试者本人签署,日期并非受试者本人签署。⑧ 受试者签署了错误版本的知情同意书。

(2) 一般情况下,伦理委员会规定了哪些事件需要汇报,并规定了汇报时限。常见的伦理委员报告的稽查发现主要有:① 非预期的、相关的严重不良事件未及时汇报伦理委员会。② 本中心发生的可能影响受试者安全性的重大方案违背未及时汇报伦理委员会。③ 因为严重违反 GCP 而被申办方终止在该临床试验中心的临床试验以后,未及时汇报伦理委员会。④ 因试验质量问题,被申办方通知该临床试验中心暂时停止入组后,未及时汇报伦理委员会。

(3) 在原始资料保存方面,临床试验的重要文件或研究者文件夹遗失;临床试验重要文件记录不完整,如受试者的筛选、入选登记表记录不完整。

(4) 关于试验用药品管理的记录,研究者和研究人员有责任保存准确和完整的记录,常见稽查发现:① 试验用药品的记录不准确,如药品归还记录与实际瓶数、药片数不符。② 病例报告表中患者用药记录与试验用药品记录表不符。③ 试验用药品记录不完整,如缺失一些试验用药品的记录。

(5) 参与临床试验的人员的资格认定是受试者权益得到保护的前提。研究者资格认定及授权的常见问题:① 研究者资格认定文件缺失,如研究者简历缺失、GCP 培训证明缺失、行医执照缺失。② 研究者或研究团队主要成员在执行临床试验项目前未被书面授权。

(6) 原始病历记录的常见稽查发现:① 原始病历记录缺少研究者签字、日期。② 不良事件被直接记录在病历报告表中,未见原始病历记录。③ 受试者用药记录的调整未记录原因。

(7) 主要研究者对临床试验的操作和管理常见稽查发现:① 主要研究者未履行职责对该临床试验进行监管,如未能提供充足的时间管理该临床试验。② 主要研究者未能就监查发现的问题及时了解及解决。

监查和稽查是临床试验质量管理体系中的两个重要部分,他们的目的和作用不尽相同。监查是在临床试验的操作层面上对临床试验质量进行把控,临床试验数据的真实性、完整性有赖于监查。监查是临床试验项目质量保障的第一道防线,监查员应严格按照 GCP 的相关要求履行职责,监督研究者的试验操作、核查试验数据、确保临床试验按照 GCP 和相关的法规执行,并对发现的问题及时进行纠正。但这是远远不够的,还需要从系统层面对临床试验质量进行把关。稽查是临床试验项目质量保障的第二道防线。稽查的目的是独立于常规监查或质量控制功能的检查,来评估研究中心对试验方案、SOP、GCP 和相关法律法规的依从性。药品监督管理部门如 FDA、EMA 和国家药品监督管理局发起的检查主要的目的就是要确保申办者提交临床试验数据的质量符合要求以及受试者安全性和利益是否充分得到保护,以确定它们是否遵循法规的要求及标准操作规程。通过稽查和检查对整个临床试验的操作系统和质量管理体系进行检查和评估,对所有发现的问题进行分析和归纳,以期识别出系统性缺陷或不足,从而降低系统性风险,防止系统性错误的发生。所以稽查人员不仅要能够发现临床试验过程中散在的具体的违规事件,还要对临床试验质量管理体系有系统、深入的理解,具备对潜在风险的敏锐识别能力。

(李严　叶飞　李宾)

参 考 文 献

[1] 国家食品药品监督管理总局.国家药监局和国家卫生健康委关于发布药物临床试验质量管理规范的公告[R/OL].(2017)[2019 - 10 - 28]. http://www.nmpa.gov.cn/WS04/CL2097/318606.html.

[2] 王佳楠,钱雪,李见明.药物临床试验数据核查工作及常见问题分析[J].中国新药杂志,2018,27(11):15.

[3] 赵同香,马丽萍,王海英,等.药物临床试验项目实施过程中常见问题与应对策略[J].中国现代医生,2017,55(8):146 - 148.

[4] FDA. What is a classification, inspections database frequently asked questions[R/OL].(2018)[2019 - 12 - 22]. https://www.fda.gov/inspections-compliance-enforcement-and-criminal-investigations/inspection-references/inspections-database-frequently-asked-questions#classification.

［5］　ICH E6(R2) Good clinical practice［R/OL］.［2019 － 10 － 28］. https：//www. ema. europa. eu/en/ich-e6-r2-good-clinical-practice.

［6］　Lawrence B，Sawyer. The practice of modern internal auditing［M］. 2nd ed. Altamonte Springs，FL：Institute of International Auditors，1983：3.

第九章　临床试验的统计学原理简介

统计学在学术领域占有独一无二的地位,因为几乎所的研究和调查,都需要统计学的参与,包括研究的规划和设计、样本的选择、数据管理和研究结果的分析和解读,都离不开统计学(Carter, et al., 1986)。在临床研究中,利用统计学方法使研究人员能够从收集的信息中得出合理和准确的推论,做出正确的决策。掌握统计概念可以防止医学研究中的许多错误和偏倚。在医学研究中,统计推理在临床试验的受试者必须先从少数人群开始,然后再扩大到更大的患者人群(Altman, 1998),在制定统计分析和试验设计阶段,为了达到临床试验的目的,必须选择最佳的统计分析方法(Hayran, 2002)。统计推理的主要特点包括:① 建立研究的范围和架构。② 将数据和理论建立在科学的基础之上。③ 设计出产生数据的方法。④ 量化概率所产生的影响。⑤ 评估随机效应。⑥ 使用科学的方法将理论和数据结合起来。

2015 年 12 月 21 日,国家食品药品监督管理总局(CFDA)药品审评中心(CDE)发布了关于征求《药物临床试验的一般考虑》指导原则征求意见的通知(国家食品药品监督管理总局,2015)。通知强调,药物研发的本质在于提出疗效、安全性相关的问题,然后通过研究进行回答;临床试验是指在人体进行的研究,用于回答与研究药物预防或治疗相关的特殊问题。通常采用两类方法对临床试验进行描述:① 按研究阶段分类,将临床试验分为Ⅰ期临床试验(phase Ⅰ)、Ⅱ期临床试验(phase Ⅱ)、Ⅲ期临床试验(phase Ⅲ)和Ⅳ期临床试验(phase Ⅳ)。② 按研究目的分类,将临床试验分为临床药理学研究(human pharmacology)、探索性临床试验(therapeutic exploratory)、确证性临床试验(therapeutic confirmatory)、临床应用研究(therapeutic use)几种类型。探索性试验和确证性试验,两个分类系统都有一定的局限性,但两个分类系统互补形成一个动态的有实用价值的临床试验网络(国家食品药品监督管理总局,2015)。

探索性试验的特点:① 是确证性试验的前提。② 必须有明确的目标。③ 允许在分析期间进行数据探索,在未来的研究中可能进一步对假设进行测试。④ 有助于证明一些基本概念,但不是证明疗效或药物的安全性的唯一依据。

确证性试验可涉及剂量测定试验、剂量确认试验以及对照性试验。确证性试验的主要特点:① 合理的控制。② 在研究开始之前制定临床研究方案。③ 检验预先计划的假设。④ 需要提供有效性和(或)药物安全性的确凿证据。⑤ 合理的方案设计和统计分析计划。⑥ 明确地阐述与解释假设相关的每个问题。⑦ 使用经过验证的临床相关参数。⑧ 产生可靠的结果。

在新药临床试验早期阶段参加试验,受试者希望能够得到最新,并且有更好疗效的药物,而入选排除标准的设定,决定了只能是一小部分符合入组条件的受试者可以参加试验,并且使用研究药物。当进入到Ⅲ期试验进一步观察疗效和安全性时,试验中的受试者的选择应该是能够更加准确地反映目标的人群。所以在这些试验中,应尽可能地放宽纳入排除标准,从而保证更接近真实世界,有助于准确估计疗效和安全性。没有一个临床试验可以完全预计将来实际发生的情况,因为地理位置的不同、进行时间的不同、各个参与临床试验的医学中心水准和环境的不同、研究者和临床试验中心的诊疗常规的不同等，都可能影响到试验的结果，所以在试验前的规划阶段、试验进行中，应尽可能减少这些因素。FDA 依据 ICH E6 针对新药临床试验颁布了一些指南（FDA，1998），下文对一些基本概念做一介绍。

第一节 临床试验的基本考量

一、观察指标

观察指标是用于评价药物有效性的主要观察和测量工具。疗效观测指标可以是反映疾病变化的疾病临床终点如死亡、残疾、功能丧失、影响疾病进程的重要临床事件（如心肌梗死、骨折的发生），也可以是评价社会参与能力（残障）、生活能力（残疾）、临床症状和（或）体征、心理状态等内容的相关量表或其他形式的定量、半定量或定性的指标，也可以是通过某些仪器和测量手段获得的某些客观数据或检查结果，主要包括病理生化等指标如病理检查结果、细菌培养、血脂、血压、CT 影像学资料等。

1. 主要和次要指标　主要指标，也称为主要疗效指标，应该是能够提供与试验主要目标直接相关的最具临床相关性和令人信服的证据的指标。通常只有一个主要指标，该指标应该是可靠和有效的，并且可以从先前研究或已发表的科学文献中获得。大多数确证性试验的主要目标是提供有关疗效的有力科学证据。需要有足够的结果证明它在试验评估中的有效性和可靠性，包括对患者人群的一些重要的临床益处。主要指标通常是用于估计样本大小。安全性、耐受性始终是临床试验的重要的考虑因素，有时也可以作为主要指标。

在许多情况下评估主要结果的方法需要仔细定义。例如，将死亡率直接定为主要指标，而不做进一步解释是不够全面的，可以通过比较固定的时间生存比率来评估死亡率，或者通过比较生存时间的指定间隔。研究慢性病治疗中随时间变化的功能状态的评估，在选择主要指标时也是很有挑战的，有很多可能方法，例如对每个间隔开始点和结束点做评估，或比较整个过程中的所有评估数据点的斜率，比较超过或低于指定的阈值的数据比率，或者对于重复测量数据的比较。主要指标的定义及其基本原理应在方案中阐述清楚。在揭盲之后重新定义主要指标几乎是不可接受的，因为这将导致偏差并且很难评估。

次要指标是与主要目标相关的支持性数据或与次要目标相关的有效性指标。次要指标在方案中的预先定义也很重要，并且需要解释它们在试验结果中的相对重要性和作用。

2. 复合指标　在某些情况下，使用预先定义算法将多个值组合成单个或复合指标也是比较有益的。应在方案中定义组合多个指标的方法（包括如何处理缺失值的描述），并且解释所用指标量表的临床相关益处。组合多个指标可解决多重性问题，而无需对多个检验进行调整。当复合指标用作主要指标时，这些指标通常也会被单独分析。

3. 替代指标　当通过观察实际临床疗效，直接评估研究受试者的临床益处不切实际时，可以考虑间接标准（替代指标）并根据其生物学合理性和预后价值进行证明。FDA 对于新药的批准提供一些常用的替代指标（FDA，2019）。

4. 多个主要指标　在一些试验中，为了涵盖治疗的效果范围，可能需要使用 1 个以上的主要指标，每个主要指标可以为有效性和（或）安全性证明提供充分的结果。解释结果的规则（如 1 个或所有指标是否必须对研究具有重要意义）必须在方案中预先指定。并且应讨论使用多个主要指标对Ⅰ类和Ⅱ类误差的影响，以及因此对样本量的影响。此外，应根据所确定的主要指标以及检验这些假设的方法明确说明主要假设或其他假设。

二、变量的分类

1. 二分法（binomial variable） 各类别之间无程度差别或等级关系，如阳性和阴性、治愈和未治愈等，以症状、体征或其他临床表现的出现或消失来衡量研究药物的疗效。二分法的常见变量有"成功""效果"等，并需要有精确的说明。通常创建它们来描述类别，如性别（男/女）、国籍、教育程度。只有两个类别的那些被称为二进制变量。如果结果变量是分类的，还需要确定是否是"有序"的，即类别是否具有某种有意义的顺序，有序类别的例子包括教育水平（低/中/高）以及诸如"从不""有时"和"总是"等调查的回应。无序的分类变量的例子是国籍、工作类型或婚姻状况。当分类变量具有明确的临床相关性时，是非常有用的。分类标准应在方案中预先定义，因为了解了试验结果以后很容易在选择这些标准时产生偏差。

2. 连续变量（continuous variable） 连续变量几乎可以在一个范围内的任何值上。连续变量的例子是人的身高、年龄、BMI和血压。即使数值受到限制（如粗糙的测量设备使得测量值之间可能存在间隙），我们通常也可以将变量"建模"为连续的。

3. 等级数据（ordinal variable） 等级数据将观察单位按某种属性的不同程度分组，统计各组的观察单位数目所得到的数据，如病情分轻、中、重，它们各类别之间存在着程度上的差别或等级关系。如对一批患者尿蛋白化验结果按—、±、+、++、+++分组，症状的无、轻、中、重，免疫学中抗体滴度等。其特点是各组之间既有等级顺序，又有程度与量的差别，故也称等级数据或半定量数据。临床分级表（clinical scales）主要用于主客观性的评估，可以分为三个等级：轻度（mild）、中度（moderate）、重度（severe）。

4. 时间变量（time variable） 在特定情况下，长期治疗中的事件发生时间（time to event）的数据是有意义的。例如，事件发生时间的数据可以是从治疗到死亡的时间跨度，或肿瘤学中的肿瘤进展，也可以是恢复等正面的事件。在处理此类数据的研究中，通常需要预期大部分的随访损失（如通过治疗终止或与治疗无关的死亡）。这些研究的统计分析，通常使用生存分析方法。

三、偏倚的控制

1. 随机化分组 当临床试验需要有对照组时，为了避免研究者或受试者主观选择参与组别而造成的可能偏差，就需要严格执行随机化分组（randomization）。采用随机化分组，两组均衡性好，可比性强，排除混杂偏倚；有严格的诊断、纳入、排除标准，入选受试者均质性好，观察指标与判断统一，减少入选偏倚；双盲法又可减少测量偏倚，从而保证了研究质量，增强结果真实性。常用的随机分配方法包括：简单随机分配（simple randomization）、区块随机分配（block randomization）、分层随机分配（stratified randomization）、机动随机分配（dynamic randomization）等。

一般而言，为使各组人数能大致相等，常采用区块随机分配法，例如A、B两个治疗组，如指定区块大小（block size）为4，且两组人数相等，则每个区块每组各进2人，但其可能分配方法包括AABB、ABAB、ABBA、BBAA、BABA、BAAB 6种，区块大小通常为治疗组别的倍数，为避免可预期的分派组别次序，区块大小需高于2，且区块大小不可以在计划书中透露。某些试验除治疗组别外，尚有少数潜在关键因素足以影响疗效结果，如病情严重度、多个试验中心等，则最好采取分层随机分配，以此关键因素为分层因子，每一层下再独立执行随机分配，如此可避免该关键因素在各个治疗组分布不均所造成的评估偏差。机动随机分派则适用于多个分层因子的试验，通常须借助于交互式语音分配系统(interactive voice randomization system，IVRS)才可执行。

随机化分组通常利用计算机程序生成随机的密码(randomization code)。由于确保了受试者在被分配到各个治疗组或对照组的机会是均等的，所以随机化可以减少入选偏倚。当采用盲法包装后的研究药物被送到医院时，它们已都被贴了标签，标签上只有受试者的号码，♯101、♯102等。研究者和当地的人员只知道受试者的号码，不知道受试者的号码相对应的随机号码(randomization number)。随机选择和盲法在临床试验中通常一起使用，它们共同构成避免偏倚的最好的预防措施。随机化保证了一旦受试者在试验过程中因出现了严重不良反应而需要破盲时，只会影响到该受试者的盲性，而不会影响到其他受试者(图9-1)。

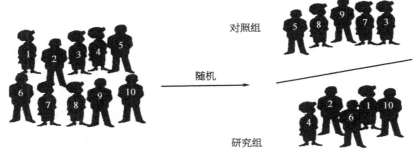

图 9-1　随机化分组示意图

2. 盲法原则　按照 GCP2020 版第二章第十一条(三十八)设盲，"指临床试验中使一方或者多方不知道受试者治疗分配的程序。单盲一般指受试者不知道，双盲一般指受试者、研究者、监查员以及数据分析人员均不知道治疗分配"。设盲的目的是为了消除临床试验中主观因素所导致的偏倚，这种主观影响可以来自研究者，也可以来自受试者或者是其他参与试验的工作人员。盲法设计又可以分为单盲法、双盲法、三盲法，也可以进一步分为混合性盲法、双盲双模拟法及开放性试验。

第二节　试验设计统计学的基本要素

一、试验设计的类型

1. 对照试验设计　新药临床试验必须设立对照组，因为对照试验的目的为比较新药与对照药物两组治疗结果的差别有无统计学意义。由于临床治疗中所获得的疗效可能由药物引起，也可能由非药物因素如休息、疾病或症状自愈等引起。当 A 药与 B 药治疗结果出现差别时，首先要确定这种差别是药物因素造成的还是非药物因素引起的，如 A 优于 B 不是由药物因素引起而是非药物因素偶尔造成的，称为假阳性。统计学上用无效假设(null hypothesis)来处理假阳性误差，先假设 A 与 B 两药药效之间并无差别，所出现的差别可能是非药物引起的概率(probability)，当这种概率小到一定程度时，如<5％或<1％，则前者95％或后者99％的差别是药物之间的差别所引起的，这就显示由机遇(概率)所造成的可能性很小，从而否定了前面假定的无效假设，证明 A 药疗效优于 B 药不是概率引起而是药物本身存在疗效差别所引起的。临床上把这种可能存在的假阳性误差称为Ⅰ类误差，用 α 值表示，当 α＝0.05，说明 A 优于 B 的结论是在95％显著性水

平上排斥无效假设的,也就是说 A 优于 B 由药物因素引起的可能性为 95%,仍有 5% 假阳性的可能性;若 α=0.01,则 A 优于 B 的假阳性只有 1% 的可能性。

临床试验中另一种误差为假阴性误差,用 β 值表示。有时 A 药与 B 药两药之间实际上存在着药物本身的差别,但在临床试验中由于区别这种差别的方法不够灵敏或能力有限而区别不出来,就是假阴性误差,统计学上允许假阴性误差不能超过 20%,即 β 值一般定为 0.1,不能 >0.2。1−β 为试验中区别两种差别的能力,即获得 A 优于 B 这一结果的把握度,如 β=0.2,则 1−β=0.8,说明 A 优于 B 的把握度为 80%。在临床试验设计中 α 值定得愈小,A 药优于 B 药的显著意义愈大,假阳性愈小,但试验所需病例数也就愈多;β 值定得愈小,1−β 值就愈大,A 药优于 B 药的把握度就愈大,但病例数也就需要愈多。通常临床试验中。α 值可定为 0.05,β 值定为 0.2,已能满足统计学要求。

由上可见,只有在设立对照组的条件下才能评价两药之间出现疗效的差别是否为假阳性误差,是否具有统计学显著意义以及判定这种显著意义的把握度有多大。

对照试验主要可分为 2 种类型,即平行对照试验与交叉对照试验。前者同时设试验组与对照组,将病情类同的患者随机区分为 2 组(试验组与对照组)或分 3 组或 3 组以上(试验药 1 组,对照药 2 种或 2 种以上,也可以设对照药 1 组,试验药则以不同剂量或不同给药途径分为 2 组或 3 组)。

交叉试验则在同一组患者中先后试验 2 种或 2 种以上不同药物,如试验 2 种药则同一组患者等分为 2 组,第一组先试 A 药,间隔一定时间后试 B 药,第二组则先试 B 药,间隔一定时间后试 A 药。如试 3 种药(A、B、C),则将患者等分为 3 组(Ⅰ、Ⅱ、Ⅲ),每位患者均先后试 3 种药,各组试药的顺序:Ⅰ组 A→B→C、Ⅱ组 B→C→A、Ⅲ组 C→A→B。

对照药的选择,分阳性对照药(即有活性的药物)和阴性对照药(即安慰剂)。新药为注册申请进行临床试验,阳性对照药原则上应选同一家族药物中公认较好的品种。新药上市后为了证实对某种病或某种症具有优于其他药物的优势,可以选择特定的适应证和选择对这种适应证公认最有效的药物(可以和试验药不同结构类型、不同家族但具有类似作用的药物)作为对照。

安慰剂对照不用于急、重或有较重器质性病变的患者,常用于轻症或功能性疾病患者。如果试验药作用较弱时,一般只能选中、轻度功能性疾病患者为对象进行治疗。为确定药物本身是否有肯定的治疗作用,宜选择安慰剂对照,只有证实试验药显著优于安慰剂对照组时,才能确认药物本身的药效作用。

2. 析因设计 在析因设计中,通过使用不同的治疗组合,在同一组受试者中同时评估两个或更多个因素。最简单的设计是 2×2 因素设计,其中受试者被随机分配到四种可能的因素组合之一,比如因子 A 的水平 A1 和 A2,因子 B 的水平 B1 和 B2(因素可能是治疗,水平可以是相应治疗或安慰剂的应用)。这些可能的组合是 A1 和 B1、A1 和 B2、A2 和 B1、A2 和 B2。在许多情况下,析因设计用来检验特定单位 A 和 B 的相互作用。相互作用的统计检验是依靠统计模型来实现的。如果用主要效应的检验来计算样本量大小,则可能缺乏检验相互作用的效力。当该设计用于检验 A 和 B 的联合效应时,特别是如果治疗是同时使用时,相互作用考虑是重要的。

析因设计的另一个重要用途是确定组合产品的反应剂量的特性,如将治疗 C 和 D 结合起来,尤其是在先前研究中以某种剂量确定每种单一疗法的功效时。选择数量为 m 的 C 剂量和数量为 n 的 D 剂量,完整设计则由 m·n 个治疗组组成,每个治疗组接受不同的组合。然后,可以使用所得到的反应估计来帮助确定临床使用的 C 和 D 剂量的适当组合。此外,析因设计也可以在不考虑相互作用的情况下来评估相同受试者中的有效治疗。

3. 成组序惯设计　成组序惯设计用于促进中期分析的进行。虽然成组序惯设计不是中期分析的唯一可接受的设计类型,但它们是最常用的。统计方法应事先充分说明。

如果研究中治疗的优效性被清楚地确定,或者相关治疗差异的证明变得不可能和明显存在不可接受的不良反应,成组序惯设计试验中的中期分析的目标要考虑尽早停止试验。为此,必须计划统计监测方案。通常监测功效的界限需要更多证据来提前终止试验,而不是出于安全原因终止试验的界限。

二、多中心试验

进行多中心试验有两个主要原因。首先,它是一种更有效地评估新药的可接受的方式,在某些情况下,它可能是在合理的时间范围内录入足够多的受试者以满足试验目标的唯一实用方法。研究可能有几个中心,每个中心有大量受试者,或者在罕见疾病的情况下,它们可能有大量中心,每个中心的受试者很少。其次,可以将研究设计为多中心(和多研究者)研究,以便为随后的研究结果的推广提供更好的基础。这样就能从更广泛的人群中招募受试者,并在更广泛的临床环境中研究药物。在这种情况下,许多研究者的参与也使得对药物的价值进行更广泛的临床判断。多中心研究有时可能在许多不同的国家进行,以便进一步促进普遍性。

如果要对多中心研究进行有意义的解释和推断,那么在所有中心都应该明确地实施相同的方案。此外,样本量和把握度(检验效率)的计算取决于同样治疗在中心之间的差异是相同的无偏估计假设,程序也应尽可能标准化。如果合理计划研究者会议,研究之前的人员培训以及研究期间的仔细监测,评估标准和方案的变化是可以减到最小的。良好的设计的目的在于实现每个中心内治疗的受试者分布相同,良好的管理应该维持这一设计目标。

在适当的情况下,即当中心是固定效应时,应该探索中心和治疗的交互作用,因为这可能会影响结论的推广。可以通过分析各个中心的结果的图表来识别解释治疗和中心的交互作用。例如交互作用的重要性测试,如果在并没有真正的中心和治疗交互作用的情况下,模型中常规包含交互项会降低主效应测试的效率。在存在真正有治疗和中心的交互作用的情况下,对主要治疗效果的解释是会有争议的。在任何情况下,必须在方案的统计部分中预先定义与包含交互项有关的策略计划。当有少数大型中心主导试验并且包含一些小型中心,可能会出现问题,中心大小的不平衡可能会造成影响。

三、检验的类型

所有研究都应该控制得出错误结论的风险。由于计算的 P 值估计了Ⅰ类错误的概率,即错误地拒绝无效假设的概率。通常保持Ⅰ类型错误的概率较低会增加Ⅱ型错误的概率,即错误地不拒绝无效假设的概率。

对于所有类型的比较,Ⅰ类错误率通常设置为 5% 双侧(或 2.5% 单侧),即 $\alpha = 0.05$ 和 95% 置信区间用于统计推断。此规则是被普遍使用的,例外的是在生物等效性研究中使用 90% 置信区间。

1. 试验显示优效性　优效性研究目的在检测两种或更多种治疗之间的显著差异,因此无效假设应该说明相等,而备择假设应该说明治疗之间的差异。当检测显著时(P 值 <0.05),我们可以拒绝无效假设并得出结论:检测的治疗之间存在显著差异。如果检测确实得出不显著,我们

只能得出治疗组之间的没有显著差异的结论。一项成功的优效性研究显示,测试组和对照组之间存在统计学上的显著差异。发现讨论这种差异的临床相关性(特别是如果证明试验治疗优效于安慰剂)和可能与不良反应有相关性可能会有更多额外的益处。对于严重疾病,当存在适当的阳性对照时,安慰剂对照试验可能被认为是不道德的。在这种情况下,应考虑科学合理地使用阳性控制。每项研究都要按情况具体考虑安慰剂对照与阳性对照的适当性。

2. 试验显示等效或非劣效　还有些临床试验研究药物会参考治疗进行检测比较,而目的不是显示优效性。这些类型的定义根据其目标分为两大类:一个是等效试验,另一个是非劣效试验。非劣效性或等效性测试目在证明两种治疗之间的非劣效性或等效性。无效假设应分别表示劣效或非等效,而备择假设应分别表示非劣效或等同。

3. 等效性试验　生物等效性试验属于前一类。在某些情况下,临床等效性试验也是出于其他监管原因而进行的。在一项等效性研究中,相关的无效假设是"对试验治疗的反应至少比控制治疗的反应低 $\delta1$ 或至少高出 $\delta2$",试验的目标是拒绝这种做法,支持另一种假设"治疗和对照处理的差异最多分别为 $\delta1$ 或 $\delta2$"(界值 $\delta1$ 和 $\delta2$ 可能相等,但也可能不相等)。

对于主动控制等效性试验,需要该间隔的上下等边距。等效界值的选择需要临床证明。当治疗反应差异的整个置信区间落入理论区间的等效范围内时,推断等效性。使用此方法,可以将所有类型 I 错误控制在所需的显著性范围内。通常置信区间应为双侧 95% 置信区间,或者两个同时进行的单侧测试应该是 2.5% 的水平。在生物等效性研究中使用 90% 置信区间。

4. 非劣效性试验　对于非劣效性研究,对照试验旨在表明研究药物的功效并不比对照药物更差。在方案中应规定等效界值,该界值是可以判断为临床可接受的最大差异。对于非劣效性试验,界值的极限取决于临床上的可接受范围,当治疗反应差异的置信区间的下界大于非劣效的界值时,推断出非劣效性。置信区间方法是单侧假设检验,无效假设是治疗差异(治疗反应减去对照反应)等于等效界值,备择假设是治疗差异大于等效界值。通常置信区间应为单侧 97.5% 置信区间,或者单侧测试应该是 2.5% 的水平。对于非劣效性和等效性研究,应在研究报告中提供治疗差异的点估计值。然而,关于非劣效性或等效性的决定将仅基于置信区间(如上所述),因为这些小样本量和(或)高变异性而导致点估计可能不精确设计和进行非劣效性、等效性研究,用来证明检验药物的公认检测效率水平。理想情况下,阳性对照等效或非劣效性试验也可以包含安慰剂,从而在一个试验中实现多个目标。检测灵敏度也很重要,这可用于区分有效治疗、效果较差或无效治疗。

第三节　试验进行中的基本考虑

一、样本量

临床试验中的受试者数量应始终足够大,以便为所提出的问题提供可靠的答案。样本量通常由试验的主要目标决定。如果样本量是在其他基础上确定的,也应该是明确和合理的。例如,基于安全性问题所需的样本量可能要比基于有效性问题所需的样本量大。

确定合适的样本量通常需要以下因素:主要指标的类型(如二元或连续)、检验统计量、检验类型(如优效、非劣效性或等效性、单侧或双侧检验)、无效假设、备择假设所选择的剂量,体现考虑在剂量和选择的受试者目标人群中检测或拒绝的治疗差异,错误拒绝无效假设的概率(I 型错误)、错误地不拒绝无效假设(II 型错误)的概率,以及处理撤回和方案违背(PD)的方法。在某些情况下，事件发生率是评估把握度的主要关注点，应该做出假设，从所需的事件数量推断到研究的最终样本量。

在方案中给出计算样本量的方法，以及计算中使用的任何量的估计值（如方差、平均值、反应率、事件发生率、待检测的差异）。还应提供支持这些估计的参考信息。在多于一个主要指标的情况下，应保留从每个变量获得的最不利（即最大）的样本大小。此外，在这种情况下，样本量计算应考虑计划测试的多样性。

在确证性研究中，假设通常应基于公布的数据或早期研究的结果。要检测的治疗差异可以基于在受试者的管理中具有临床相关性的效应的判断或者基于对新治疗的预期效果的判断。

通常Ⅰ类错误的概率设定为5%或更低，被测假设的先验合理性和预期结果会影响Ⅰ类错误的概率的选择。Ⅱ类错误的概率通常设定为20%或更低。

等效性或非劣效性试验的样本量通常是基于临床上可接受最大的治疗差异的置信区间。通常在真实差异为零时评估检验把握度（检验效率），但如果真实差异不为零，估计可能不太准确。

二、中期分析

进行中期分析有许多公认的原因，即在正式完成试验之前的任何时间比较治疗组，通常为了调整研究设计：① 对原始样本量估计的基础假设可能是基于最初的信息，在这种情况下，可能需要进行中期分析来修改假设并重新估计样本量。② 在研究过程中，可能会出现有效或无效的明确证据，或者可能发生不可接受程度的严重的不良事件，在这种情况下，中期分析可能支持早期中止试验的决定。③ 无效或不安全的研究组，特别是剂量发现研究中无效或不安全的剂量组，可能因中期分析而被取消，或者可以添加新的研究组或剂量组。④ 试验设计的先验不确定性，如非劣效性或优效性可以通过中期分析得以明确。

此外，中期分析数据可以使随访研究更早地开展，并用于规划相关研究或投资的规划。由于比较数量、方法和后果会影响到试验结果的解释，以及可能会增加Ⅰ类和Ⅱ类错误并引入偏差，因此所有中期分析都应明确证明，事先仔细计划并在方案中进行描述。这包括对用于调整Ⅰ类错误膨胀（inflation）的方法的描述。

执行中期分析必须是一个保密程序，以避免因使用非盲态数据和结果而产生的偏差。所有参与试验评估的研究者都应对中期分析的结果保持盲态，因为揭盲有可能会改变他们评估的态度，并导致招募受试者的一些变化或治疗比较中的偏差。该原则适用于研究者的工作人员以及与临床工作人员或受试者接触的申办方雇用的工作人员。通过建立一个独立的数据监测委员会以最好地保证盲目性，该委员会的职责应事先明确说明，所以只需告知研究者是否继续或中止试验的决定，或者对试验程序实施必要的修改。

由于偏离计划程序总是有可能使研究结果无效，因此应避免计划外的中期分析。任何未经适当规划的中期分析都可能会破坏试验结果，并可能削弱对结论的信心。

第四节　统计分析的基本考虑

一、分析集

如果随机进入临床试验的所有受试者都满足所有入选标准，遵循所有试验程序并提供完整的数据记录，那么所有受试者都符合方案并将用于分析。虽然试验的设计和实施应旨在实现这一目标，但方案可能会前瞻性地解决如何处理受试者和环境现实偏离理想的临床研究数据。为了限制偏差，方案还可以确定访问时间、治疗剂量等的可接受范围。方案还应规定流程，目的在于尽量减少由于任何违背方案引起的影响，包括各种类型的方案违反、退出和缺失值。方案还应考虑减少此类问题的频率和处理数据分析中出现的问题的方法。盲态数据审核的目的是在揭盲前发现确定由于违背方案而可能对分析计划需要进行的修订。希望能够发现关于发生的时间、原因及对试验结果的影响的任何重要的方案违背。方案违背的频率和类型、缺失值和其他问题应记录在研究报告中，并应描述它们对试验结果的潜在影响。

意向性分析（ITT）原则意味着主要分析应该包括所有随机受试者。这一原则需要完整随访所有随机受试者的研究结果。在实践中，这个目标可能是很难实现的。全分析集（FAS）是用于描述尽可能完整且尽可能接近意向性分析的分析集。在统计检测中，保存最初的分析中的随机化对于防止偏倚和提供安全的基础非常重要。在许多临床试验中，使用完整的分析集提供了一个比较保守的策略。在许多情况下，它所提供的治疗估计效果更多地可能反映后续实践中观察到的效果。

符合方案集（PPS）有时被描述为有效案例，有效性样本或可评估受试者样本，定义为全分析集中受试者的子集。这些受试者更有依从性。符合方案的标准，如完成预定的最少需要的治疗，主要指标测量的可行性，没有任何重大的方案违背行为，包括违反录入标准。分析中使用符合方案集使新治疗的有效率最大化，并且使科学模型最接近方案。但是符合方案集的效果可能保守也可能不保守，有偏倚。如果排除受试者过多，可能会影响试验的有效性分析。安全性数据集通常是随机进入临床试验后至少完成一次治疗的受试者。安全性数据集也应在方案中定义。

二、缺失值和离群值

缺失值和离群值的存在是临床试验中潜在的偏倚来源。因此，应尽一切努力满足方案中有关数据收集和管理的所有要求。丢失数据和离群值的处理应作为方案统计部分或研究报告的一部分进行描述。方案中应讨论是否保留或排除离群值的决定。我们应该意识到，排除离群值可能产生偏倚。对于主要指标，可以提供两个单独的分析，有或没有异常值，并讨论它们的结果之间的差异。最近一次观察的结转和复杂数学模型的使用，都可以用来补偿丢失的数据。这些应该在方案的统计部分描述和证明，并且应明确解释所使用的任何数学模型的假设。此外，证明相应结果的稳健性也很重要。

三、治疗效果估计

估计治疗组之间差异大小是至关重要的，并且可用于评估该治疗效果是否与临床相关。通常点估计可以是正态分布的变量观察到的差异的平均值，比率或其他适当的汇总统计量。

四、置信区间

由于样本量小和（或）变异性高，点估计可能缺乏精确度。因此，为了评估治疗效果的点估计的精确度，应该尽可能加上置信区间。正（或负）点估计的置信区间如果包含零是不显著的，如果一个或两个置信限度绝对数值很大，点估计接近零时不考虑有临床相关差异。

五、显著性测试

为了适当地评估风险和收益的平衡,应当优先报告精确的 P 值(如 $P=0.034$),而不是报告临界值(如 $P<0.05$)。统计学显著性和临床相关性不应该混淆。P 值以及效应量的置信区间的估计可以用于讨论结果是否具有临床相关性。

六、评估安全性和耐受性

根据与临床疗效指标相同的统计学原理,在适当的情况下评估安全性指标。另外一个要求是在解释任何统计分析的结果时需要参考安全变量的正常范围。一般而言,临床试验中不良事件的发生率较低,比较组间统计学显著性有时意义不大。应该考虑使用描述性摘要统计和图表。

七、统计分析报告

主要指标数据是报告的重要部分,应在报告中阐明,并应在报告的统计结果中包含足够的信息、汇总表和分析报告,以便审评人员可以轻松地核查原始数据和最终结果。对于每次分析,应该是可重复的,包括每个治疗组中的哪些受试者,并且应该指定相应的数字。特别是,审查员应该能够通过获取原始数据,应用统计方法和软件来检查统计程序,以得出报告中所提出的相同结论。

数据分析应根据方案的统计部分进行。应特别注意计划的统计分析与实际分析之间的任何差异,以及提供与计划分析的偏差的解释。进入试验的所有实验单位都应在报告中说明,无论它们是否包括在分析中。鼓励使用参与者流程图,应记录从分析中排除任何实验单位的所有原因,并且在所有相关时间点计算所有重要变量的测量值。

需要考虑所有实验单位或数据缺失,治疗退出和严重方案偏离对主要变量和主要分析的影响。对于随访缺失,退出治疗或严重偏离方案的实验单位,应对其进行描述性分析,包括其缺失的原因以及与治疗和结果的关系。

描述性统计数据是报告中不可或缺的一部分。合适的表格以及图形应清楚地反映说明主要和次要变量的重要结果。与试验目标有关的主要分析结果应重点描述。虽然分析临床试验的主要目标应该是回答主要目标所提出的问题,但可能会出现基于观察数据出现的新问题。结果可能有额外的分析,也许是复杂的统计分析。这一探索性工作应在报告中与方案中规划的工作区分开来。

在没有预先定义为协变量的基线值方面,有可能出现治疗组之间无法预见的不平衡,但这仍具有一定的预后重要性。如果用一些辅助分析得出的结论与计划分析基本相同,结论可以用来解释这些不平衡的影响。如果不是这种情况,则应讨论不平衡对结论的影响。

(陆芸)

参 考 文 献

[1] 国家食品药品监督管理总局.关于征求《药物临床试验的一般考虑》指导原则征求意见的通知[R/OL].(2015)[2019-12-22]. http://www.cde.org.cn/zdyz.do?method=largePage&id=230.

[2] Altman DG, Bland JM. Generalisation and extrapolation[J]. *BMJ*, 1998, 317(7155): 409-410.

［3］ Carter RL，Scheaffer RL，Marks RG. The role of consulting units in statistics departments［J］. *The American Statistician*，1986，40：260 - 264.

［4］ FDA. Guidance for industry E9 statistical principles for clinical trials［R/OL］.（1998）［2019 - 12 - 22］. https：//www. fda. gov/media/71336/download.

［5］ FDA. Table of surrogate endpoints that were the basis of drug approval or licensure［R/OL］.（2019）［2019 - 12 - 22］. https：//www. fda. gov/drugs/development-resources/table-surrogate-endpoints-were-basis-drug-approval-or-licensure.

［6］ Hayran M. Appropriate analysis and presentation of data is a must for good clinical practice［J］. *Acta Neurochir Suppl*，2002，83：121 - 125.

第十章　临床试验的数据管理

　　临床数据管理(clinical data management，CDM)是按照法规标准收集、整理和管理数据的过程，临床数据管理的目标是给临床试验提供高质量数据，也就是尽可能降低错误数据和丢失数据的数量，尽可能地收集到最多的数据进行分析(Gerritsen，et al.，1993)。临床数据管理是临床研究中的重要组成部分。CDM 的标准流程包括案例报告表(case report form，CRF)注释、CRF 设计、数据提取、数据输入、数据评估验证、数据库设计、数据库锁定、差异管理和医疗编码在临床试验期间定期的质量检查。CDM 的主要目标是确保准时提交高质量临床试验数据，并且要符合 GCP、统计分析和统计报告要求，为了达到这个目标，近年来越来越多的企业加大创新的数据利用技术方面的投资，提高临床数据管理在大型复杂的临床试验中数据质量(Lu Z，Su J，2010)，临床试验数据采集和管理会直接影响药物研发临床试验的质量。许多软件工具都可用于数据管理，这称为临床数据管理系统(clinical data management system，CDMS)。在多中心试验中，CDMS 已成为处理海量数据的关键。大多数制药公司使用的 CDMS 都是商用的系统，也有一部分是开放源代码的。常用的 CDM 工具有 Oracle Clinical、Clintrial、Macro、Rave 和 eClinical Suite。就功能而言，这些软件工具是相似的。这些软件工具成本高昂，需要复杂的信息技术、基础结构才能发挥作用。此外，一些跨国制药巨头使用定制的 CDMS 来满足其操作需要和程序。在开放源代码系统工具中，最突出的是 OpenClinica、openCDMS、TrialDB 和 PhOSCo。这些 CDMS 软件是免费提供的，在功能方面与商业软件一样好。这些开放源代码软件可以从各自的网站下载。

第一节　临床试验数据管理机制的
条例、准则和流程

　　与临床研究的其他领域类似，CDM 流程必须遵循相应的指导原则和标准。制药业越来越多以电子方式收集药物的评估数据，因此不仅需要遵循 CDM 机制的指导原则，还需要维持电子数据获取的标准。电子记录必须遵循联邦法规(Code of Federal Regulations，CFR)。本规则适用于创建、修改、维护、存档、检索或传输电子格式的记录。此外，要求使用经过验证的系统，以确保数据的准确性、可靠性和一致性，并使用安全的由计算机生成的、有时间标记的审核跟踪过程，来独立记录数据条目的日期和时间，以及创建、修改或删除的电子记录。并且，应当建立适当的程序和控制，以确保数据的完整性、真实性和保密性。

　　临床数据管理学会(Society for Clinical Data Management，SCDM)出版的临床数据管理实践准则(Good Clinical Data Management Practices，GCDMP)，是 CDM 内部操作要遵循的最佳专业标准。GCDMP 最初发表于 2000 年 9 月，此后进行了多次修订。2013 年 10 月版本是当前使用的 GCDMP 版本(Society for Clinical Data Management，2013)。

　　临床数据交换标准协会(Clinical Data Interchange Standards Consortium，CDISC)是一个全球

性、开放、多学科、非营利性的组织,通过建立标准来支持采集、交换、递交和储存临床研究数据与元数据。其使命是发展和支持建立全球性的数据标准平台,使信息系统能够互相交流,从而促进医药研究和相关卫生保健领域研究的发展。CDISC 创建了一系列临床研究数据的标准,在这些标准中,有两个很重要的标准,即研究数据表格模型实施指南(Study Data Tabulation Model Implementation Guide for Human Clinical Trials,SDTMIG)和临床数据采集标准(Clinical Data Acquisition Standards Harmonization,CDASH),这两个标准在 CDISC 网站(www.cdisc.org)可以免费提供。作为指南,SDTMIG 描述了数据的模型和标准术语的详细信息。CDASH 定义了在临床试验中收集数据的基本标准,并从临床、管理和科学角度记录所需的基本数据信息。图 10-1 和图 10-2 显示了临床数据管理的基本流程。

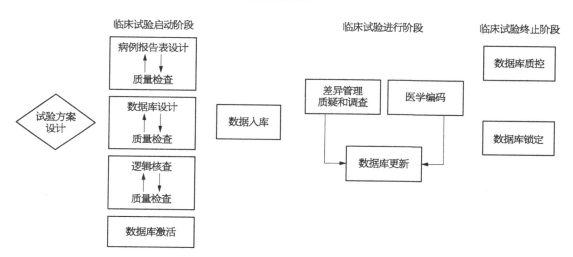

图 10-1 临床数据管理流程图

一、检查和最后审定临床试验文件

从数据库设计的角度对方案进行审查,以确保数据库与方案的一致性。在这次审查中,CDM 会确定要收集的数据和收集访问时间表的频率。然后,由 CDM 设计病例报告表(CRF),这也是将方案的内容转换生成数据的第一步。数据字段应明确定义并在整个流程中保持一致。输入的数据类型应在 CRF 中标出。例如,如果体重要求保留两位小数点,则数据输入字段应在小数点后放置两个数据框。同样,在数据字段的旁边也应提到必须进行测量的单位。CRF 的设计应该简洁明了、定义明确以及方便用户使用(除非用户是输入CRF 数据的人员)。此外,还应提供 CRF 填写说明(称为

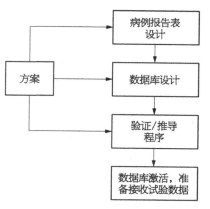

图 10-2 临床试验数据管理
启动过程图

CRF 的完成指南),以便使研究者获取无差错的数据。CRF 注释是根据 SDTMIG 或内部所遵循的规则来命名变量的。注释是 CDM 工具中用来表示临床试验中的变量的编码术语。表 10-1 中提供了一个带注释的 CRF 的示例。在分类变量问题(如变量是性别,男性或女性)中,所有可能的选项都会被编码。

表 10-1　带注释的 CRF 的示例表

Field Name Data Type Units	Values	Pre-Filled Values	Include Field OID
① BRTHDAT dd MMM yyyy			BRTHDAT
② Sex $1	M=male F=female		Sex
③ Race $41	Caucasi AN= Causasian Black or African America N=Black or African American Asian (Chinese) =Asian (Chinese) Asian (other decent) =Asian (other decent)		Race

在此基础上,定一个数据管理计划(data management plan,DMP)。在此计划中,提供了处理数据的流程图,并描述了在试验中应遵循的 CDM 过程。CDM 流程清图如图 10-3。该系统描述了数据库设计、数据输入和数据跟踪指南、质量控制措施、严重不良事件协调准则、差异管理、数据传输/抽取以及数据库锁定指南。同时,还准备了一个数据验证计划(data validation plan,DVP),其中包括了要执行的所有编辑检查以及派生变量的计算。DVP 中的编辑检查程序有助于通过识别差异来清理数据。

二、数据库设计

数据库是计算机化系统应用临床试验软件,使 CDM 能够适用于许多不同的临床试验(Fegan & Lang,2008),为了确保数据安全,要进行"系统验证"。按照 GCP2020 版第二章第十一条(三十九)"计算机化系统验证,指为建立和记录计算机化系统从设计到停止使用,或者转换至其他系统的全生命周期均能够符合特定要求的过程。验证方案应当基于考虑系统的预计用途、系统对受试者保护和临床试验结果可靠性的潜在影响等因素的风险评估而制定"。在使用数据库前对系统规范、用户要求以及法规遵从等几个方面进行评估(Kuchinke, et al.,2010)。在数据库中定义诸如目标、间隔、访问、调查人员、研究中心和患者等研究细节,以及合理地设计 CRF 以便数据输入。在获取实际数据之前,使用虚拟数据在输入界面进行测试。

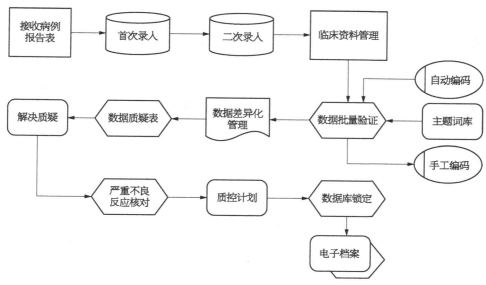

图 10 - 3　数据管理工作流程图

数据库设计和 CRF 的设计有密切联系。电子病例报告表（electronic case report form，eCRF）的优势是能将数据直接输入到能够相互关联的数据库。使用纸质 CRF 的话，先输入数据，而后再建立数据库中的数据关联。在这两种情况下，CRF 上所获取的所有相互关联的数据都会输入到数据库。

表 10 - 2　数据库部分示例表

Subject ID	Name of Patient	Age	Sex
A1111	ABY	23	M
A1112	BHX	25	M
A1113	XYZ	24	F
A1114	DYA	26	M

三、数据收集

数据收集过程可以通过使用纸张或电子界面来完成记录。会用到交互式语音应答系统、本地电子数据采集系统和中央网络系统。设计高质量的病例报告表（CRF）对数据收集和录入非常有帮助，提高了数据管理和统计分析的效率。例如，CRF 足够的信息与合理的结构，可以有效地简化数据库设计、数据验证过程和统计分析期间的数据处理。

CRF 是用于收集临床试验信息的工具。传统的方法是采用纸制 CRFs 收集数据，通过内部数据录入，将其转换为数据库。

电子病例报告表（eCRF）近来被广泛使用。使用 eCRF 的 CDM 流程中，研究者或 CRF 操作者会登录到 CDM 系统，并直接在现场输入数据。相比于纸质 CRF，eCRF 错误的概率较小，并且数据不一致的解决速度更快。eCRF（有时称为远程数据输入）的使用有助于制药公司提高药物开发流程的速度。

四、CRF追踪

在CRF中所做的记录都会由CRA进行检测，以确保记录完整，然后填写好的CRF移交到CDM团队。CDM团队会跟踪检查CRF并且维护所有记录。对于被跟踪丢失的CRF的页面和难以辨认的数据进行人工核查，以确保数据完整准确。如果数据丢失或无法辨认，则需要到研究者那里澄清说明。

五、数据输入

数据输入是与该项目制定的DMP一起进行的。这仅适用录入纸质CRF从研究中心收集来的数据。纸质CRF的数据由录入员输入到数据管理系统中。而eCRF的数据录入是在临床试验进行的研究中心直接进行的。通常纸质CRF的数据采用双份数据输入，即由两个录入员分别独立录入相同的数据文件，即二次录入，二次录入比一次录入可以减少差错，帮助校对数据输入的不一致部分，确保数据输入的准确性（Cummings & Masten J，1994；Reynolds-Haertle & McBride，1992）。

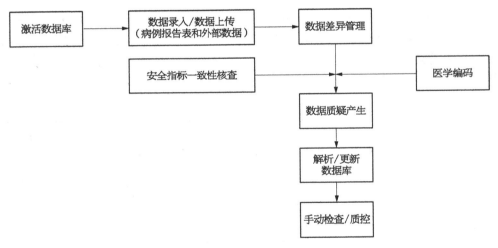

图10-4 数据输入过程图

六、数据验证

数据验证是依从方案来测试临床试验数据的有效性的过程。嵌入数据库中的逻辑检查程序被用于发现识别输入的数据中的不一致部分，以确保数据的有效性。这些程序是根据DVP中提到的逻辑条件编写的。最初，逻辑检查程序用虚拟数据进行测试。如数据点无法通过验证检查，即定义为差异。差异产生原因可能是由于数据不一致、数据缺失、数据范围检查和方案偏离等。在使用eCRF的研究中，会更频繁通过数据验证过程来发现识别差异。这些差异将由研究人员在登录系统后解决。在CDM过程中还会定期进行数据处理的质量控制。例如，在入排标准中，年龄定为18岁到70岁之间，编辑程序将验证两个条件是患者年龄<18岁或>70岁，如果符合验证条件，那就是有数据差异。

七、数据差异管理

数据差异管理是用临床数据管理系统清理患者数据的过程,包括人工检查和编程检查。如果是非常微小的数据差异,可以根据内部的规定来纠正。有些差异需要向试验中心通过出具数据质疑表(data clarification forms,DCF)来提出质疑。过程包括检验差异、调查原因,并以书面记录得出的结论或者注明不可行。差异管理有助于清理数据并收集足够的信息来观察数据中的偏差。大多数临床数据系统包含差异数据库,所有差异都会在审查跟踪中被记录并存储。

根据所确定的不同类型,差异可标记为需要向研究者进一步澄清,或者是不需要向中心发DCF 就可以纠正的两种情况。最常见的可以马上更正的是明显的拼写错误。对于需要研究者澄清的差异,DCF 将被发送到该中心。CDM 里的工具有助于 DCFs 的创建和打印。研究者会记录导致数据不一致的解决方法或解释。研究者提供的解决方法也将记录在数据库中。在 eCRFs 中,研究者可以访问数据库中标记的差异,并能够直接在网上提供解决方法。图 10-5 显示了数据差异管理的流程。

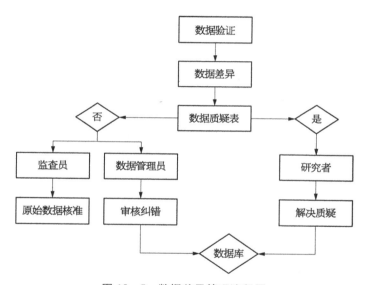

图 10-5 数据差异管理流程图

CDM 小组定期审查所有差异,以确保它们得到解决。已解决的数据不一致记录为"已关闭"。然而,差异并不是总能得到有效解决和"关闭"。在某些情况下,研究者可能无法对差异提供解决方法。这些差异将被视为"无法解决",并将在差异数据库中进行记录更新。

差异管理是 CDM 过程中最关键的流程。作为清理数据的重要过程,在处理这些差异时必须注意仔细检查。

八、医疗编码

在多中心临床试验中,有几位研究者或医学专家可能来自不同的中心,因此记录统一的医学术语是一个很大的挑战。来自 CDM 团队的医疗程序员就需要处理这些术语和执行医疗编码。

医学编码涉及疾病的病理过程和使用不同的药物类型的基础知识,以及医学知识术语和对疾病实体的理解,需参照医学分类标准和医学术语字典等进行系统表达的标准化。医学编码还需要了解电子医学词典的结构和它们的分类等级。在研究期间发生的不良事件、伴随用药、疾病史、合并症等都需要使用现有的医学字典来编码。

通常，监管活动的医学词典（*Medical Dictionary for Regulatory Activities*，MedDRA）用于对不良事件以及其他疾病的编码。*World Health Organization-Drug Dictionary Enhanced*（WHO - DDE）用于各种药物的编码。这些词典包含了在适当等级中对不良事件和药物的分类。其他词典也可用于数据管理（例如，WHO - ART 是用来处理不良反应术语的词典）。以下几个词典也经常用于医疗编码：COSTART（*Coding Symbols for The Saurus of Adverse Reaction Terms*），ICD9CM（*International Classification of Diseases 9 Revision Clinical Modification*），以及 WHO - ART（*World Health Organization Adverse Reactions Terminology*）。一些制药公司利用定制的词典来满足他们的需要，并符合他们的 SOP。

医疗编码有助于将 CRF 上的医学术语分类为标准词典术语，以实现数据一致性，避免不必要的重复。例如，研究者可能对同一不良事件使用不同的术语，必须将它们全部编码为一个标准代码，并在过程中保持一致性。不良事件和药物正确的编码和分类是至关重要的，因为错误的编码可能导致掩盖安全问题或突出与药物有关的错误安全问题。

九、数据库锁定

数据库经调整和修改后，由临床试验负责单位和各临床实验中心主要研究者审核确认，将数据库再次返回数据管理中心，进行数据库的最终锁定。所有数据管理活动都应该在数据库锁定之前完成。为确保这一点，使用预先锁定核对表，并确认完成所有核对工作。一旦从所有利益相关方获得了锁库的批准，数据库将被锁定，并提取清理好的数据进行统计分析。锁定后，数据库不能以任何方式改变。但是，如果存在极重要的问题或任何关键操作问题，有特别访问权的用户即使在数据库被锁定后也可以访问和修改数据。这个操作过程需要正确的归档，以及维护审核跟踪流程，并提供充分的解释更新锁定的数据库。数据抽取是在锁定后从最终数据库中完成的。

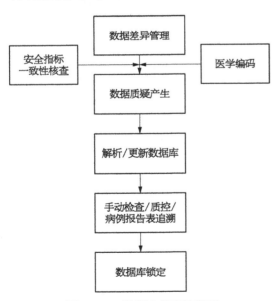

图 10 - 6　数据库锁定流程图

十、数据存档

数据存档是所有基本文件的长期存储，并允许评估临床试验的过程和数据的质量。数据存档遵循 ICH - GCP 指南（CPMP/ICH/135/95）和 GCP 指导原则。基本文件必须存档足够的时间，并且允许监管部门审核和检查。隐私数据的收集、处理和个人数据转移，特别是患者记录必须遵守相关的法律才能使临床试验取得成功。

十一、临床数据管理的作用和责任

在 CDM 团队中，团队成员有着不同的角色和责任。CDM 的团队成员的最低教育要求应该是生命科学和计算机应用专业毕业。理想情况下,医疗编码员最好是医学相关专业的毕业生。CDM 团队的基本成员组成有数据管理员/设计员、数据库程序员、医用编码员、临床数据协调员、质量控制助理、数据输入助理。

　　数据管理员负责监管整个 CDM 进程。数据管理员准备 DMP,核准 CDM 流程和与 CDM 流程相关的所有内部文件,以及控制和分配其他团队成员对数据库的访问。数据库程序员/设计员需执行 CRF 注释,创建研究数据库,并编程进行编辑检查从而验证数据。数据库程序员/设计员还负责设计数据库中的数据输入界面,并使用虚拟数据验证编辑检查。医用编码员需对不良事件、病史、伴随病症以及在研究期间进行的合并用药进行编码。临床数据协调员需设计 CRF,编写 CRF 填写说明,负责制定 DVP 和差异管理。所有其他与 CDM 相关的文件、核对清单和指南文件都由临床数据协调员编写。质量控制助理需检查数据输入的准确性并进行数据审核。有时会有一个独立的质量控制员对输入的数据进行审核。此外,质量控制助理还需验证所遵循的流程的相关文档。数据输入助理需跟踪 CRF 页面的接收情况,并将数据输入到数据库中(Ottevanger,et al.,2003)。

第二节　中国的临床试验数据管理以及挑战

　　中国临床试验注册数量的增长可谓突飞猛进,从 2005 年的 7 个和 2006 年的 48 个开始,2007 年达到 240 个临床试验;2013 年突破 1 000 个后,2016 年猛增到 2 617 个,2017 年 12 月 31 日达到创纪录的 3 939 个,在成为 WHO ICTRP 一级注册机构 10 周年之际,总量已达 14 241 个临床试验,成为 16 个一级注册机构中仅次于美国临床试验注册中心(clinicaltrial.gov)、日本临床试验注册协作网、英国 ISRCTN、澳大利亚-新西兰 ANZCTR 临床试验注册研究数量的注册机构,位列第 5(吴泰相,等,2018)。2015 年 7 月 22 日之后,CFDA 发布了《关于开展药物临床试验数据自查核查工作的公告》。在 CFDA 检验监督 GCP 遵循的过程中,CFDA 更注重的是对项目的临床试验数据的准确性和完整性的调查。2016 年 7 月 29 日,CFDA 发布了《临床试验数据管理工作技术指南》《药物临床试验数据管理和统计分析的计划和报告指导原则》和《临床试验的电子数据采集技术指导原则》。这三个指导原则用以规范临床试验数据,提升临床试验数据质量。电子数据采集(Electronic Data Capture,EDC)系统已成为全球首选的数据管理平台,它具有能提高数据质量和及时收集数据等优势。全球引入 EDC 已大大提高了数据收集质量以及收集流程的速度。在欧美,EDC 已经在大部分临床试验中用来收集数据。在中国,已经看到近年来 EDC 的使用率正快速增长。越是复杂的临床试验,EDC 节约的试验成本越高,其中 Ⅱ 期和 Ⅲ 期临床试验的研究成本至少减少 60％以上(尹芳,等,2015)。可见,虽然 EDC 系统应用存在一定的挑战,但与传统纸质数据管理相比,不仅可以优化试验数据流程、提升研究数据质量、及时做出临床风险决策,而且可提高试验效率、缩短试验周期、减少试验成本(Chen,et al.,2014)。但重要的益处是,EDC 能够实现有针对性的监控以及更快地分析数据的能力,这些都是非常宝贵的。然而,对一些药企来说,EDC 的成本相对昂贵。EDC 在中国的发展,培训也是至关重要的。EDC 培训要侧重于使用,因为研究者必须熟悉数据流的变化。此外,一旦收集了数据,可能还需要继续培训研究者及监查数据的人员,因为数据会出现错误(如数据不正确或缺失)。监查人员必须熟悉 EDC 系统和所引入的任何新程序。EDC 培训是通过一系列界面指导研究者将数据输入系统以及访问有关该数据的不同信息。

　　临床数据交换标准协会（The Clinical Data Interchange Standards Consortium，CDISC）已经就如何收集数据、收集什么类型的数据以及如何将数据提交给负责审批新药的药品监督管理部门建立起了一套标准。CDISC标准在中国被越来越多的企业使用。符合CDISC标准的数据便于进行交换、整合以及再次挖掘。CDISC标准即将成为欧、美、日等国家或地区药品申报数据的强制标准。国家药品监督管理局也在大力倡导使用CDISC，未来CDISC也将成为国家药品监督管理局的标准要求。目前主要被全球使用的EDC系统有Medidata Rave系统和Oracle InForm系统。Medidata Rave是1999年美国创建的，可称为EDC系统的金标准，并且获得了CDISC 8项认证，但是价格偏贵。Oracle InForm系统也是由美国创建的，它依托于Oracle强大的IT能力，InForm的功能也很强大，但软件的易用性不如Medidata Rave。中国创建的EDC系统有ClinFlash系统、海泰EDC系统、ClinicalSoft等。

（陆芸）

参 考 文 献

［1］ Chen JC，Liu HX，He YC，et al. The development of the electronic clinical trials and its future vision［J］. *Chin J New Drugs*，2014，23：377 - 380.

［2］ Cummings J，Masten J. Customized dual data entry for computerized data analysis［J］. *Qual Assur*，1994，3：300 - 303.

［3］ Fegan GW，Lang TA. Could an open-source clinical trial data-management system be what we have all been looking for［J］.*PLoS Med*，2008，5：e6.

［4］ Gerritsen MG，Sartorius OE，Veen FM，et al. Data management in multi-center clinical trials and the role of a nation-wide computer network：a 5 year evaluation［J］. *Proc Annu Symp Comput Appl Med Care*，1993：659 - 662.

［5］ Kuchinke W，Ohmann C，Yang Q，et al. Heterogeneity prevails：the state of clinical trial data management in Europe — results of a survey of ECRIN centres［J］. *Trials*，2010，11：79.

［6］ Ottevanger PB，Therasse P，van de Velde C，et al. Quality assurance in clinical trials［J］. *Crit Rev Oncol Hematol*，2003，47：213 - 235.

［7］ Lu Z，Su J. Clinical data management：current status，challenges，and future directions from industry perspectives［J］. *Open Access J Clin Trials*，2010，2：93 - 105.

［8］ Reynolds-Haertle RA，McBride R. Single vs double data entry in CAST［J］. *Control Clin Trials*，1992，13：487 - 494.

［9］ Society for Clinical Data Management. Good Clinical Data Management Practices［R/OL］. （2013）［2019 - 7 - 28］.https://scdm.org/gcdmp.

［10］ 尹芳，陈君超，刘红霞，等.临床试验纸质与电子化数据管理的比较研究［J］.药学学报，2015，50(11)：1461 - 1463.

［11］ 吴泰相，米娜瓦尔·阿不都，郝园，等.中国临床试验注册10年：现状与问题［J］.中国循证医学杂志，2018，18(6)：522 - 525.

第十一章　药物安全和药物警戒

第一节　概　　述

药物安全和药物警戒(pharmacovigilance，PV)是一门发展非常迅速的新兴学科。虽然有关药物安全、药物不良反应的记载可以回溯到数千年前中国的神农尝百草和希腊盖伦医生的处方成分和剂量学说，但是说到现代意义的对药物安全的认识，必需提到1961—1962年的沙利度胺(反应停)灾难。这一药物导致了大约10 000例儿童出生缺陷、海豹畸形，从而促使了药物安全和药物警戒法律法规的建立，这些法律法规成为目前药物监管法规机制的基础。

药物警戒这个名词由法国科学家在1974年首创，来源于古希腊phamakon(意为药物)及拉丁词vilare(意为警戒)。药物警戒可以理解为监视、守卫、时刻准备应付来自药物的伤害。1992年，法国药物流行病学家Bernard Bégaud正式给出了药物警戒的解释，即防止和监测药物不良反应的所有方法不应仅仅限于针对上市后的药品，应该包括上市前的临床研究甚至临床前试验阶段(孙钰，2010)。

2002年，WHO发布了关于药物警戒的定义和目的：药物警戒是与发现、评价、理解和预防不良作用或其他任何可能与药物有关问题的科学研究与活动(World Health Organization，2019)。根据WHO的指南性文件，药物警戒涉及的范围已经扩展到草药、传统药物和辅助用药、血液制品、生物制品、医疗器械以及疫苗等。

药物警戒不仅涉及药物的不良反应，还涉及与药物相关的其他问题，如不合格药品、用药错误(medication error)、缺乏疗效的报告(lack of efficacy)、对没有充分科学根据而不被认可的适应证的用药(off label use)、急慢性中毒的病例报告、与药物相关的病死率的评价、药物的滥用与错用、药物与化学药品、其他药物和食品的不良相互作用。通过药物警戒活动，对药物安全性信息进行收集、监测、研究、评估和评价，对使用药物获得的效益和带来的危害风险做出科学的判断和评估，确保患者使用后的效益大于风险。药物警戒的最终目标为合理、安全地使用药品；对已上市药品进行风险/效益评价和交流；对患者进行培训、教育，并及时反馈相关信息。

一、药物安全和药物警戒的意义

因为不是所有的药物危害都能够在上市前被发现，所以药物警戒活动贯穿于药物的整个生命周期，从药物开发、上市前研究，到上市后，有的药物危害甚至导致药物撤市。

上市前虽然需要进行严格的体内、体外动物实验(临床前研究)和临床试验，但是在此期间所获得的安全性数据是非常有限和不完整的。动物实验所获得的安全性数据是很好的第一手资料，但是人类和动物之间存在种属差异，仅能提供参考和借鉴。而上市前临床试验参与的受试者往往数量有限，并且是根据新药申请的适应证给予严格的入选排除标准筛选得来的，在临床试验中得到的不良反应的认识也只是反映了这个小群体内的情况。而对一些特殊人群，比如孕妇、儿童和老人,他们的安全性数据在上市前往往是不全或缺失的。另外一些低发生率的不良反应和一些需要长期应用才能发现的不良反应、毒性反应以及药物之间的相互作用在上市前临床试验中也不易被发现。当药物上市后,随着使用人数的增加和使用人群的扩大,会不断出现新的不良反应,对这个药物的安全性面貌的认识也会随之越来越全面。因此,药物上市后,需要更为密切地进行药物警戒活动,对出现的新的安全信号及时进行分析,对药物的效益风险及时做出评估,并通过合适的途径把更新信息及时传递给医务工作者和药物使用者,对保护公众生命安全意义重大。

通过药物警戒可以评估药物的效益、危害、有效性及风险,以促进其安全、合理、有效的应用;并且防范与用药相关的安全问题,提高患者在用药、治疗及辅助医疗方面的安全性;同时教育、告知患者药物相关的安全问题,增进涉及用药的公众健康与安全。因此开展药品不良反应监测工作对安全、经济、有效地使用药品是必需的,药品不良反应监测工作的更加深入和更有成效也离不开药物警戒的引导。药物警戒工作既可以节约资源,又能挽救生命,这对降低药品安全风险、保护和促进公众健康具有重要的意义。

二、相关术语

1. 不良事件(adverse event,AE)　药物治疗过程中所发生的任何不利的医学事件,但不是一定和药物治疗有因果关系。按照 GCP2020 版第十一条(二十六)"不良事件,指受试者接受试验用药品后出现的所有不良医学事件,可以表现为症状体征、疾病或者实验室检查异常,但不一定与试验用药品有因果关系"。

2. 药物不良反应(adverse drug reaction,ADR)　药物在常规的使用情况下,用于预防、诊断、治疗疾病或者调节生理功能时所发生的与用药目的无关的或意外的有害反应,并且被专业人员认为事件与治疗之间有一定的因果关系或者至少不能排除这种因果关系。按照 GCP2020 版第十一条(二十八)"药物不良反应,指临床试验中发生的任何与试验用药品可能有关的对人体有害或者非期望的反应。试验用药品与不良事件之间的因果关系至少有一个合理的可能性,即不能排除相关性"。

3. 严重不良事件(serious adverse event,SAE)　按照 GCP2020 版第十一条"(二十七)严重不良事件,指受试者接受试验用药品后出现死亡、危及生命、永久或者严重的残疾或者功能丧失、受试者需要住院治疗或者延长住院时间,以及先天性异常或者出生缺陷等不良医学事件"。

此外,还必须区分"重要"(severe)与"严重"(serious)的含义。重要是用来描述医学事件的程度,重要医学事件可能符合严重不良事件的定义,也可能不符合。

4. 非预期(unexpected)　指不良事件的性质和严重程度与已知的参考文件不一致,比如上市前药物与研究者手册描述的风险信息不符,上市后药物与说明书内容不符。

5. 可疑的非预期的严重不良反应(suspected unexpected serious adverse reaction,SUSAR)即被专业人员评估为严重的、非预期的、因果关系不能排除的不良事件。按照 GCP2020 版第十一条(二十九)"可疑且非预期严重不良反应,指临床表现的性质和严重程度超出了试验药物研究者手册、已上市药品的说明书或者产品特性摘要等已有资料信息的可疑并且非预期的严重不良反应"。

6. 因果关系(causality)　顾名思义就是原因和结果的关系。在此即为药物和(或)治疗是否是引起不良事件的原因。

7. 药物安全信号(drug safety signal)　WHO 对于药物安全信号的定义为：在所收集的信息中，一个不良事件与某种药物有可能的因果关系。这种关系是未知的或以前知之甚少的。

8. 个例安全性报告(individual case safety report，ICSR)　国际上对单个不良事件报告的规范名称。比较通用的报告格式是由国际医学科学组织理事会(Council of International Organization of Medical Sciences)于 1990 年推出的 CIOMS Ⅰ药品不良反应报告表格，被广泛用于个例报告的快速报告和信息交换。

9. 汇总报告(aggregate report，AR)　对药物安全性信息按照一定时限要求做出汇总分析。比如在全球药品监督管理部门、企业、医疗机构之间信息交流通用的定期安全性更新报告(Periodic Safety Update Report，PSUR)。

10. 风险管理(risk management，RM)　是指如何在一个肯定有风险的环境里把风险可能造成的不良影响减至最低的管理过程

三、药物安全和药物警戒法律、法规与指导文件

药物安全和药物警戒的政策法规是随着整个社会对药物安全认识的不断提高，以及公众对用药安全关注的日益上升而不断完善的。就像在概述里提到的 1961—1962 年的沙利度胺(反应停)药害事件，促使了美国药品修正案(Kefauver Harris Amendment)的出台。这是美国 1962 年对 1938 年食品、药品和化妆品法的修正。它要求药品生产企业在申请新药上市批准前必须提供药品有效性和安全性的证据，要求药品广告必须如实准确地讲明它的不良反应，等等。2007 年美国总统签署了食品药品管理法修正案[The Food and Drug Administration Amendment ACR (FDAAA) of 2007]。修正案加大了对药品安全的监管力度。对新药申请，或者上市药品出现新的安全性信息，FDA 可能要求企业递交风险评估和减低策略(Risk Evaluation and Mitigation Strategy，REMS)。

在欧洲，沙利度胺药害同样促使了 1965 年欧洲共同体药品管理指令(Council Directive 65/65/EEC)的颁布。此后随着欧盟的建立，1995 年欧洲药品产品评价局(European Medicines Evaluation Agency，EMEA)成立，2004 年改名为欧洲药品管理局(European Medicines Agency，EMA)。同年对欧洲的药品监管法规做了审核，并实施了新的法规欧盟药品管理法(The Rules Governing Medicinal Products in the European Union，2007)第九卷 A 部分人用医药产品药物警戒指南(Guidelines on Pharmacovigilance for Medicinal Products for Human Use)。2010 年 12 月欧洲议会和欧盟理事会通过了药物警戒立法(EU)1235/2010 法规和 2010/84/EU 指令。为了更好地促进新法规的具体实施，欧洲药品管理局(European Medicines Agency，EMA)制定了药物警戒实践指南(Guideline on Good Pharmacovigilance Practices，GVP)作为欧盟药物警戒工作的新准则，全面替换了旧指南(European Medicines Agency 2004)。

在我国，自 1983 年卫生部颁布《药品毒副反应报告制度》(后改为《药品不良反应监测制度》)以来，1989 年建立药品不良反应监测中心，在药物安全监测发面有了长足进展。1999 年中国国家食品药品监督管理总局和卫生部联发《药品不良反应检测管理办法(试行)》(2004 年 3 月正式颁布为《药品不良反应报告和监测管理办法》)，2001 年修订的《药品管理法》，对药品不良反应报告制度做了立法以后，我国的不良反应(ADR)传报量有了爆发性增长，2011 年 5 月 4 日中国国家食品药品监督管理总局颁布《药品不良反应报告和监测管理办法》(卫生部令第 81 号)，我国的 ADR 监测系统也日趋完善(Zhou，et al.，2014)。2017 年 6 月 19 日，中国以

第八个监管机构成员国（Regulatory Member）的身份加入了国际人用药物注册技术标准协调会议（The International Conference on Harmonization of Technical Requirements for Registration of Pharmaceuticals for Human Use，ICH），之后依照 ICH 的指导对药物安全和药物警戒法律法规迅速做出更新。2019 年再次修订了药品管理法，2020 年 7 月 1 日同时出台了更新的《药品注册管理办法》和《药物临床试验质量管理规范》，同时规范了安全性数据报告标准和程序以及一系列与 ICH 接轨的指导，并且《药物警戒质量管理规范》也于 2021 年 5 月颁布，即将在 2021 年 12 月 1 日起实施。这对于药物安全和药物警戒领域从法律法规层面上的提高到基层的具体落实具有划时代的意义。

四、国际间的合作和全球共识组织

药品市场的管理需要满足各地区、各国当地的公共卫生需求，但更需要有全球统一标准的疗效、安全和质量保证。共识标准有助于促进资源的有效利用，加强医生与患者之间的互动，保护患者的安全。这些标准是由药品监督管理部门、制药公司和其他有关的专业人士共同发起制定，本身不具备法律法规的约束力，但是是地方立法、法规或监管指导文件的基础。这里简单介绍一下和药物安全及药物警戒相关的几个主要的全球共识组织以及相关的共识。

世界卫生组织（World Health Organization，WHO）是联合国下属的一个专门机构，总部设置在瑞士日内瓦，只有主权国家才能参加，是国际上最大的政府间卫生组织。截至 2015 年，共有成员 194。中国于 1972 年 5 月加入 WHO，并一直有着非常好的合作关系。沙利度胺药害事件同样促使了 WHO 于 1968 年启动了一项由 10 个当时有不良反应监测系统的国家参与的国际药物监测合作计划（Global Monitoring），旨在收集和交流药品不良反应报告、编制术语集、药品目录以及发展计算机报告管理系统。1970 年，WHO 认为该合作计划已经取得成功，决定在日内瓦设立一个永久性的组织，命名为 WHO 药物监测中心（WHO Monitoring Center）。该中心于 1971 年全面开始工作，1978 年迁至瑞典的东部城市乌普萨拉（Uppsala），更名为世界卫生组织国际药物监测合作中心（WHO Collaborating Center for International Drug Monitoring），因此也被称为乌普萨拉监测中心（Uppsala Monitoring Center，UMC）（Almenoff，et al.，2005）。中国于 1998 年成为成员国，陆续上报部分不良反应监测数据。在这个全球监测合作计划中，近几年越来越多的国家加入，现在每年的报告数量已经达到了 3 500 万份。由该中心发展的不良反应术语集 WHOART 和药物目录 WHO-DD 被广泛应用于不良事件监测和传报系统。2011 年 7 月我国与 UMC 中心就《药品不良反应标准化研究和应用》项目开展技术合作。

国际人用药物注册技术标准协调会议（The International Conference on Harmonization of Technical Requirements for Registration of Pharmaceuticals for Human Use，ICH）简称国际协调会议。1990 年成立，将欧洲、日本、美国的监管机构和制药公司的代表汇聚在一起。中国国家食品药品监督管理总局（CFDA）于 2017 年成为 ICH 正式成员。ICH 的根本任务是协调，以确保提供安全、高质量的资源利用方式最有效地进行药品的研发和注册。

国际医学科学组织理事会（The Council for International Organizations of Medical Sciences，CIOMS）是一个国际、非政府、非营利机构，由世界卫生组织和联合国教科文组织于 1949 年共同设立。CIOMS 代表了生物科学的重要部分。宗旨是通过对健康研究的指导，包括伦理、医疗产品研发和安全，促进公共健康的发展。

自从 1990 年成立第一工作组《国际药品不良反应报告》以来，CIOMS 相继成立了 10 个工作组和一些未编号的工作组用以解决药物警戒中的热门话题,产生了以下重要的文件:国际药物阶段性安全更新报告总结(CIOMS Working Group Ⅱ 1992)、核心临床药物安全信息准备指南(CIOMS Working Group Ⅲ,1995)、上市药品利益风险平衡(CIOMS Working Group Ⅳ,1998)、当前药物警戒的挑战(CIOMS Working Group Ⅴ,1999)、MedRA 标准化查询(SMQs)的建立和合理使用-运用 MedDRA 进行药物不良反应检索(CIOMS Working Group on SMQs,2004)、临床试验安全信息管理(CIOMS Working Group Ⅵ,2005)、研发药物安全更新报告(DSUR)-临床试验中阶段性安全报告内容和格式的统一(CIOMS Working Group Ⅶ,2006)、数据检测在药物警戒中的实际运用(CIOMS Working Group Ⅷ,2010)、疫苗药物警戒术语的定义和使用(Report of CIOMS/WHO Working Group,2012)、药物风险最小化的实际运用(CIOMS Working Group Ⅸ,2014)、药物安全中的证据合成和荟萃分析(CIOMS Working Group Ⅹ,2016)、MedRA 标准化查询(SMQs)的建立和合理使用-运用 MedDRA(CIOMS SMQ Implementation Working Group,2016)、有效的疫苗安全监测 CIOMS 指南(CIOMS Working Group on Vaccine Safety,2017),CIOMS 药物警戒指南是 ICH 指南的基础。CIOMS 工作组(Working Group,WG)指南运用于数个 ICH 指南,如 ICH E2A 指南,临床安全数据管理-快速报告的定义和标准基于 CIOMS 第一和第二工作组报告;ICH E2B 指南,临床安全资料管理-个例安全性报告传输内容基于 CIOMS IA 工作组报告;ICH - E2C 指南,临床安全资料管理-定期安全性更新报告基于 CIOMS 第二和第三工作组的报告;ICH E2D 指南,药物批准后安全管理-快速报告的定义和标准基于 CIOMS 第五工作组的报告;ICH E2F 指南,安全性更新报告基于 CIOMS 第八工作组报告。

2003 年由 CIOMS 发起统一了医学术语集 MedDRA(Medical Dictionary for Regulatory Activities),并且建立了 MedRA 标准化查询。这是目前使用广泛的术语集,被运用于药物警戒和临床数据管理。

五、药物个例安全性报告

药物安全和药物警戒工作中最基础的信息来源于每一个单独的不良事件报告,海量的报告经过专业人员的评估,形成安全性数据库,才有可能进行安全信号的监测和挖掘,对有意义的信号做更深入的研究,从而发现有价值的安全性问题,进而建立和完善风险管理计划,对可控风险进行合理管理,对风险大于利益的药物停止研发或撤市。因此,每一个药物个例安全性报告(Individual Case Safety Report,ICSR)都是重要的安全信息,需要认真评估。

ICSR 的来源众多,有上市前Ⅰ～Ⅲ期的临床研究不良事件报告,上市后的通过医务工作者、患者、消费者等报告的自发性报告,还有文献报告、合作公司之间交流的报告等。根据当地的法律法规,不同来源的 ICSR 报告在报告的途径、对象、时限上会有不同。

一例 ICSR 是否是有效报告,一般来说需要满足四个要素:可确定的报告人、可确定患者(或者临床试验受试者)、可疑药物、不良事件。包含上述四项基本要素的报告称为有效报告,通过规定流程的评估,按照当地法律法规和国际共识,进行相应的报告和交流。而没有满足上述四项要素的报告称为无效报告,需要尽可能地与报告者联系以获得缺失的信息,如果获得足够信息可以作为有效报告,则做进一步评估。

另外,一些风险事件,即使没有发生不良事件,也可以构成有效报告,如怀孕或哺乳期用药、药物过量使用、错用、滥用、职业暴露、注射部位注射液溢出和缺乏疗效等。

ICSR 评估中最重要的判断包括严重性判断、预期判断和因果关系判断。接下来简单介绍一下如何对严重性、预期性和因果关系做判断。

1. 严重性(seriousness)判断　ICH E2D 指南对严重不良事件(反应)定义如下：导致死亡；危及生命(指患者在事件发生时有死亡的风险，而不是说如果事件进一步发展将会引起死亡)；患者需入院治疗或住院时间延长[仅指由于发生的不良事件(反应)需要住院或住院时间延长，对于原有计划的住院，如住院体检或择期手术不在此列]；导致持续或显著伤残或功能不全；先天异常或出生缺陷；重要医学事件。

因此对事件的严重性判断是有一个基本统一的标准的，符合上述六项，可以判断为严重事件。但是在日常工作中，对一些事件的严重性判断依然是有难度的，需要有丰富的临床知识、实践经验和对法律法规的熟悉。比如对重要医学事件的判断的把握，需要仔细分析患者的原有病情、药物使用情况等。

2. 预期性(expectedness)判断　根据 ICH E2D 指南，如果一个不良反应，其本质、严重程度、特异性或导致的临床后果与国家(地区)的产品信息(如产品说明书或产品特点概述)中的表述和描写不一致，即判断为非预期。如果药品上市许可证持有者(marketing authorization holder, MAH)不能明确预期性判断的，应把该不良反应作为非预期的处理。

因此只要不良反应比说明书或相关的产品信息(如临床研究中的研究者手册、公司的核心数据表等)中的不良反应部分的内容更具体、更严重、发生率更高，都应该考虑判断为非预期不良反应。例如说明书中列有肝炎，不良反应报告为爆发性肝炎，因事件更为具体应该考虑为非预期。或者说明书中列有脑血管意外，不良反应报告为脑血管意外死亡，因事件更严重应考虑为非预期。

3. 因果关系(causality)判断　因果关系判断是 ICSR 评估中的至关重要的部分，它决定了不良事件是否和药物使用有关。由于个例报告的信息十分有限，对个例报告的因果关系判断往往比较困难。但是个例报告又是安全信号检测、风险评估的基础，它提供了实时、早期、来自临床的信号，并且为今后的汇总分析提供确凿证据，所以需要有医学背景，最好是有实际临床经验的专业人员做因果关系判断。

因果关系判断目前依然没有一个通用的标准，还是相对比较主观的一项判断，需要评估者综合多种因素做出最佳的可能性判断。这里简单介绍一下 WHO UMC 推出的一项标准化的评估方法。这项评估方法是把 ICSR 的因果关系分为六个级别，分别是：肯定(certain)、很可能(probable)、可能(possible)、不大可能(unlikely)、有条件的/不能分类(conditional/unclassified)、不能评估/不能分类(unassessable/unclassified)。对不良事件或实验室异常的具体评估标准如表 11-1。

表 11-1　不良事件或实验室异常的具体评估标准

级　别	与药物使用有时间相关性	能由其他疾病或药物来解释	撤药反应(de-challenge)	药理或作用机制上肯定	再激发(re-challenge)
肯定	具有吻合性	不能	支持关联	十分肯定	再次出现
很可能	具有合理性	不太可能	支持关联	—	没有再次使用
可能	具有合理性	可能	缺乏或不清楚	—	—

（续表）

级　别	与药物使用有时间相关性	能由其他疾病或药物来解释	撤药反应（de-challenge）	药理或作用机制上肯定	再激发（re-challenge）
不大可能	不十分支持时间相关性	可以解释	—	—	—
有条件的/不能分类	存在不良事件或实验室异常				
需要更多的数据以进行正确的评估					

除了上述 UMC 评估标准外，CIOMS Ⅵ临床试验安全信息管理工作组提出了对上市前临床试验中的 ICSR 因果关系判断使用简单的二分法作判断，即对报告的不良事件与可疑药物的因果关系判断为"相关(related)"或者"不相关(unrelated)"。此关系评估中的关键点是药物的使用和不良事件的发生存在或不存在合理的因果关系，必须有充分的证据、事实来合理地支持最终判断。

六、汇总报告

ICSR 虽然能提供实时、早期、来自临床的信号，但是这些信号是单独的，是否对药物的安全性面貌有影响还需要有阶段性的分析。基于这个需求，药品监督管理部门要求制药公司提供汇总报告(aggregate report)，对药物在某一个时间段内的安全信息进行汇总分析、评估，并小结。各国(地区)的药品监督管理部门依照当地的法律法规，对汇总报告会有不同的要求和格式。在这里简单介绍两个 ICH 指导的汇总报告类型。

1. 阶段性安全更新报告(periodic safety update report，PSUR)　由于药物研发过程中的局限性，比如受试者人数有限，参与临床研究的患者有严格的入排标准并且用药较为单纯，另外一般临床试验的观察时间也相对较短，因此即使被批准上市，它的安全性也只是知晓了一部分，一些罕见的不良反应或长期的毒性反应都需要在更大的暴露人群和更长的治疗时间后才会被发现。PSUR 是上市后的阶段性安全更新，它的目的是监测药物上市后安全性面貌是否有改变。如果有改变，需要在产品说明书里注明以利于更好地更安全地使用药物。这是欧盟及一些国家对上市后药品的监管要求。

根据 ICH E2C 指南，PSUR 以药物诞生日(international birth date)为阶段性安全更新起点，含有同一活性成分的产品由同一药品上市许可证持有者(MAH)提供一份 PSUR。报告包含报告期间所有临床和非临床安全性信息。一般来说，在上市后的头 2 年，PSUR 需要每 6 个月提交 1 次，此后 2 年每年提交 1 次，之后为每 3 年。但是对于具体的药物，监管机构会根据具体的安全考虑做出具体的规定，并且当有新的适应证被批准，剂型、用药方式、用药人群以及安全性面貌发生变化时，监管机构可能会要求重新设定 PSUR 的报告区间。

2. 研发药物安全更新报告(development safety update report，DSUR)　为了对研发药物，包括上市后药物新适应证的研发提供统一格式和内容的阶段性报告，来解决不同国家、地区药品监督管理部门对研发药物年度报告格式及内容的不同要求，ICH E2F 对研发药物安全更新报告进行了指导。DSUR 提供 1 年内的有关研发药物综合性的报告。描述可能对临床试验受试者产生影响的新的安全问题，总结目前对已知的和潜在的风险的认识和管理，提供最新的临床研发项目的状况和研究结果。

　　DSUR 和 PSUR 的内容可以有交叉和重叠。DSUR 的专注点是研发药物，对于已上市药品有新适应证研发时，DSUR 的内容也会出现在 PSUR 的临床部分。但是 DSUR 和 PSUR 是各自独立的不同报告。

七、安全信号检测与风险管理

　　风险管理在药物警戒中越来越重要，美国 FDA 和欧盟 EMA 等国家近年来相继把风险管理列入药物安全法律法规中，规定制药公司或药品上市许可证持有人（marketing authorization holder，MAH）需要制定药物风险管理计划。比如 EMA2005 年 11 月颁布了人用药品风险管理欧洲指南（Guideline on Risk Management Systems for Medicinal Products for Human Use），明确了需要风险管理计划的具体情况。FDA 在 2007 年实施的食品药品管理法修正案［The Food and Drug Administration Amendment ACR（FDAAA）of 2007］中提出可能要求企业递交风险评估和减低策略（Risk Evaluation and Mitigation Strategy，REMS）。

　　EMA 要求企业必须在申请新药上市许可的时候递交风险管理计划（Risk Management Plan，RMP），并且在整个药品生命周期内及时更新和完善。EMA 明确规定了 RMP 需要包括下列信息：药品安全性概述，如何在患者中预防和最小化该药品的风险，用于获得对该药品的安全性和有效性更多知识的研究或行动计划，评估风险最小化措施的效益性。

　　FDA 在新药审批或者已批准药物出现新的安全信息时可能会要求企业递交 REMS。REMS 是用于管理已知或潜在的和药物相关的严重风险的安全策略，并且通过对患者安全用药的管理使患者能够继续使用该药物。每种药物是不一样的，因此针对每种不同药物的 REMS 也是不同的。REMS 的信息主要包括：① REMS 目标。② REMS 内容。③ 用药指南或者患者使用说明书。④ 交流计划，如何与医务工作者沟通以便实施该 REMS。⑤ 保证药物安全使用的措施，列举保证安全使用，减低说明书中某一严重风险的措施。⑥ 实施系统，描述监督和评估实施的系统。⑦ REMS 评价递交的时间表。

　　不管是 EU - RMP 还是美国 REMS，可以看到风险管理计划的核心都是识别风险、认识风险，并对其做减低风险的策略。如果不知道风险，就不可能建立风险效益的评估，不可能做出风险管理计划。风险管理是一个不间断的重复的过程，贯穿于药物的整个生命周期。风险从未知，到可能潜在，到认识并能控制是对药物的认识不断提升的过程。风险的来源就是药物警戒不断监测而获得的安全信息，包括药物开发过程中非临床体内、体外试验的毒理学数据，临床研究的 Ⅰ 期到 Ⅲ 期试验中观察到的不良事件，以及上市后收集到的不良反应报告等。每一例 ICSR 均可能成为药物安全信号。WHO 对于药物安全信号的定义为："在所收集的信息中，一个不良事件与某种药物有可能的因果关系。这种关系是未知的或以前知之甚少的。"（WHO，2002）大量的经过专业人员评估的 ICSR 在数据库里通过科学方法的挖掘，比如一些定量方法（quantitative methods）或整合分析（putting it all together），可以形成可疑信号，通过分析，再决定是否需要进一步通过临床观察、流行病学试验或临床试验去验证该安全性信号。

　　通过风险管理，可以使药物更加安全地在适用人群中使用。引起海豹肢畸形药害的沙利度胺，大家可能觉得是一种臭名昭著非常不安全的药物，应该禁止使用。而事实上，研究发现它能很好地用于多发性骨髓瘤的治疗，可以与美法仑、泼尼松联合使用，作为 65 岁以上或不能接受高剂量化疗的多发性骨髓瘤患者（未曾接受过治疗的）的一线治疗药物。根据欧洲药品管理局人用医药产品委员会的建议,欧洲委员会做出结论,如果采用恰当的风险计划来避免胎儿暴露于药物,那么沙利度胺对以上适应证的治疗效益将大于风险。沙利度胺妊娠防范计划(Thalidomide Pharmion Pregnancy Prevention Programme,PPP)是该药品在欧洲上市的条件。在患者与医护人员的通力协作下,公司制定了此计划,并得到了英国药品和健康产品管理局(MHRA)的认可。

因此,风险管理的目的是通过科学的方法收集和分析风险数据;有识别和管理风险的策略目标;沟通产品的效益、风险信息,以及如何适当地使用该产品的关键信息;最小化已知的和理论上的风险;根据现有的数据给产品适当的定位,运用多种手段和方式帮助患者降低风险,使产品在整个生命周期一直保持效益大于风险,从而达到良好的用药效果。

八、药物安全和药物警戒的具体实施

药物安全和药物警戒活动的目的是为了保证用药安全、保护公众健康。它贯穿于整个药物的生命周期。从药物开发到药物上市,或者由于安全性的问题最终撤出市场,其间的安全性信息都需要监测、分析和总结。

在药物开发的早期,非临床安全性信息对新药的研发至关重要,在这一阶段,安全性信息主要为药物的毒理作用和严重不良反应。非临床研究的目的是建立该产品在人类使用的可能作用的概貌,以便于设计临床试验中合适的剂量,以及早期发现潜在目标器官毒性的安全性监测措施。具体的目标包括:① 识别目标器官毒性。② 识别剂量-反应关系。③ 评估系统暴露和药理毒理反应的关系。④ 评估作用的可逆性。⑤ 评估在人体试验中的起始剂量的基础规定。⑥ 识别在人体试验中安全性监测的参数。

为了达到上述目标,非临床动物试验一般包括:① 两种哺乳动物种属中的急性毒理试验。② 两种哺乳动物种属(一个为非啮齿类)中的重复剂量毒理试验,剂量相当于或高于建议的人体临床试验用量。③ 安全药理研究,包括心血管、中枢神经和呼吸系统。④ 在Ⅰ期临床之前的体外基因毒性评估,包括变异和染色体损害,可在Ⅱ期临床前要求增加试验。⑤ 评估药物吸收、分布、代谢和排泄(ADME)的动物研究,需要在Ⅰ期完成和开始患者试验前出结果。⑥ 用药部位耐受性的动物研究,可作为其他毒理研究的一部分。⑦ 生殖毒性研究。⑧ 一般不要求在临床试验前做致癌性研究,但是在特殊情况下会被要求,比如基因毒性发现有潜在风险。

非临床研究所获得的安全性信息是有限的,但是这些安全性数据可以为以后人体使用时可能出现的不良反应提供预测和参考。即使药物已经进入临床试验,一旦在进行的动物试验中出现了新的严重的不良反应,这些安全性信息必须及时通报药政管理机构、伦理委员会和所有参加研究的研究者。具体通报时限和方式按照当地的法律法规,比如FDA要求15日内报告。

药物警戒能力建设,并实现可持续有效地管理患者和药品的安全,主要包括:① 新药上市前,在多国多中心临床试验,来自不同患者的安全相关数据的数量和种类是非常多的,因此必须建立一个简洁和有系统的安全监测系统,以发现和记录已知的和未知的不良反应,评估临床试验安全性和有效性,可以有助于新药的批准进入市场并使这些药物能够在市场上生存。② 如果新药被批准以后,没有药物警戒性的安全措施,这样就把患者置于危险之中,同时也使得制药公司陷入投资风险中,因此需要收集上市后药品的药物警戒数据。执行上市后药物警戒要求充分了解药品的范围,其中包括主动安全报告和药品上市后的安全性市场监督,它涉及风险识别、风险评估和风险缓解过程。

第二节　新药临床试验安全性监测及通报

当药物进入临床试验阶段,开始在人体内使用,受试者的安全是第一位的,考察新药的安全性主要包括安全性终点指标、AE 的记录以及 SAE 的通报。严重不良事件的通报,各国药事法规均有其要求和规范,GCP2020 版第四章第二十六条,"研究者的安全性报告应当符合以下要求:除试验方案或者其他文件(如研究者手册)中规定不需立即报告的严重不良事件外,研究者应当立即向申办者书面报告所有严重不良事件,随后应当及时提供详尽、书面的随访报告"。而且第一份报告必须是详细的书面报告。研究者必须遵守规则的要求将严重不良反应事件报告给药品监督管理部门和伦理委员会。

一、严重不良事件的报告原则

如果申办者将临床试验外包给 CRO,那么 CRO 实际上就成了申办者的代表。为了能够及时获得不良反应信息,及时分析和通报,申办者要求研究者必须在严重不良事件(serious adverse event,SAE)发生的 24 小时之内通报给申办者,或者申办者外包的 CRO 公司。申办者必须遵守法规要求将严重不良反应事件报告给伦理委员会(Institutional Review Board,IRB),还要向药品监督管理部门和卫生健康主管部门报告可疑且非预期严重不良反应。在临床试验中,申办者从医院得知导致死亡及危及生命的与药物相关非预期不良事件时起,应在 7 日内将其以电话或传真的方式报告给药品监督管理部门和卫生健康主管部门。试验用药的非预期、未出现死亡或危及生命的,与药物相关的严重不良事件应在 15 日内以书面形式向药品监督管理部门和卫生健康主管部门报告。

及时通报,申办者要求研究者及时通报各种严重不良事件,时限通常在 24 小时之内。研究者应将每个严重不良事件尽快通知申办者,无需等事件调查清楚再报,而应该先提交初步报告(initial SAE report),其他详细情况可以在调查清楚以后再报(follow-up report),初步报告决不应该因为等待其他资料而延误了通报。有时在严重不良事件发生当时,在第一时间研究者可能并不知道,比如受试者因车祸急症入院。但是研究者一旦知道,就应尽快将事件情况通知申办者。非严重不良事件可以采用病例报告表(CRF)的形式做好记录。

二、研究者的报告责任

按照 GCP2020 版第四章第二十六条,"研究者的安全性报告应当符合以下要求:除试验方案或者其他文件(如研究者手册)中规定不需立即报告的严重不良事件外,研究者应当立即向申办者书面报告所有严重不良事件,随后应当及时提供详尽、书面的随访报告。严重不良事件报告和随访报告应当注明受试者在临床试验中的鉴认代码,而不是受试者的真实姓名、公民身份号码和住址等身份信息。试验方案中规定的、对安全性评价重要的不良事件和实验室异常值,应当按照试验方案的要求和时限向申办者报告。涉及死亡事件的报告,研究者应当向申办者和伦理委员会提供其他所需要的资料,如尸检报告和最终医学报告。研究者收到申办者提供的临床试验的相关安全性信息后应当及时签收阅读,并考虑受试者的治疗,是否进行相应调整,必要时尽早与受试者沟通,并应当向伦理委员会报告由申办方提供的可疑且非预期严重不良反应"。

研究者需要收集、评估和报告试验过程中所发生的所有不良事件。内容主要包括:发生(日期/时间）、持续时间、程度（轻度、中等、重度）、与研究药物的关系、是否是严重不良事件。所有不良事件都必须记录在CRF内。另外，严重不良事件（同时也是不良事件），研究者通常需要迅速地报告给申办者（如24小时内）。

对于严重不良事件的报告，研究者不仅必须报告给申办者，而且还需报告伦理委员会（IRB）。有些IRB要求所有的严重事件都必须通报，而其他IRB仅要求通报严重且相关的事件或者仅仅是严重、相关且非预期的事件。IRB应让研究者了解他们要求报告的内容、报告的时限和机制。

三、申办者的责任

在整个试验过程中，申办者应持续收集安全性资料。只有这样，在出现新药试验相关的安全性问题时，才能做出正确的决定。例如，可以修改试验方案，若有严重安全性事件发生时，可以停止试验。在临床试验中后期，只有申办者才能全面了解药物的安全性资料，因为申办者有安全性数据库。申办者能见到"林"，研究者和IRB仅能"见树不见林"，因为研究者和IRB仅能看到他们所有医院受试者的安全性资料。因此，及时并全面审视新药试验相关的安全性是申办者不可推卸的责任。

四、试验方案中应有安全性通报的说明

安全性信息不仅仅在药品监督管理部门、申办者和研究者之间沟通，更为重要的是受试者有知情权，他们需要在决定是否自愿参加该项临床试验时，充分了解他（她）可能会面临的安全风险和可能获得的益处，并且知道一旦伤害，会得到怎样的补偿。在参加临床试验期间，所有可能改变风险效益的安全性信息也必须及时告知受试者，使他们能够自愿决定是否继续参加试验。所有这些沟通是以"知情同意书"书面文件进行交流，受试者必须完全理解知情同意书中的内容，并同意，才能够签署该份文件。当受试者签署了知情同意书，即表明该受试者自愿参加临床试验，从签署知情同意书开始，到临床试验结束（或者到方案规定的随访结束时间）之间发生的不良事件都需要报告给研究者，由研究者对其安全性做密切监测。

而在临床研究实施前，临床方案的安全性部分的设计对受试者的保护和安全性数据的获得都至关重要。在临床试验的方案中都应有收集和报告不良事件的详细说明，其中包括严重和非严重不良事件。主要项目应包括以下几个方面。

1. 定义　试验方案应有不良事件和严重不良事件的定义，以及相关/关联、预期/非预期事件的定义。

2. 事件收集期限　在试验方案中应该明确指定收集不良事件的期限。有些试验方案要求患者在签署知情同意书后，就开始收集不良事件，因为有部分研究设计是在用药前有原有药物治疗的洗脱期，停止原有药物治疗也是一种医疗操作。许多方案要求在患者使用研究药物后，开始收集严重不良事件。通常情况下，在治疗后的随访期内也需收集不良事件。有时试验中发生的不良事件在受试者停止试验时仍然存在。试验方案应讲明出现这种情况应该如何处理。通常严重不良事件需要继续追踪，直至症状消失或稳定。对试验结束时仍在继续的不良事件，常常会有一个追踪期。通常是以30日为限，不同的试验，追踪期可能不同，主要依据药物的化学成分、半衰期、受试者参与试验的时间长短、结合诊断和试验方案而定。

3. 怀孕　如果受试者包括育龄妇女（child bearing women，CBW），或者有些药物可能需要观察男性受试者配偶怀孕的情况，那么试验方案中应该有受试者或其配偶如果怀孕应该怎样处

理的说明。一般情况下，会追踪怀孕事件，直至小孩出生或妊娠中止。在怀孕过程中通常需要定期与受试者联系，确保知道最终的结果。

临床研究中的研究者手册（investigator brochure，IB）也是一个非常关键的临床文件，它总结了该药物在研发过程中所有重要信息。它根据研发过程中新的信息定期或不定期地进行更新，确保研究者能及时了解该研究药物的最新资料。其中有非常详尽的临床前和临床中及时更新的药物安全性信息，供研究者使用，并且需要递交伦理委员会留档。在做研究药物不良事件预期性判断时就是依据 IB 的最新安全信息进行的。

五、上市后药物警戒是临床试验安全性观察的延续

药物警戒的目的是准确地评估在使用新药人群中的收益与风险，根据不同类型的数据，完善的药物警戒系统可以帮助制药公司做出准确和可靠的药物安全性报告。所有这些过程对制药公司、药品监督管理部门以及医师和患者同样重要。药物上市后，在上市前研究中没有发现或未能被证实的不良反应会随着使用人群的扩大而出现，药物的风险效益关系需要及时地评估和通报。这些信息更能反映药物在整体人群中的真实的效益。但是上市后安全性信息的收集和评估的难度比上市前大，收集不容易，而混杂因素，信号噪音多，也因此上市后的药物警戒活动更有挑战性和现实的意义。建立药物警戒的方法很多，在如何创建药品系统方面存在许多差异。制药公司因为需要评估他们开发中的新药，必须建立药物警戒系统，由于所需的研究样本大小、地理地点分布、佐剂或对照药的不同，以及在不同国家的标准治疗的定义上的差异，目前各国在如何实施药物警戒方面存在着包括文化和监管方面的差异。全球试验中药物警戒是一个持续的过程。

新药上市后很大部分的 ICSR 来源于自发报告系统（spontaneous reporting system）。自发报告的精神为"主动报告人人有责"。因此如何让医务工作者和患者（使用者）能主动向企业和药品监督管理部门呈报不良事件也是一个教育过程，需要全社会的共同努力。保证呈报通道的可及以及通畅，企业需要担负起责任。另外各国政府的药品监督管理部门都建立了不良反应报告系统或检测系统，比如 FDA 的不良事件报告系统（adverse event reporting system，AERS）。欧盟会复杂一些，因为它是由各个主权国组成的，各个国家有他们自己的当地药品审批法规，同时还要符合欧盟（European Commission，EC）的法规要求，对欧盟成员国之间的 ICSR 和成员国之外的 ICSR 的交流也有不同要求，并且对 ICSR 如何进入欧洲药品管理局的不良反应报告系统 Eudra Vigilance 以及如何进行数据交换有非常详尽的指南。我国的全国药品不良反应监测网络是采用企业、医院网上传报的方式对自发报告进行监测。

另外，上市后的新药根据药物的实际情况，可能被监管机构要求进行上市后临床研究，或上市后的安全性研究，具体要求按照各国药品监督管理部门的法律法规。这里以欧洲药品管理局（EMA）规定的药品获得市场营销权后的安全性研究（post-authorization safety study，PASS）为例。PASS 是指药物上市后的研究目的为对安全隐患进行鉴定、特征化和量化，以确认安全性或者衡量风险管理的一系列措施是否有效。PASS 的目标包括：① 使药品的安全性特征化（比如随着时间的推移，确认发生在服药人群中的最常见不良反应）。② 对特殊的不良反应提供安全保障以消除有关安全方面的担忧。③ 调研潜在的和已确认的风险。④ 评估药品已批准的适应证在上市前未研究人群中的风险（如孕妇、老年人等）。⑤ 评估可能影响药品安全的生物利用和使用模式（如联合用药等）。⑥ 评估减低风险措施的有效性（如有关生物利用的研究，患者或医生的调查）。

PASS 的重要研究方法之一是非干预型研究(non-interventional study)。非干预型研究是指研究药物仅用于针对适应证治疗的受试者;药物的治疗方式(剂量剂型)均依照被批准的药品说明书,而不是有超出说明书的方案;诊断或监测随访程序(实验室检查、影像学检查等)均为临床常规,而不是研究特定需要;用流行病学方法来分析研究数据(European Medicine Agency,2012)。

第三节　药物警戒的体系和组织结构

一个完整的药物警戒系统应该包括的一些主要功能。无论一个公司的药物警戒部门是如何组成的,应该必备一些基本的功能,其中包括:① 健全的质量管理体系,包括 SOP、质量标准和人员培训。② 药物警戒专职人(QPPV)。③ ICSR 处理和审查。④ 信号检测和风险分析。⑤ 医学写作和总结报告、安全系统和数据库。⑥ 全球安全报告。图 11-1 显示了药物警戒部门的组成,在一些公司,一些工作可能由不同的部门执行,如安全监管报告可能是由公司法规部门底下的一个部门,或者归在公司的医学写作部门完成。有些工作可能外包给 CRO,而其他一些工作则保留在公司内部自己执行。

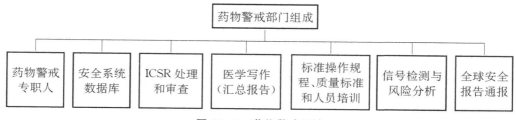

图 11-1　药物警戒系统

药物警戒部门的 SOP 可以很多,也可以很少,根据这个药物警戒的过程以及牵涉不同的部门的复杂性,根据自己公司的特殊情况来制定。有的公司 SOP 并不多,那么他们可以在 SOP 的下面再建立一些安全性管理计划(safety management plan,SMP)。这些 SMP 与该公司的 SOP 的精神是一致的,SMP 能提供更详细的执行步骤。有的公司的药物安全部门在 SOP 的下面再建立一些试验特定程序(study specific procedure,SSP)。

SOP/SMPs 应包括:① 严重不良事件报告。② ICSR 的处理(收录、报告处理流程、报告的评估、记录和文件归档)。③ 安全数据库的建立和维护。④ 审查受试者(临床/实验室)数据。⑤ 汇总报告的审查。⑥ 信号检测与风险分析。⑦ 安全信息的监管报告和 24 小时的安全监测。

一、安全性管理计划

国际间各国对安全性报告和要求在法规上有些差异,在满足各个参与国法规的要求的同时,又不影响整个试验 SAE 报告的收集,并使数据库能按照统一的标准来建立,那么整个 SAE 通报应有一个 SMP,使分布于不同国家的药物安全监查专员能按统一的工作程序来操作。

在临床实践中,医师习惯依据自己的临床经验去判断和处理安全性通报问题。而临床试验中的安全性通报很大程度上是基于国家药事法规的要求,包括定义、通报步骤和具体要求。

在临床试验开始之前所有的 SOP 和 SMP 都应该做一个系统的审查。所有严重不良反应报告的时限要求,以及受试者安全性数据的审查,包括解盲的程序都要有充分的讨论和审查。如果一个试验,还需要用数据监测委员会(DSMB),DSMB的章程也要做一个系统的审查。

此外,还应定期举行电话会议和(或)会议,以确保信息的充分沟通和交流,在研究期间根据需要对有些步骤和程序进行修改,并做好稽查和检查的准备工作。由于在临床试验过程中可能会出现一些新的情况,已有的步骤发生了变化,因此培训是药物警戒风险管理的一个重要组成部分。

二、药物警戒系统的质量管理系统

药物警戒系统的质量管理体系包括药物安全性报告的通报、数据的审查,以及文件的保存。质量管理体系的目的是为了确保所有药物警戒相关的工作达到最高的质量标准,并符合相关的法规要求和申办者的要求。关键要素包括质量标准、经批准的 SOP 文件库、质量控制(QC)程序、关键绩效指标(key performance index,KPI)、职务说明和培训计划。

质量管理体系贯穿于整个临床试验始终。在整个质量管理体系中,临床试验中的每一个步骤都要严格按照质量标准进行,如果有偏离质量规范,通过根本原因的分析(root cause analysis)来发现问题和寻找解决问题发生的原因,通过纠正和预防措施(corrective and preventive action),从而使发现的问题不会再发生。尤其重要的是,使人们认识到这个质量问题,在药物警戒部门的内部就已经得到了及时和完善的处理。

三、药品警戒部门的组织结构

药物警戒部门可以包含药物警戒医师、药物警戒专员(drug safety associate,DSA)、医学助手(medical assistant),一个 PV 团队可以有几个 DSA。一名药物警戒医师作为医学审查,可有一到两名医学助手处理一些行政事务。根据公司的规模大小、人员的多少,药物警戒部门可大可小。可以按照治疗领域,也可以根据产品,或按照临床前的研究或者是上市后的研究来分配人员。矩阵结构是常见的,图 11-2 描述了药物警戒部门的组织结构。

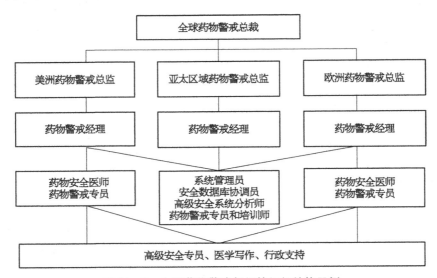

图 11-2 中型药物警戒部门的组织结构示例

1. 药物警戒总裁/总监 药物警戒总裁在 PV 部门是一个关键的角色,是最终负责部门内所有安全和风险管理活动的人。通常应具有多年的 PV 工作经验,而且是 PV 法规的专家。除了在公司内部担任行政领导职责以外,药物警戒总裁还作为公司的高级管理人员,负责安全战略、管理和安全风险管理、安全达标及安全质量保证等事项。药物警戒总监的职责可能与一些小型公司的药物警戒专职人(the qualified person responsible for pharmacovigilance,QPPV)类似。但是,通常尽可能地要把药物警戒总监的职责与 QPPV 分开,以确保 QPPV 独立执行日常本职工作。

2. 药物警戒专职人　按照法规要求公司必须配备一个 QPPV 的职位。QPPV 通常由药师或者制药公司的医师担任,主要负责药品的所有安全性的问题的收集和通报,必须严格遵守QPPV 的职责,以及药物安全性通报,必须在临床实验的安全性法规和政策方面有很好的经验。整个新药开发,QPPV 是所在制药公司和药品监督管理部门的桥梁和主要沟通、接洽人。

3. 药物警戒医师　在整个临床试验中,如果出现严重不良反应事件,这个严重不良反应的报告,通常会由药物警戒医师(safety physician)来评估不良事件和试验药物的相关性,因此要求药物警戒医师处于盲态,不能知道哪一个是治疗组,哪一个是对照组,因为这样会产生偏差。所以药物警戒医师应该保持他的独立性,以保护临床数据的完整性。其他职责还包括对汇总数据和报告的医学审查。有经验的药物警戒医师还参与信号检测和分析。

对于受试者安全性的检测,不能等到试验结束后,从总结报告中再去分析端倪,而应在整个试验过程中,密切观察、追踪以期及时发现问题、解决问题。在临床试验过程中,研究者碰到的是个别案例,"见树不见林",因此,药物警戒医师应积极配合研究者,利用 CRF、EKG 及中央实验室的数据库定期观察、追踪,进而分析是个案还是系统性的现象。如是否有系统性的白细胞下降、水肿、发热等,从另一个侧面来保证受试者的安全。不同地区的药物警戒医师,每周都要参加定期举行的电话会议,就本周内发现的新问题进行讨论。

4. 药物安全专员　药物安全专员(drug safety associate,DSA)的作用是监测和跟踪严重的不良事件,以及其他与医疗有关的药物安全信息。最重要的是确保按照试验方案的要求和药品监督管理部门报告时限及时处理和报告严重不良反应报告。DSA 通常由是护士、药剂师或其他专职的卫生专业人员担任。DSA 制定安全计划和其他研究特定程序,维护和更新药物安全性报告和文件数据库,协助药物警戒医师对实验室数据进行安全审查,DSA 和申办者联络医院,并参与项目小组会议和电话会议。

5. 医务助理　医务助理(medical assistant)的职责包括归档、传真,协助规划、组织会议、电话会议、培训会议,维持会议纪要,处理邮寄活动,回答 SAE 热线和其他部门电话,记录联系人并提交给适当的人员,维护办公用品和设备,创建、维护和审核工作跟踪系统,确保部门文件、文件室文件的准确性和审计准备就绪。在某些情况下,医务助理可作为数据录入人员接受培训,并可协助将安全信息数据输入相应的安全数据库。

6. 药物安全系统专员(safety systems specialists)　由于涉及大量数据,需要大量的数据库和技术系统来管理与 PV 相关的每日工作流程,包括单个案例管理和汇总数据分析。这需要有信息技术背景的工作人员。在某些情况下,这些工作人员进一步专门从事安全系统的创建、验证和维护工作。在较小的公司中,安全系统专家可能是 IT 部门的一部分,根据需要为其提供支持 PV。

7. 药物警戒部门的基本设施　目前各国的药事法规机构对于药物警戒部门的设备没有明确的要求。但是药物警戒部门保存受试者的数据,要有足够的空间来储存这些数据,这些数据必须保密。哪些人员可以获取和看到这些数据,要在试验开始之前做一个规定。制定突发灾难事件的应变计划,如地震、断电、电话和网络受到影响等。此外,还需要有一些基本的设备,在规定的时间内能够收集、发送药物安全性报告,还要保持盲态。药物警戒部门还需要有 24 小时的应急电话热线,在医院发生危及生命或者死亡病例,报告能够及时报告给 CRO 和申办者。另外 QPPV 必须 24 小时/7 日都能够随时应对各种危机的情况。

第四节 药物警戒的操作步骤

药物警戒包括临床试验数据、安全呼叫中心、自发报告和文献检索,每个领域都有可以建立一个单独的系统。根据药品监管政策、法规和指导文件,药物警戒部评估每个严重不良事件和试验药品的因果关系,对综合数据进行系统分析,做获益与风险的安全评估,以快速报告或汇总报告的模式。这在整个产品的生命周期中继续进行。图 11-3 显示了 PV 相关的主要活动的流程。

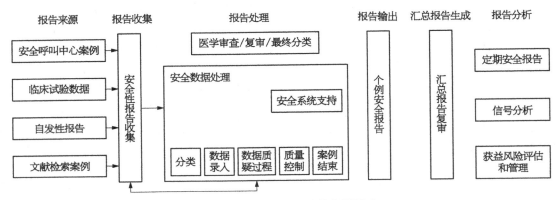

图 11-3 药物警戒相关的主要活动

目前严重不良事件的报告与记录通常都采用无纸化。所有的这些报告的处理和审查,都在药物警戒系统之中完成,这个审查的过程,都应该在 SOP 当中详细地列出来,每一个步骤都清清楚楚的记录,有利于今后的稽查。图 11-4 描述了这一工作流程。

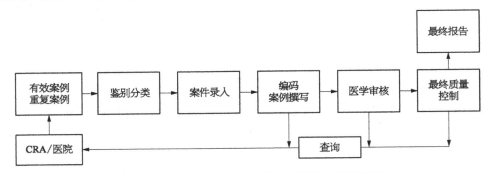

图 11-4 安全数据库严重不良事件案例处理流程图

SAE 处理步骤:① 当研究者或者监查员发现了一个 SAE,那么这个事件就应该立即通报给申办者。② 一旦申办者或者 CRO 收到了 SAE 报告,就应该立即评估报告是不是符合 SAE 报告的基本要求。③ 如果是有效的报告,就要进行进一步检查,是不是有同一事件重复报告。如果不是重复报告,是已经通报过的 SAE 报告,那么现在这个报告就不是初次报告(initial report),而是随访报告(follow-up report)。④ 如果报告确认为有效的初次报告,还要检查这个事件是预期的还是非预期的,这个事件和研究药物有无相关性,这个报告是不是符合严重不良反应报告的要求。此外,还要审查这个事件是不是死亡或者是危及生命的事件。如果是死亡病例或者是危及生命的事件,还要在法规规定的时间内处理完成,并且报告到国家药物安全监测中心。⑤ 然后这个报告要输入到数据库,要撰写该份报告当中的病史描述部分,还要交给药物警戒医师做初步的审查。如果有一些信息不清楚的,还需要和医院进行澄清和确认。所以步骤完成以后还要进行质量监控的审查。⑥ 同时报告送到国家药物安全监测中心和医院伦理委员会时,还要确认是不是在规定的时限内完成。

在多国多中心实验中,SAE 的通报包含两个不同的层次:其一,试验医院一旦发现 SAE,除了要按照本国药事法规机关的要求,向本国药事法规机构通报外,还要向申办者通报。其二,各个国家对 SAE 通报的表格有特别的要求,特别是语言的使用上。申办者可以自己处理这些 SAE 报告,也可以把这一业务外包给 CRO 来进行处理。为什么 SAE 报告除了向药事法规机构通报外,还要向申办者通报呢?从申办者角度来说,在试验结束后,会有一份关于该试验的报告,这份报告不但要反映所研究的新药的确定疗效,还要反映该药物的安全性,因为有必要建立一个安全性数据库(safety database)。据笔者观察,几乎 100% 的初次 SAE 报告均存在各种问题,如资料的准确性不够、有些项目未填或错填。对这样的报告进行分析,显然不科学。因此有必要由专人进行 SAE 不良反应的通报和监测,通常由药企和 CRO 公司的药物警戒部门来执行。研究者按照方案及申办者的要求,在发现 SAE 时,填写由申办者提供的 SAE 表格,在 24 小时内传真给 CRO 药物安全部,该部门则由药物安全专员及安全监测医师,按照 SOP 及安全性管理计划进行审阅,如有需要澄清的问题,会和研究护士及研究者联系。研究护士在澄清这些问题后,再重新把完整的 SAE 报告传真给 CRO,这一过程应在 24 小时内完成。CRO 再把这个 SAE 报告发给申办者,目的是为了输入安全数据库,以便于将来做安全性数据的统计分析。

第五节 临床试验安全性通报的常见问题

在新药试验中,医师既是受试者的主诊医师,又是研究者。作为医师,给受试者提供最佳的医疗照顾,是医师的义务;与此同时,完成一项高质量的新药试验,也是研究者应尽的责任。这些义务和责任,本质上来说,并不矛盾。但有必要理解新药临床试验和临床医疗行为的差异,因为有时研究者会混淆这两者之间的关系。

一、临床试验和临床实践的差别

正常情况下,医师会根据临床需要,给患者开具治疗药物。但假若该患者正在参加新药试验,某些药物的使用就会受到限制;而且试验过程中用药时间长短必须依据试验方案,可能不同于常规临床治疗;根据试验规定,某些疾病必须作为不良事件报告,如疾病恶化或进展可能作为不良事件报告。如焦虑试验中,焦虑加重通常需要报告,但在关节炎新药试验中,关节肿痛加重可能不需报告。

在临床实践中,医师习惯依据自己的临床经验去判断和处理安全性通报问题。而临床试验中的安全性通报很大程度上是基于国家药事法规的要求,包括定义、通报步骤和具体要求。各个国家的法规部门所提出的要求可能不同,比如对于怀疑与研究药物有关联的非预期严重不良事件(SUSARs),要求破盲(unblinding)。此处的破盲与发生严重不良事件、需紧急医疗处理的破盲概念不同。法规要求破盲后,如果为研究药物所致的严重不良事件则必须上报药品监督管理部门,如为安慰剂则无须上报,但必须通报给 IRB 和其他研究者。

尽管研究者理解新药临床试验不良事件通报的重要性,但是在实际执行时,有时个别研究者因为这些临床症状看似与临床试验或试验用药无关联,或这些症状在该疾病中本身就比较常见,因此认为其不是不良事件,不需要记录和通报。这时有必要提醒研究者,既然研究者与申办者签订了进行临床试验的合同,并填写了 FDA1572 表格,那么研究者就应该按照合同要求以及相应法规的规定报告不良事件。同时,针对这些不同的法规要求,在临床试验开始前的启动会(kick-off meeting)上,从法规及执行层面对于整个试验的安全性通报流程及注意事项进行详细的讨论。同时,在临床研究者会议(investigator meeting)上有专题培训和讨论,对所有参与试验的研究者及研究护士进行培训,使大家充分理解法规和申办者所提出的要求。

二、评估不良事件和研究药物之间的关系

临床试验不良事件发生后,研究者需对不良事件和研究药物之间的关联性进行评估,评估不良事件和研究药物的关系(表 11-1)。做出与药物有关的判断常常不是那么容易。在临床试验中,从以下几个方面分析,将有助于研究者评估两者之间的关联。

1. 服药时间 服用研究药物的时间长短是否对不良事件与药物关系的判断有影响?假设受试者服用药物 2 日后被诊断出癌症,服药时间过短,据此可以判断此癌症应该与研究药物无关。或者假设患者服用研究药物没有任何问题,但在剂量增加后发生了不良事件,那该不良事件可能与药物有关。

2. 出现已知的症状 如果已知研究药物可以引起某种特殊皮疹,而受试者使用研究药物后发生了这种皮疹,那么很容易判断皮疹与该研究药物相关。

3. 其他潜在原因 对于其他潜在原因,比如受试者对鱼、虾过敏,在吃了鱼、虾后常常出现皮疹,如果该受试者在试验中出现皮疹,那么这次皮疹可能与研究药物无关,而可能与鱼、虾有关。

4. 是否有规律 假设受试者参加试验以前存在有规律性的偏头痛,在本次试验中使用研究药物后发生了偏头痛,那么这次事件可能与研究药物无关。假如受试者每个月都会发生一两次偏头痛,而且每次服用药物后,都会持续两三日的偏头痛,那么该事件可能与研究药物相关。实际上,该不良事件可能是已有的偏头痛症状加重,即严重程度发生了变化。

5. 停药/再用药 某些情况下,受试者发生不良事件,停药不良事件停止,再用药则不良事件复发,那么不良事件很可能与研究药物有关。停药/再用药可作为一种判定关联性的方法,但必须在试验方案有明确规定的前提下使用。

在 SAE 报告中,预期与非预期反应除了研究者之外,申办者都可以根据研究者手册来判断这个不良事件是预期还是非预期的。

三、常见报告问题

很多常见的问题往往出现在沟通环节,如果在试验前花时间向研究者和医院试验人员解释清楚,那么很多错误都能够避免。常见问题有以下几个方面。

1. 混淆症状和病症 此错误最常见。申办者常常想要的是疾病最终的诊断,而不是独立的症状。比如不良事件为肺炎,则不应把症状如咳嗽、流涕、咽喉痛和发热作为不良事件分别记录。

2. 治疗操作当作不良事件 研究者应通报药物所致的疾病,而非疾病治疗方法。例如,把冠

状动脉搭桥作为不良事件通报,而不是报告是什么疾病需要进行搭桥手术,在这个案例中,应报告"冠状动脉阻塞"。

3. 严重程度的改变经常不报告　受试者参加试验之前就有的症状,参加试验以后严重程度恶化,应作为新的不良事件报告。

4. 通报漏报问题　有时如果医院有关人员不知道如何正确报告或漏报 SAE,那么第一步就应该和 CRO 药物安全专员进行讨论,必要时需要进行培训,包括 SAE 报告的方法和法规的要求。有时候对于通报漏报问题,申办者应派出质量监控或稽查小组去检查。如果问题始终没有解决,那么申办者可能需要采取进一步的措施,包括停止试验。每一个参与临床试验的人都应该意识到临床试验不同于临床实践,受试者的安全极为重要。研究者和医院有关人员必须具有处理不良事件的专业知识,准确记录不良事件和报告严重不良事件。

第六节　新药试验中的肝损害问题

在近 50 年的新药开发历史中,药物所引起的肝脏损害是新药上市后吊销上市许可证的主要原因。通过分析 Hy's 定律对一些信号(signal)早期发现、早期通报及早期分析处理,并在整个临床试验过程中密切监测,有助于把风险控制在萌芽状态。在新药临床试验中,药物所引起的肝脏损害(drug-induced liver injury, DILI)越来越引起 FDA、EMA 以及其他国家药政管理部门的重视,FDA 和 EMA 都有针对药物所引起的肝脏损害的法规。FDA 的法规是 2009 年 7 月发布的一个关于药物引起的肝脏损害的指南(Guidance for Industry：Drug-induced Liver Injury, Premarketing Clinical Evaluation)(FDA,2009)。FDA 的指南指导了临床试验中新药引起的肝脏损害的鉴别诊断,不涉及临床前动物试验及上市后临床观察。EMA 的指南主要针对上市后的新药观察及安全性追踪。FDA 指南的重点：① 药品所致的肝细胞损伤。② 严重的DILI。③ 上市前临床试验,而不是上市后观察和追踪。④ 怎样发现 DILI。⑤ 回顾性分析而不是前瞻性预测。⑥ 探讨 Hy's 定律。⑦ 不包括抗肿瘤药物。这里药物引起的肝脏损害也不包括非药品的物质,如化学物质、毒素、杀虫剂、食物添加剂等所引起的肝脏损害。

一、Hy's 定律

肝脏对胆红素有很强的排泄能力,但是在某些受试者中如果肝细胞受损程度严重到引起黄疸或轻度胆红素血症,肝脏损害就不容易恢复。Hyman Zimmerman 医生所观察到的这一临床现象,把它总结为 Hy's 定律(Hy's law)。Hy's 定律已经成为 FDA 多年来评估药物所引起的肝脏损害的手段之一。Hy's 定律说明了在药物所引起的肝脏损害中,高胆红素血症和肝细胞损害之间的关系。具体地说,如果发现谷丙转氨酶大幅度升高伴胆红素升高至正常值上限 2 倍以上,就很可能造成严重的 DILI,大约 1/10 以上符合 Hy's 定律的病例都可能出现严重的 DILI,患者可能会死亡或者需要进行肝移植(Tansel,et al.,2015)

简而言之,Hy's 定律有三个要点：第一,药物引起的肝细胞损害,表现在谷丙转氨酶或谷草转氨酶与对照组或安慰剂组相比升高正常值上限的 3 倍以上；第二,在这些转氨酶升高的受试者中,通常转氨酶高达正常值上限 3 倍以上,某些患者还会伴有总胆红素大于正常值上限 2 倍以上,但是早期未见到胆汁淤积(碱性磷酸酶不增高)。第三,转氨酶和总胆红素同时升高原因不明,比如已经排除了甲、乙、丙型肝炎和其他原有的肝脏疾病、其他能引起肝损伤的药物。

二、DILI 信号的监测

肝脏损害主要反映在肝细胞损害,表现为转氨酶升高,不伴随胆管梗阻或者肝内胆管胆汁淤积。严重的 DILI 指不可逆的肝损害,通常导致死亡或需要进行肝移植。许多药物也引起可逆的胆汁淤积,但是通常不会造成死亡,也不需要进行肝移植,尽管有一些例外。药物引起的肝损伤在本质和临床表现上与许多肝脏疾病相似,当怀疑受试者有可能有 DILI 时,应收集临床和实验室证据,进行鉴别诊断,应注意排除慢性病毒性肝炎、梗阻性黄疸、肝硬化、自体免疫性肝病、胆道疾病或心脏及循环系统疾病如心功能衰竭、低血压等,还要注意受试者是否服用其他可能引起肝损的药物。

严重的 DILI 不是很常见,在几千甚至几万个受试者中也不一定见得到一例,但是一旦发生严重的 DILI,不进行肝移植的情况下死亡率可达 $10\% \sim 50\%$。所以在轻微的肝损伤中判断出是否有潜在的严重的 DILI 的危险性非常重要。要通过实验室检查帮助发现信号,一旦发现胆红素和凝血酶原或其他肝功能和凝血功能的指标受到影响,即应引起高度重视。

前面提到过药物引起 DILI 有许多种不同的机制,所以损害模式和治疗时间都不一样。药物引起的损伤可以是急性全身性超敏反应,也可以在用药后几周到几个月才发生,所以短期用药不仅在研究开始时要检测肝功能,也要在用药结束后持续监测肝功能几个月。

三、严密观察症状和体征

在肝脏损伤前后,都可能会有非特异的症状,如恶心、呕吐、乏力、腹痛腹胀。虽然这些非特异的症状都不能取代转氨酶和碱性磷酸酶作为肝损害的指征,但是一定要引起注意。一旦用药过程中生化指标不正常,或者有其他非特异的症状,要立即安排检测肝功能。转氨酶在血浆中的水平变化非常快,所以一旦发现转氨酶高达正常值上限 3 倍以上,应立即安排在 $2 \sim 3$ 日内复查。如果拖延的话可能无法观察到此期间转氨酶的变化,转氨酶急剧升高如未被检测到会造成不良的后果。如果受试者不能马上到实验点复查,应安排受试者在当地接受检查,保留检查结果。如果受试者的转氨酶持续在正常值上限 3 倍以上,应密切观察,不能密切观察就要停药。密切观察的内容包括:每周复查肝酶和胆红素 $2 \sim 3$ 次,如果症状稳定或者患者停药后无症状,则减为每周复查 1 次;详细询问现病史、既往史、并发症,询问用药(包括非处方药、中草药、膳食补充剂)、饮酒、毒品和特殊饮食史;排除急性病毒性肝炎、自身免疫性肝炎、酒精性肝病、非酒精性脂肪肝、缺氧缺血性肝病和胆道疾病;获得环境化学物质接触史;检查其他的肝功能指标(INR、结合型胆红素);必要的时候考虑进行消化系统和肝病会诊。

四、停药

大部分药物引起的肝损害没有特异的解药,对这些药物来说,停药是停止肝损害的唯一可能有效的方法。停药后实验室指标常常会在数日至数周后才开始恢复,密切观察实验室指标可以帮助我们了解肝损害是一过性的异常还是持续性的。大部分情况下转氨酶升高都是一过性的,原因是对大部分的人来说,肝脏对外源性、持续性的化学物的刺激,会产生耐受性,过早停药无法得知肝脏是否对该药物产生耐受性;如果一直不停药,又有可能造成严重的肝脏损害。临床治疗指南和临床试验指南在这点上是一致的,只要满足下面任意一条,就可以停药:谷丙转氨酶或谷草转氨酶大于正常值上限 8 倍,谷丙转氨酶或谷草转氨酶大于正常值上限 5 倍超过 2 周;谷丙转氨酶或谷草转氨酶大于正常值上限 3 倍并且满足下面任意一条:总胆红素大于正常值上限 2 倍或 INR 大于正常值上限 1.5 倍,谷丙转氨酶或谷草转氨酶大于正常值上限 3 倍并且表现出乏力、恶心、呕吐、右上腹疼痛或触痛、发热、皮疹、嗜酸性粒细胞增高(大于 5%)。现有多国多中心试验中非常重视受试者出现谷丙转氨酶升高和肝损伤,并在试验方案中对于观察和处理肝损害有许多详细的规定、指南、通报及追踪程序,甚至于要求医学顾问深入到医院实地了解受试者的状态,和研究者讨论及收集原始临床及化验数据,从而使风险的苗头在早期发现。

第七节　药物安全监测委员会

按照 GCP2020 版第二章第十一条,"(四)独立的数据监查委员会(数据和安全监查委员会、监查委员会、数据监查委员会),指由申办者设立的独立的数据监查委员会,定期对临床试验的进展、安全性数据和重要的有效性终点进行评估,并向申办者建议是否继续、调整或者停止试验"。国外数据监查委员会(Data Monitoring Committee,DMC),也叫药物安全监测委员会(Drug Safety Monitoring Board,DSMB)。在多国多中心新药临床试验中几乎都会在试验开始前规划并建立数据监查委员会这样一个机构,DMC 定期开会分析临床试验中疗效和安全性数据的变化。自从 20 世纪 50 年代开始提倡临床试验的随机化以来,1967 年 Greenberg 报告首先提出这一概念和机制,也就是在临床试验进行中,如果试验的目的已经达到,或者原先试验设计时的假设(hypothesis)已经不存在,或者有影响受试者安全性顾虑时,应有一个外部独立的审查委员会来进行讨论并提出建议,是否应中止试验,并设立一套试验中止的程序。数据监测委员会在 1967 年首先应用于美国国家卫生院所资助的试验。进入 20 世纪 90 年代,随着越来越多的药企资助的新药临床试验的开展,DMC 的概念及运行机制也越来越广泛试用于新药临床试验。以下对 DMC 的目的、建立、组成、章程、表决方法及一些相关问题做一简单介绍。

一、DMC 的主要目的

1. 安全性数据分析　在试验的进行中(而不是在完成后),定期对安全性数据进行阶段性分析,这种分析主要着重于系统性分析,也就是经过对统计学处理过的数据进行分析,通过与历史性数据、对照组数据进行对比,观察不良反应事件的发生率、分布情况以及治疗组和对照组的差异是否具有临床意义。新药临床试验必须确保受试者的安全性不受影响,因此,当阶段分析结果显示该研究药物有安全性顾虑时,应立即中止试验,或修改试验方案后继续试验。如果统计数据显示某些不良事件有某种趋势,但尚未被统计学证实,应考虑是否还要等到受试者入组达到一定的量,再观察有无统计学意义。

2. 疗效指标的分析　有时中期分析(interim analysis),可以同时观察疗效指标是否已经达到统计学意义。如果统计显示该研究药物无效,再进行下去,试验也不可能成功,也没什么意义,则试验可以立即停止。笔者曾经历过一个全球多中心试验,中期分析结果显示治疗组无效,在接到申办者发出紧急通知后的短短 2 周内,全球几百家医院全部停止入组受试者。这有赖于整个试验团队有一个自上而下(从申办者到 CRO、到试验医院)高效的沟通系统。如果中期分析根据现有的样本量已经足以显示该研究药物有效,并能够被药品监督管理部门认可达到新药上市的要求,则可提前完成试验。对申办者来说,无疑是一大福音,停止试验可为申办者节省一大笔试验费用,新药也可以更早上市,可谓是皆大欢喜。

二、DMC 的建立

DMC 应在试验开始前建立,应有一套完整的标准操作规程(SOP)和 DMC 章程(DMC Chart)。DMC 会议有公开和非公开,公开会议主要是和申办者、研究者、国家药事法规审查员讨论。非公开会议视为内部专业讨论会,其讨论内容不可泄密给试验参与人员。会议结束应有一个会议记录备案。给委员审查的中期分析报告应完整、精确。

三、DMC 的组成

通常包括所研究疾病的临床专家、生物统计学家、临床试验方法学专家、生物伦理学家等。可以根据审查项目的专业,聘请或委任特邀专家提供咨询意见。临床专家应包括不同治疗领域及专业,同时应以该研究药物主要适应证的专家为主,比如糖尿病应以内分泌专家为主,必要时亦可邀请肾病专家或心血管专家加入,这些专家可以从他们各自的专业角度提供专业意见。如对于不良事件的分析、获益与风险比的分析以及历史性数据、文献数据的参考分析等。聘请统计学专家应考虑其是否真正有试验的经验,有无参加过数据监测委员会的经验,统计学专家应有 2 位以上,数据监测委员会统计学专家不参与数据分析,只参加讨论。成员数一般以 3～15 名为妥,可根据试验的种类、复杂性和规模而异。任何成员必须独立于研究者和申办者,不应该直接参与试验的实施,不应该拥有任何可能影响其公正性和独立决策的利益冲突。接受任命的成员应签署一项有关会议审议内容和相关事宜的保密承诺。

数据监测委员会委员不能与申办者及该试验有利益冲突(conflicts of interest),主要包括金钱、知识产权及利益关系。委员不能拥有大量申办者的股票或者是接受申办者的大量金钱,不能是该研究药物的共同开发者或者是同时担任国家药品监督管理部门审查委员,或隶属于试验机构的成员,该试验的研究者、试验管理人员、申办者的员工均不可参加 DMC。而且委员的任期只限于该试验,试验完成则任期结束。

申办者会专门聘请一位独立的统计分析专家,数据都会传给独立的统计分析专家分析,该独立的统计分析专家不参与试验的设计和执行,并且和所有试验人员没有接触,也不是 DMC 成员,故不参加数据监测委员会的讨论,只参与数据监测委员会的统计报告。

四、DMC 的章程

应在试验开始前规划并制定,主要包括 DMC 成员的组成、讨论的内容、开会计划、试验执行情况、不良事件报告计划、可能要求计划外审查的报告;中期分析报告的计划,比如按预先确定的时点或当入组率达到 50% 时进行中期分析;中期分析报告统计方法、中期分析报告的管理程序、提前中止试验的标准、试验数据管理原则。此外,还应该制定相应的工作程序,如破盲程序、表决方法和投票程序等。DMC 的会议日期及安排应事先计划,按计划进行。

中期分析报告(interim analysis report):中期分析可分为公开报告和盲态报告。公开报告主要给申办者、决策者提供参考,主要是一些可公开的数据。盲态报告以保持试验组别盲态的形式(如 A 组与 B 组,而不是试验组与对照组)提交试验各组的安全性和有效性数据。审查的资料及其结果严格保密。任何数据必须在完全盲态的情况下报告和讨论。盲态报告的优点是结果不会泄密,缺点是由于是盲态,难以判断是治疗组还是对照组,会造成委员会被一些不良反应误导。也可以先讨论盲态报告,讨论结束后,再揭盲(揭盲密码可以放在另一个信封中)。这样可以避免误导,盲态报告应在开会前 3 日提供给委员,使委员有时间阅读审查报告。

五、DMC 的表决方法和建议

会议仅由具有投票权的 DMC 成员参加。会议的任务是讨论和审查报告,形成决议,必要时投票决定。大多数的 DMC 以共识代替投票,只有在不能达成共识时,有时亦会考虑投票,但是由于组成的人员背景、经历不同,很明显许多专业意见不是可以简单地根据投票来决定的,所以一般还是主张以采纳专家的意见为主,以共识代替投票。DMC 的建议包括:① 按照当前方案设计继续进行试验。② 根据委员会列举的意见修改试验方案后,继续进行试验。③ 因为安全性问题,建议中止全部或某个试验组的临床试验。④ 因为有效性原因,如研究性治疗显示有效的概率很小,或根据现有的样本量已经足以显示该研究药物有效,可建议提前中止临床试验。⑤ 由于安全性或有效性原因,对临床试验采取控制措施,包括暂停入组新的受试者,已加入试验的受试者可以继续他们的治疗,直到委员会要求回答的问题得以解决。

一般国际性 CRO 也会提供这项服务,帮助申办者组建药物安全监测委员会,其服务项目包括:① 筛选和聘请委员会成员,包括临床专业意见领袖(key opinion leader)、独立的生物统计学专家、生物伦理学家的名单给申办者。② 起草 DMC 章程。③ 安排会议。④ 撰写报告,但所有参与组建 DMC 的 CRO 人员,不可以是试验的执行者,或和试验有关联,从而保证 DMC 的公正性和科学性。DMC 报告和讨论决议一并送交申办者。CRO 的医学顾问,有时也会被邀请参加 DMC 会议,最多只能参加公开会议,而且没有投票权。一旦参加 DMC,该医学顾问作为委员之一,可以就试验的结果发表意见,并参与决策,但是医学顾问不应该同时参与试验。因此,医学顾问不但要熟悉试验执行的全过程,同时要对新药开发的流程及市场前景有一个较为全面的认识,从而能为申办者提供专业指导。对于一些从事新药开发的生物技术公司而言,临床试验的外包,不仅仅是费用的节省,更重要的是可以借助 CRO 的技术支援,从而使新药开发能够获得成功。

第八节　医学监查医师的作用

一、国际多国多中心临床试验的差异性与一致性

一个国际多中心临床试验常常在多个地区同步进行,如北美洲、欧洲、拉丁美洲以及亚洲,可以多达几百家医院和研究者共同参与,受试者也可以从几百人到几千人,甚至达 10 万人以上。不同地区、不同国家存在着一些区域性的差异性,如文化、语言、宗教信仰、社会制度、医疗制度、保险制度以及经济发展水平,等等。而这些差异性对医疗行为、治疗及检查手段的选择也会造成不同的影响,也就是国际多种临床试验存在的区域的差异性。作为一个国际多中心的临床试验,所有参与的研究者必须按照全球统一的试验方案来进行,因此在整个临床试验的过程中,强调一致性。怎样让这些差异性不影响到国际多中心试验的一致性,使临床试验最终获得科学、严谨的数据,是一个十分重要的问题。临床试验与治疗各有其特殊性。由于研究者来自不同的国家,具有不同的文化背景,使用不同的语言,甚至对于已核准的试验方案也会有不同的理解,对于试验中出现的一些新问题也会有不同的策略和解决方法。在平时的医疗活动中,一些问题完全可以由医师自己决定,具有医师的自主性。但作为试验的研究者,在治疗疾病时,还要兼顾到同时进

行的试验，既不能因为治疗而影响了试验的科学性和严谨性，也不能因为试验而影响到受试者的治疗和安全性。因此，自主性的程度需要有一定尺度、一定规范，尽量减少研究者与研究者之间的差异性，也就是在遇到一个相同的医疗问题时，美国的研究者和印度的研究者处理的方法应该相同，标准应该一致。因此需要医学监查医师(medical monitor)从医师角度来协调、指导、解决一些在试验中出现的与医疗及试验有关的问题。

二、医学监查医师的定义和职责

尽管在 ICH – GCP 中没有对医学监查医师做明确定义，根据笔者的工作经历，较为切合实际的定义应为：本身应为医师，但又不是研究者，顾问医师不应受到研究者及医院试验工作人员的干涉和影响，以期能够独立地从事医学和安全性监查、监督，以保证受试者的权益和试验的质量。此外，还应具有丰富的临床经验，具备药物开发、药政法规及临床试验的知识，包括临床前期(pre-clinical)的动物毒理、药理知识，临床试验Ⅰ～Ⅳ期的 PK、PD 试验、方案设计、试验规划、稽查、监查、试验执行等知识。其主要职责在于从医学角度给予整个试验支持和指导，包括临床试验的评估、可行性研究、早期规划、方案审核、试验团队训练、医学咨询与指导以及安全性监测与通报。

比如对于一个新的试验，在合同起草阶段，顾问医师会评估根据这个方案，假如我们准备接洽 200 名患者，大约有多少名患者符合入组条件；在入组的患者中，又有多少名患者会在中途退出试验；在入组患者中可能会有多少个 SAE？同时针对试验药物及适应证，初步拟定筛选试验医院及研究者的要求和条件，使 CRA 或者可行性研究团队(feasibility team)有的放矢地寻找合适的医院及研究者。在筛选过程中，针对研究者提出的试验相关的问题进行解答，必要时需要直接与研究者沟通。在临床试验策划阶段针对这一全球性试验可能出现的问题、风险以及选择哪些国家参与，根据该适应证的发病率、各国法规、审核等情况进行全面的协商、探讨，从宏观的角度共同制定整个全球试验的策略。

试验方案的审核主要是审查试验方案在此地区操作的可行性，以及是否符合所在地区及国家的特殊性，这种特殊性是否会给整个试验带来影响。比如一个抗抑郁药的试验，方案中的治疗期是 8 周，A 国及 B 国都参加这个试验，但这两个国家法规部门建议的治疗期为 24 周，如果以 8 周的治疗期方案在这两个国家做新药注册，则有可能拿不到新药证书，从而在这两个国家不能上市。此时医学监查医师就可以建议修改临床试验方案，在这两个国家的试验除了 8 周治疗期，再加 16 周治疗期。这样既满足了全球试验的要求，也满足了在这两个国家注册的要求。

在试验进行过程中，针对试验方案所遇到的一些新问题给研究者提供建议。一般而言，在方案中有明确定义的标准、程序、合并用药、实验室检查以及一些检查项目。研究者都会按照方案的要求进行试验，由于临床试验的复杂性，当一些新问题出现时，临床医师往往会按照临床实践的经验去处理，但有时个别研究者会违反方案的要求。因此，医学监查医师有必要和研究者进行沟通、协商，了解哪些可以做、哪些不可以做、哪些可以做得更好，有时在方案中也会明确规定"当出现……情况时，请咨询试验医学监查医师"，或"请得到试验医学监查医师核准，才能进行……检查"。因此，医学监查医师应在最短的时间内，提供及时、正确的指导。对于医学监查医师来说熟悉方案、熟悉医疗行为是极其重要的。

（谢珺　范大超）

参 考 文 献

〔1〕 孙钰.药物警戒的起源、发展与展望〔J〕.药物流行病学杂志,2010,19(8):454-461.

〔2〕 World Health Organization. Pharmacovigilance:ensuring the safe use of medicines〔R/OL〕.(2004)〔2019-7-28〕. https://apps.who.int/medicinedocs/en/d/Js6164e/7.html.

〔3〕 国家食品药品监督管理总局.药品不良反应报告和监测管理办法〔R/OL〕.(2011年卫生部令第81号)〔2019-12-28〕. http://www.nmpa.gov.cn/WS04/CL2174/300642.html.

〔4〕 Almenoff J, Tonning JM, Lawrence Gould A, et al. Perspectives on the use of data mining in Pharmacovigilance〔J〕. *Drug Safety*,2005,28(11):981-1007.

〔5〕 European Medicines Agency. Guideline on good pharmacovigilance practices(GVP)〔R/OL〕.(2004)〔2019-12-22〕. https://www.ema.europa.eu/en/human-regulatory/post-authorisation/pharmacovigilance/good-pharmacovigilance-practices.

〔6〕 European Medicines Agency. Guidance for the format and content of the protocol of non-interventional post-authorisation safety studies〔R/OL〕.(2012-9-26)〔2019-12-22〕. https://www.ema.europa.eu/en/documents/other/guidance-format-content-protocol-non-interventional-post-authorisation-safety-studies_en. pdf.

〔7〕 FDA. Guidance for industry:drug-induced liver injury,premarketing clinical evaluation〔R/OL〕.(2009)〔2019-7-28〕. https://www.fda.gov/media/116737/download.

〔8〕 Tansel A, Kanwal F, Hollinger FB. Use of Hy's Law, R criteria, and nR criteria to predict acute liver failure or transplantation in patients with drug-induced liver injury〔J〕.*Gastroenterology*,2015,148(2):452.

〔9〕 World Health Organization. The importance of pharmacovigilance:safety monitoring of medicinal products〔R/OL〕.(2002)〔2019-7-28〕. http://apps.who.int/medicinedocs/pdf/s4893e/s4893e.

〔10〕 Zhou H, Zeng F, Tang J. Pharmacovigilance in China〔M〕. 3rd ed. New York:Wiley, 2014:263-265.

第十二章　药事法规介绍

人类对新药上市前临床试验重要性的认识是在付出了惨重的代价后,伴随着现代药品注册管理制度的发展才逐渐形成的。20世纪上半叶,随着磺胺、青霉素等新药先后问世,世界各国出现了研究开发化学药物及其他各类型药物的热潮。但是各国的药品管理立法还很薄弱,特别是关于药品注册管理的立法严重滞后。单行的药事管理法规主要是针对假药、毒药的销售控制和处罚。

现代药品注册管理制度的发展主要起源于美国。美国医药法规发展历程中有三个重大里程碑：美国第一部医药法规——1906年《纯净食品和药品法》(Pure Food and Drubs Act,PFDA),第一次要求提供药品安全性证据的法规——1938年《食品、药品和化妆品法》(Food,Drug,and Cosmetic Act,FDCA),第一次要求提供药品有效性证据的法规——1962年《Kefauver‐Harris修正案》。世界现代药品注册管理制度也是在这三大里程碑的基础上发展起来的,而《药物临床试验质量管理规范》(Good Clinical Practice,GCP)和《药品生产质量管理规范》(Good Manufacture Practice,GMP)也正是在注册管理制度发展的过程中产生的。

一、1906年《纯净食品和药品法》

在19世纪,美国的医药市场基本上处于缺乏有效监管的无序状态。当时的美国民众的药品来源主要有两个途径,包括本地土著人的草药以及“专利药”。所谓的“专利药”也就是与中药类似的由多种草药混合调配的瓶装液剂。当时的药品普遍存在任意夸大疗效的现象,有些根本不能治病的产品公然宣称可治疗所有疾病或病症,而有些能治病的药品标签既没有明确标注药品适应证,也不列明所含成分,更无药品误用、滥用之说。更严重的是,随着印刷术的发展和广泛应用,这些万能“专利药”的制药商大肆夸张广告宣传,欺骗民众,导致医药市场鱼目混珠,混乱不堪。

1862年美国农业部成立化学局,即美国食品和药品管理局(Food and Drug Administration,FDA)的前身,主要日常工作是配合海关对进口食品和药品进行检查。农业部化学局试验室的化学家们很快发现了食品中大量存在添加有害防腐剂的食品安全性问题。因此,他们极力主张联邦立法处罚伪劣食品,并且开始调查和公布那些简陋作坊食品加工中的伪劣诈骗行径,引起公众对食品安全问题的重视。19世纪70年代美国逐渐兴起了要求纯净食品运动,这是后来美国第一个医药法《纯净食品和药品法》的启蒙运动。

化学家们对食品安全问题的调查也延伸到了对“专利药”行业的欺诈行径的关注和揭露,导致广大民众对美国医药行业的不信任和批评日益增加。美国民众对食品和药品联邦立法的支持人数不断增加。然而,“专利药”行业的势力强大,以至于在很大程度上左右了美国联邦政府的决策,成功地阻止了联邦议案的通过。从1879年到1905年,至少有190个和食品药品立法相关的议案提交给美国国会,但均未获得通过。

随着美国社会的反假药呼声与日俱增,广大医生和药剂师们纷纷参与发声。美国药学会也通过一致协议,以书面请愿的形式要求联邦立法,打击万能"专利药",一些医药协会杂志也开始对医药市场的混乱进行批评和谴责,越来越多的媒体和普通百姓也加入抨击,美国社会反假药呼声达到了炽热化,只等导火索的点燃。

1906 年,美国女作家阿普顿·辛克莱(Upton Sinclair)出版了揭露美国食品加工业黑幕的畅销书《丛林》(The Jungle)。书中详实地描写了芝加哥一家肉食加工厂的恶劣工作环境和食品加工过程。其中最令人震惊的事件是一名工人昏倒在香肠罐头的研磨机上,被碾碎后,居然通过流水线制成产品被运往市场销售。《丛林》所描述的情况经过联邦政府调查证明属实,引起公众甚至罗斯福总统的震惊,公众对食品和药品立法的关切和呼吁达到前所未有的顶峰。

1906 年 6 月 30 日,美国国会终于通过了美国第一个医药法规《纯净食品和药品法》(Pure Food and Drugs Art,PFDA),由罗斯福总统签字生效。该法的主要精神是反"伪标"。法案条款规定如果药品含有乙醇、吗啡等共 11 种有潜在危害和成瘾性成分的药品,则必须在其药物说明书上标明此类成分的含量及比例,否则即构成"伪标"罪。如发现违法产品,产品将被扣押或没收,违法者则被罚款或入狱。

可见,1906 年的 PFDA 法并不对药品本身进行限制,而是要求药品说明书提供更多的信息。因此,消费者的安全保障是基于药物说明书的真实性,并由消费者自由决定,而不是依赖于药品的上市前审批。

在 1907 年到 1927 年间,PFDA 的实施一直由化学局负责,化学局曾改名为"美国食品药品农药部",最终在 1930 年改名为"食品和药品管理局"(Food and Drug Administration,FDA),最终使化学局演进成今天美国的关于食品、药品以及化妆品的高度科学化的管理机构。

二、1938 年《食品、药品和化妆品法》

1906 年的 PFDA 在整顿医药市场、保护消费者利益方面迈出了联邦立法的重要一步,但是因为存在许多的不足,并没有达到彻底澄清医药行业的目的,并且在药品安全性的保障上,日益显示出无能为力。最终因为 1937 年发生的磺胺事件的灾难,打破了药品立法的长久沉寂。

早在 1935 年,科学家们就发现了磺胺的抗菌作用,特别是对淋病及其他链球菌感染有良好的疗效。因固态磺胺制剂很难吞咽,美国田纳西州 Massengil 制药公司的首席化学家为了满足儿童服用磺胺药的口感,在既没做动物实验,也没做人体试验的情况下,自作主张用二甘醇代替乙醇配制了一种磺胺酰制剂(由药物、甜料和芳香性物质配制而成的水醇溶液),用于治疗各类感染疾病。

1937 年 10 月 11 日,美国俄克拉何马州的一位医生发电报给美国医学会,反映他的 7 位患者因为服用磺胺酰而死亡。美国医学会马上通知药厂停止销售,并对全国的医生发出了用药警告。此时已有许多人服用此药,并导致了排尿不利、腹痛、恶心、呕吐、痉挛和昏迷等严重不良反应,最终造成了 107 人死亡,其中多数是儿童。负责研发此药的主任化学家不堪忍受内疚的痛苦折磨,自杀身亡。

因为 1906 年的 PFDA 仅针对假药和伪标,但这种磺胺酰制剂既不是假药,也并未含乙醇、毒品等 11 种法规所列被禁成分;又因没有欺诈性产品宣传,导致此事竟然无法以当时的药品法 PFDA 条款进行定罪。最后,该公司被判怠忽职责罪处罚。

此次"磺胺事件"的悲剧对美国震动很大,公众感叹美国联邦政府对医药控制缺乏力度。市场监管的松懈,导致悲剧的发生,这次事件证明了药品上市前必须经过严格的安全性审查,因此,公众强烈要求对药品法律进行修改和补充。

事件发生数月之后,美国国会终于在 1938 年 6 月通过了《食品、药品和化妆品法》(Food, Drug, and Cosmetic Act, FDCA),FDCA 由罗斯福总统签字生效。此后,美国法规要求新药上市前必须向 FDA 提供安全性证明,并且经过审查批准后方可合法上市,此项规定开创了药品监管的新体制,即要求药品制造商申报新药申请(new drug application, NDA)。制造商申报 NDA 后,如果在 60 日内没有得到 FDA 的反对意见,该新药就被视为自动通过审批,即审批的基线是通过而非不通过,除非发现重大问题。

三、1962 年《Kefauver‐Harris 修正案》

第二次世界大战后,医药产业进入突飞猛进的新时期,大量新药涌现,层出不穷。而制药商必须通过广告及促销活动,将新药信息快速传递给医师和药剂师们。面对短时间内涌现出来如此多的新药,医师们因为缺少时间、设施、技能乃至专业训练,无法一一研究和判断各个新药的有效性。从而产生了由监管当局对药品的疗效进行审查的要求,但是对于药效证明的要求,美国医药工业协会和美国医学会的许多成员坚持认为没有必要,他们认为凭医师个人的医学教育和临床经验足以判断药品的疗效。

和 1906 年和 1938 年一样,法规的重大改革都是基于悲剧的发生才开始进行。接下来导致的数万名畸形婴儿的"反应停"事件,所造成震痛之大,影响之广,至今依然难以让人释怀。1957 年西德制药商梅里尔公司研制上市了一种新镇静剂——沙利度胺,并作为非处方用安眠药上市。因其声称毒性低、无依赖性,同时还可有效减轻孕妇在怀孕早期的清晨呕吐反应,因此也被称作"反应停",并很快在欧洲、南美、加拿大及其他各国上市。

该药在 1960 年 9 月向美国 FDA 申报,并由刚进入 FDA 工作的凯尔西医师负责审批。凯尔西在审阅梅里尔公司的申请时,认为产品的毒理试验数据不足,要求梅里尔公司提交有关孕妇及婴儿的毒性试验补充数据。梅里尔公司认为沙利度胺已经在欧洲和澳大利亚等地上市 3 年,每日全世界有 200 万人服用,疗效良好,凯尔西的要求属于吹毛求疵。梅里尔公司的老板甚至直接给 FDA 局长打电话,要求尽快批准其在美国上市。凯尔西却坚持没有可靠的毒性试验数据坚决不批。

就在两方僵持不下的时候,欧洲国家的医生们开始发现一个奇怪的临床现象:越来越多的畸形婴儿诞生。有的短肢,甚至无肢,脚趾直接从臀部长出;还有的眼、鼻、耳或内部器官怪异,更有些死胎儿或出生后即死亡,其中最为普遍的为海豹肢症畸形婴儿(称为"海豹儿"或"海豚儿")。

开始无人知晓导致这些畸形婴儿的原因,直到 1961 年 11 月才由德国医生确定了祸根正是"反应停"。他首先意识到这些患儿也许是由同一种原因致残,经过回顾性流行病学调查,发现所有这些胎儿的母亲们都曾服用过"反应停"。德国政府在 10 日后紧急取缔"反应停",其他国家也迅速撤销销售。梅里尔公司在 1962 年 3 月撤回该新药在 FDA 的申请。骇人听闻的惨况通过新闻及照片震惊全世界。

到 1962 年初,全球出现了约 12 000 例因服用沙利多胺造成的发育缺陷的"海豚婴儿"。该药虽还没在美国批准上市,但梅里尔公司已经向全美 2 000 多名医生发出了 250 万片"反应停",用于孕妇毒性测试,导致美国也出现了 17 例患儿。

凯尔西的职业精神和专业素质拯救了美国,使美国幸免于一场人为的灾难。为嘉奖凯尔西的杰出贡献,1962 年,肯尼迪总统授予她美国公民所能得到的最高奖励"杰出联邦公务员奖"。

虽然"反应停惨剧"仅涉及药品安全性,而与药效无关,但事件的发生促使美国加强药品管理的行动。美国国会在 1962 年迅速通过了《Kefauver - Harris 修正案》此法案确定了新药上市审批的必要程序,并第一次要求制造商在新药上市前必须向 FDA 提供经临床试验证明的安全性和有效性双重信息。同时,FDA 有权力将已上市的但被认为缺乏安全性或者缺乏有效性的"实质性证据"的药品从市场上取缔(FDA,2012)。

修正案还涉及临床研究用的研究性新药问题。为保护受试者安全,FDA 必须进行临床研究前的审评。从此,研究性新药的临床研究开始之前,申办者必须提交一份研究性新药申请(investigational new drug,IND),其中包括药品的化学生产和质量控制信息、临床前的动物毒理实验结果,以及预计进行的人体临床试验方案。如果没有反对意见,专题负责人才可以开始进行Ⅲ期药物临床试验。

对于新药的上市,申办者应在Ⅲ期临床研究全部按要求完成之后,方可递交其上市申请(new drug application,NDA)。NDA 必须包括十分详细的有关药物安全性、有效性、化学生产及质量控制数据资料。

此后,世界各国也纷纷进入了现代药品注册管理制度立法过程,对新药审批实行了法制化管理。许多国家修订或者制订了药品管理法律,有些还制订了有关新药注册的单行法律法规。

随着药品注册管理制度的发展,临床试验在新药开发中的地位逐渐变得尤其重要,在评价药物有效性和安全性中扮演了关键角色。任何一项新药物或治疗手段在完成大量的非临床研究之后,为了最终证实其对人体的作用、安全性和不良反应,必须在人体(健康志愿者或患者)开展临床试验。正是因为对药品的安全性和有效性评价成为新药上市审批的两大核心科学性要素,以及关于新药临床试验的系列规定走向法制化,逐渐产生了对药物临床试验的设计与实施的标准化操作规范的要求。

第一节　药事法规概述

药事法规(pharmaceutical and regulation)是调整一个国家药品研发、生产、销售、使用和监管等阶段所发生的社会关系和经济关系的法律规范的总称。包括具有法律效力的成文法、判例及司法解释、没有法律效力仅作推荐性参考的指南、没有直接法律效力但可依据法律而间接产生作用的技术标准、规范等。

美国药事法规是目前世界上系统、完整、科学的药事法规之一。美国的药品管理部门(FDA)以严格、科学的管理著称,成为世界各国药品监督管理部门效仿的对象。目前我国的医药产业的发展也是突飞猛进,我们应当看到,欧美等西方发达国家强大的医药产业背后,是先进的药品管理系统,是完善的药事法律体系。美国食品药品监督管理局所执行的大部分联邦法律都被编入《联邦食品、药品和化妆品法案》(Federal Food,Drug,and Cosmetic Act),也即美国法典第 21 篇(Title 21 of the Code of Federal Regulations)。我国国家食品药品监督管理总局自 2017 年加入 ICH(International Conference on Harmonization of Technical Requirements for Registration of Pharmaceuticals for Human Use,中文通常译为人用药品注册技术要求国际协调会议),成为正式成员,并于 2018 年当选为 ICH 管理委员会成员后,药事管理的各项法规和指导原则越来越和国际接轨,本章主要基于我国的药品法规环境,展开介绍相关的术语和名词、申报流程、资料要求和全球主要药品监管机构等。

我国药品管理的第一法当属《中华人民共和国药品管理法》(简称"药品管理法")。现行版本为 2015 年 4 月 24 日十二届全国人大常委会第十四次会议修改。2019 年 8 月 26 日,新修订的《中华人民共和国药品管理法》经十三届全国人大常委会第十二次会议表决通过,于 2019 年 12 月 1 日起施行,全面加大对生产、销售假药、劣药的处罚力度。用于指导药品管理法实施的配套文件是《中华人民共和国药品管理法实施条例》,此外我国还有中医药和疫苗管理的专属法律《中华人民共和国中医药法》和《中华人民共和国疫苗管理法》。

按照《中华人民共和国药品管理法》定义的药品,指用于预防、治疗、诊断人的疾病,有目的地调节人的生理功能并规定有适应证或者功能主治、用法和用量的物质。药品分为中药、化学药品和生物制品等。化学药品通常是人工合成的,或者从自然界中提取的小分子药品。生物制品是取自生物体内的材料加工而成的,比如多肽、单克隆抗体、疫苗、肉毒毒素和各种血液制品等。生物制品也称为大分子药物,具有非常复杂的分子结构和由此带来的特殊性,也可能产生包括免疫原性在内的复杂性能。药品还可以分为处方药(Rx)和非处方药(over the counter,OTC)。处方药因为其安全性和特殊用法,必须有执业医师出具处方才可购买和使用。非处方药不需医生处方,患者可以从药店自行购买。非处方药的说明书简单、清晰、易懂,便于患者自行使用。药品还可以分为新药和仿制药,新药是指全球新上市的药品,仿制药是指模仿新药开发的仿制品,具有与新药非常相似的安全性和有效性,但具有明显的价格优势。生物制品具有其复杂性和特殊性,生物仿制药(称为生物类似药)的审评要求远高于对化学仿制药的要求。

第二节　我国各类药品研制的申请和流程简介

药品管理以人民健康为中心,坚持风险管理、全程管控、社会共治的原则,建立科学、严格的监督管理制度,全面提升药品质量,保障药品的安全、有效、可及(国家药品监督管理局,2019)。用于指导我国药品研制和申报的法规是《药品注册管理办法》及相关的技术指导原则。《药品注册管理办法》用于规范药品注册行为,保证药品的安全、有效和质量可控,现行办法共 10 章 126 条,自 2020 年 7 月 1 日起施行。

药品注册是指药品注册申请人(以下简称申请人)依照法定程序和相关要求提出药物临床试验、药品上市许可、再注册等申请以及补充申请,药品监督管理部门基于法律法规和现有科学认知进行安全性、有效性和质量可控性等审查,决定是否同意其申请的活动。申请人取得药品注册证书后即为药品上市许可持有人(以下简称持有人)。药品注册按照中药、化学药和生物制品等进行分类注册管理。化学药注册按照化学药创新药、化学药改良型新药、仿制药等进行分类。生物制品注册按照生物制品创新药、生物制品改良型新药、已上市生物制品(含生物类似药)等进行分类。国家药品监督管理局主管全国药品注册管理工作,负责建立药品注册管理工作体系和制度,制定药品注册管理规范,依法组织药品注册审评审批以及相关的监督管理工作。国家药品监督管理局药品审评中心(以下简称药品审评中心)负责药物临床试验申请、药品上市许可申请、补充申请和境外生产药品再注册申请等的审评。中国食品药品检定研究院(以下简称中检院)、国家药典委员会(以下简称药典委)、国家药品监督管理局食品药品审核查验中心(以下简称药品核查中心)、国家药品监督管理局药品评价中心(以下简称药品评价中心)、国家药品监督管理局行政事项受理服务和投诉举报中心、国家药品监督管理局信息中心(以下简称信息中心)等药品专业技术机构,承担依法实施药品注册管理所需的药品注册检验、通用名称核准、核查、监测与评价、制证送达以及相应的信息化建设与管理等相关工作(药品注册管理办法,2020)。

一、新药临床试验申请

申请人在申请药品上市注册前,应当完成药学、药理毒理学和药物临床试验等相关研究工作。药物非临床安全性评价研究应当在经过药物非临床研究质量管理规范认证的机构开展,并遵守药物非临床研究质量管理规范。药物临床试验应当经批准,其中生物等效性试验应当备案;药物临床试验应当在符合相关规定的药物临床试验机构开展,并遵守药物临床试验质量管理规范。应当提供真实、充分、可靠的数据、资料和样品,证明药品的安全性、有效性和质量可控性。在药物临床试验申请前、药物临床试验过程中以及药品上市许可申请前等关键阶段,可以就重大问题与药品审评中心等专业技术机构进行沟通交流。

药物临床试验是指为确定药物安全性与有效性在人体开展的药物研究。药物临床试验分为Ⅰ期临床试验、Ⅱ期临床试验、Ⅲ期临床试验、Ⅳ期临床试验以及生物等效性试验。Ⅰ～Ⅲ期临床试验通常认为上市前必须完成。上市前临床试验因为参加临床试验的受试者的局限性,通常需要完成Ⅳ期临床试验,是上市后的对大规模人群的观察性研究。

根据药物特点和研究目的,研究内容包括临床药理学研究、探索性临床试验、确证性临床试验和上市后研究。药物临床试验应当在具备相应条件并按规定备案的药物临床试验机构开展。其中,疫苗临床试验应当由符合国家药品监督管理局和国家卫生健康委员会规定条件的三级医疗机构或者省级以上疾病预防控制机构实施或者组织实施。申请人完成支持药物临床试验的药学、药理毒理学等研究后,提出药物临床试验申请的,应当按照申报资料要求提交相关研究资料。经形式审查,申报资料符合要求的,予以受理。药品审评中心应当组织药学、医学和其他技术人员对已受理的药物临床试验申请进行审评。对药物临床试验申请应当自受理之日起 60 日内决定是否同意开展,并通过药品审评中心网站通知申请人审批结果;逾期未通知的,视为同意,申请人可以按照提交的方案开展药物临床试验。

申请人拟开展生物等效性试验的,应当按照要求在药品审评中心网站完成生物等效性试验备案后,按照备案的方案开展相关研究工作。开展药物临床试验,应当经伦理委员会审查同意。药物临床试验用药品的管理应当符合药物临床试验质量管理规范的有关要求。在审批药品制剂时,对化学原料药一并审评审批,对相关辅料、直接接触药品的包装材料和容器一并审评。

临床试验申请资料包括已经完成的所有的药学研究和临床前研究结果,并在此基础上提出临床开发计划和具体的临床试验方案。提交文件应当使用通用技术文件格式(common technical document,CTD)。在首次临床试验申请提交之前还应当申请与药品审评中心的沟通交流,以确定已经完成的各项研究足以支持此次申请,称为临床试验申请提交前会议,通常需要至少 3～5个月完成会议申请及相关准备工作。药品审评中心根据情况组织相应的医学、药学、药理毒理和统计学专家组成的审查小组进行讨论,必要时也会组织外聘的专家一并参加会议。

在临床试验申请受理后,药品审评中心需要 60 个工作日(大约 3 个月)完成审评和审批,并书面告知申请人是否可以开始此项临床试验。如果药品审评中心认为安全性不够或目前数据不足以支持此临床试验或是出现疑问时,药品审评中心会要求申请人继续补充完善相关研究或资料,直到确认满足人体的基本安全性的要求才能开始临床试验。如果申请人不能在规定时间内补充相关研究或资料,则临床试验申请会被暂停直至中止。

有些药物在国外完成了一些早期临床试验后才开展中国临床试验,把中国一并纳入后期临床试验。推荐申请临床试验开始前的沟通会议,在与药品审评中心达成一致意见后再提交临床试验申请。后续的同一种药物的不同临床试验(如不同分期、不同适应证等),按照同样的流程进行申报,但申请人可以视情况申请或不申请沟通交流会议。药品审评中心会根据所获得数据视情况要求申请人先在中国完成一项Ⅰ期研究或者药代动力学研究,以确证该新药在中国人群的基本安全性。在没有安全性方面担忧的情况下,药品审评中心可能会同意申请人在后期临床试验的同时在中国人群开展Ⅰ期研究或药代动力学研究。

临床试验阶段是药品开发过程中最复杂、风险最高的阶段。如上所述,通常分为Ⅰ、Ⅱ和Ⅲ三个阶段,但随着管理当局对于临床分期的管理越来越灵活,也接受临床Ⅰ/Ⅱ期或Ⅱ/Ⅲ期的适应性设计方案。根据药物的一些特性通常需要先后在健康志愿者(Ⅰ期)、小规模(Ⅱ期)和大规模(Ⅲ期)患者中测试药物的安全性和有效性。在临床试验过程中的任何时期都有可能因为药物的安全性或有效性问题而中止。

临床试验申请提交是药品注册申报的第一步,也是申请人与管理当局沟通交流的开始。临床试验批准后,临床试验申请人即为临床试验的申办者,接受临床试验药物的患者或志愿者称为受试者。申办者需严密关切并汇报药物引起的可疑的、非预期的不良反应和严重不良反应,并向药品审评中心及时汇报严重不良反应和按规定提交定期安全性报告,可以根据临床试验进展和不良反应发生情况及时调整临床试验方案或中止临床试验。药品审评中心也会根据情况要求申办者中止或调整临床试验方案。临床研究过程险象环生,可谓"九死一生"。从临床试验批准到上市批准的路途相当遥远。临床试验可能会因为发生的安全事件被申办者或管理当局暂停或中止。临床试验在都被暂停后,如果3年内申办者没有完成相关的调查和研究并完成补充申请,则临床试验批件失效,申请人如需继续进行该项临床研究,则需要在完成相关调查和研究后按照流程重新提交临床试验申请。

美国对处于临床研究阶段的药物称为 IND(investigational new drug),意思是正在调查的新药,还未获得上市批准,正在通过临床试验确认其安全性和有效性。IND 包括新化学实体(new chemical entity,NCE)和已上市药品变更剂型、剂量、用药方法、适应证和给药途径等。临床试验申请提交前的会议称为 pre-IND meeting。IND 阶段是一个非常漫长的阶段,相当于整个药物研发过程将近 2/3 的时间。

临床试验期间的变更和其他要求:申办者应定期在药品审评中心网站提交研发期间安全性更新报告(development safety updated report,DSUR)。研发期间安全性更新报告应当每年提交 1 次,于药物临床试验获批准后每满 1 年后的 2 个月内提交。药品审评中心可以根据审查情况,要求申办者调整报告周期。

药物临床试验期间出现的可疑且非预期严重不良反应和其他潜在的严重安全性风险信息,申办者要按照相关要求及时向药品审评中心报告,并及时调整临床试验方案、暂停或者终止临床试验。根据安全性风险严重程度,药品审评中心可以要求申办者采取调整药物临床试验方案、知情同意书、研究者手册等加强风险控制的措施,必要时也可以要求申办者暂停或者终止药物临床试验。发生药物临床试验方案变更、非临床或者药学的变化或者有新发现的,申办者要按照规定并参照相关技术指导原则,充分评估对受试者安全的影响。如果申办者评估认为不影响受试者安全,则可以直接实施并在研发期间的安全性更新报告中报告。如果申办者评估可能增加受试者安全性风险,则要提出补充申请。如果在临床试验期间因为产权交易或公司并购等需要变更申办者,新接管临床试验的公司或研究机构作为新申办者,需要承担之后的相关责任和义务。

申办者在开展药物临床试验前,还需要在药品审评中心网站的药物临床试验登记平台登记药物临床试验方案等信息并接受公众监督,并持续更新登记信息。在药物临床试验结束后登记药物临床试验结果等信息。申办者对药物临床试验登记信息的真实性负责。

二、新药上市许可申请

在完成支持药品上市申请所要求的药学、药理毒理学和药物临床试验,确定药品质量标准,并完成商业规模生产工艺验证,做好接受药品注册核查检验的准备后,可以向国家药品监督管理局提出药品上市许可申请,按照申报资料要求提交相关研究资料。提交药品上市许可申请时,申请人和生产企业应当已取得相应的药品生产许可证。

和临床试验申请相似,在正式提交上市许可申请之前,需要与药品审评中心进行充分的沟通交流,商讨当前完成的各项研究是否足以支持此新药的上市许可申请,主要是围绕药品是否质量可控,并具有足够的安全性和有效性。会议申请和准备通常需要 3～5 个月,在与药品审评中心达成一致意见后,申请人可以提交新药上市许可申请。在上市许可申请受理后,药品审评中心会组织相应的医学、药学、药理毒理和统计学专家组成的审查小组进行审评,必要时会组织外聘的专家一并审评,同时也会组织必要的药品检验、研制现场和生产现场的核查工作。通常的审评时限是 200 个工作日,但极有可能在审评期间申请人被要求提交补充资料,药品审评中心继续对补充资料进行审评,所以整个审评和审批过程通常需要 1～2 年的时间,如果提交资料和现场核查结果充分支持药物的质量可靠和安全有效,药品可能被批准上市。上市许可批准之后,申请人改为上市许可持有人,需履行上市许可要求的上市后研究并及时提交出现严重药物不良反应事件的个例安全性报告,提交药物定期安全报告(period safety update report,PSUR)直至上市后 5年,之后每 5 年提交一次 PSUR。

如果早期临床试验并没有纳入中国人群,但后期临床试验纳入了足够的中国人群,申办方需要根据 ICH 的相关指导原则评估境外获得的早期临床研究结果是否能够桥接至中国人群,后期纳入的中国人群获得的数据是否支持该药品的安全性和有效性在中国人群的情况与境外人群的情况一致。如果是境外已经上市的药品,而新药的整个临床试验期间都没有纳入中国人群,基本上被认为没有足够的数据支持该药品在中国人群的安全性和有效性,药政主管机构通常会要求申办者在境内完成一项药代动力学研究和一项确证性临床试验作为桥接研究,以确证境外获得的数据同样适用于中国人群。ICH E5(接受国外临床资料的种族影响因素)和 E17(多区域临床试验计划与设计的一般原则)是最主要的参考指南。但对于临床需求高度未满足的情况,比如罕见病药物、恶性肿瘤治疗药物等境外尚无有效治疗手段的疾病,药品审评中心也会从药物可及性方面考虑,采用附条件批准的方式使药物尽快批准上市,同时要求申请人继续完成相关的研究直至获得充分的中国人群数据。

新药上市许可申请在美国 FDA 称为 NDA(new drug application),生物制品的上市许可申请称为 BLA(biologics license application),流程也类似。NDA 和 BLA 提交之前的沟通交流会议称为 pre - NDA 或 pre - BLA 会议。

(一)新药上市许可申请的流程

在新药上市许可申请受理后,药品审评中心会组织药学、医学和其他技术人员,按要求进行审评。审评过程中会基于风险启动药品注册核查、检验。药品审评中心根据完成的研究、核查结果、检验结果等，对药品的安全性、有效性和质量可控性等进行综合审评，非处方药还会转药品评价中心进行非处方药适宜性审查。如果同意批准药品上市，会发给药品注册证书。如果不同意批准药品上市，会发出不予批准的通知书，并告知不批准的理由。药品注册证书包含的信息有药品批准文号、持有人名称、生产企业名称等信息，经核准的药品生产工艺、质量标准、说明书和标签会作为附件。审评结果如果认为需要继续完成上市后研究，也会在药品注册证发放时一并说明。

1. 药品制剂审评审批　各相关专业的审评员在审评过程中如果对提交资料有疑问或认为需要提交补充文件，通常会采用电话、邮件或书面的形式通知到申请人，申请人须在规定时限内做出答复或提交补充文件。审评小组仔细审查所有提交文件和获得的数据，用申请人提供的统计方法运算关键临床试验的数据，确认安全性和有效性的结论，必要时药品审评中心会组织外聘的相关专家并召开专家委员会会议进行讨论，并听取专家的意见进行综合评定。

2. 关联审评审批　审评中心在审评药品制剂注册的同时，会对药品制剂生产使用的原料药、辅料及直接接触药品的包装材料或容器（简称为原辅包）进行关联审评。原辅包各生产企业需按照关联审评审批的要求，视情况单独向审评中心提交规定的研究资料或者直接提供给药品制剂申请人随制剂资料一并提交，用于完成药品制剂的关联审评审批。审评中心会视情况要求补充原辅包相关资料，也可能基于风险提出对原辅包生产企业的延伸检查，比如生产现场检查和研制现场检查。如果原辅包因资料不充分或研究不充分未能通过关联审评审批，药品制剂的申请不能获得批准。申请人和原辅包生产企业是利益共同体，申请人在选择原辅包供应商时，应前期做好尽职调查和审计工作，以免因为原辅包生产企业不合作或质量不过关而影响药品制剂的上市许可。

原料药是指药品中的有效成分（active pharmaceutical ingredient，API）。一种药品可以包含一种或多种原料药。含有两种或两种以上有效成分的药品称为复方制剂。用于申报原料药的通用资料称为药物主文件（drug master file，DMF），原料药通常只提供给药品制剂生产企业，用于药品制剂的生产，不直接提供给患者使用。

3. 药品注册核查　药品注册核查是指为核实申报资料的真实性、一致性以及药品上市商业化生产条件，检查药品研制的合规性、数据可靠性等，药政主管机构对研制现场和生产现场开展的核查活动，以及必要时对原辅包生产企业或者其他受托机构开展的延伸检查活动。药品审评中心根据相关原则和要求，比如药物的创新程度、风险程度和相关企业的既往核查情况，发起研制现场核查或生产现场核查，药品核查中心负责注册核查的实施和报告。研制现场核查包括药学研究现场、非临床研究现场和临床研究现场，审评中心视情况发起所有的现场核查或部分现场核查。对于创新药、改良型新药以及生物制品等，审评中心通常会按要求发起生产现场核查和上市前药品生产质量管理规范（GMP）检查。

审评中心会在上市许可申请受理后 40 日内进行初步审查，确定是否需要药品注册生产现场核查。核查中心会在审评中心审评结束前 40 日完成核查工作，并将核查情况、核查结果等相关材料反馈至审评中心。需要进行上市前 GMP 检查的，核查中心会协调相关省级药品监督管理部门同步实施完成。

4. 药品注册检验　药品注册检验是指对申报的药品标准中设定项目的科学性、检验方法的可行性、质控指标的合理性等进行的实验室评估。包括质量标准复核和样品检验，由中国食品药品检定研究院(简称中检院)或者指定的药品检验机构承担药品注册检验。境内生产的药品通常是申请人或生产企业所在的省级药品检验机构或中检院执行注册检验,境外生产的药品通常是中检院或其指定的口岸药品检验所执行注册检验。

注册检验可以在完成商业规模生产工艺验证后,申请人提前向中检院或者所在省级药品监督管理部门提出申请,也可在上市许可申请受理后由审评中心发起药品注册检验。药品检验机构要在审评中心审评结束前 40 日,将标准复核意见和检验报告反馈至审评中心。

5. 药品通用名的核准　对于新药上市许可申请,因为未曾有相同药品在国内获批上市的先例,申请人应当在提交上市许可申请的同时提出通用名称核准申请。审评中心会将通用名称核准的相关资料转运至国家药典委员会(简称药典委)。药典委在核准药品通用名称时,通常会与申请人做好沟通交流,并将核准结果告知申请人。

6. 药品加快上市程序

(1)突破性治疗药物程序:用于防治严重危及生命或者严重影响生存质量的疾病,且尚无有效防治手段或者与现有治疗手段相比有足够证据表明具有明显临床优势的创新药或者改良型新药,申请人在获得相关的支持性数据后,在临床开发阶段向审评中心提交相关资料申请适用突破性治疗药物程序。纳入突破性治疗药物程序的后续药物临床试验,申请人可以在药物临床试验的关键阶段向药品审评中心提出沟通交流申请,也可以将阶段性研究资料提交药品审评中心,寻求下一步研究方案的意见或者建议。突破性治疗药物程序增强申请人和审评中心沟通的便利性,可以大大缩短药物的开发时间。

(2)附条件批准程序:对于:a. 治疗严重危及生命且尚无有效治疗手段的疾病的药品,药物临床试验已有数据证实疗效并能预测其临床价值的药品;b. 公共卫生方面急需的药品,药物临床试验已有数据显示疗效并能预测其临床价值的药品;c. 应对重大突发公共卫生事件急需的疫苗或者国家卫生健康委员会认定急需的其他疫苗,经评估获益大于风险的药品。在获得相关的支持性数据后,申请人可以在临床开发阶段向药品审评中心提出沟通交流申请,商讨附条件批准的可行性,就上市条件和上市后继续完成的研究与审评中心沟通,经沟通交流确认同意后可以提出上市许可申请。

(3)优先审评审批程序:对具有明显临床价值且临床急需的短缺药品,可以申请适用优先审评审批程序,比如:a. 临床急需的短缺药品、防治重大传染病和罕见病等疾病的创新药和改良型新药;b. 符合儿童生理特征的儿童用药品新品种、剂型和规格;c. 疾病预防、控制急需的疫苗和创新疫苗;d. 纳入突破性治疗药物程序的药品;e. 符合附条件批准的药品。可以在上市申请前与审评中心沟通,经沟通交流确认同意后可以在上市许可申请的同时提出优先审评审批申请。纳入优先审评审批程序的药品上市许可申请审评时限为 130 日(相对于标准的 200 日,缩短了 70日)。对于临床急需的境外已上市境内未上市的治疗罕见病的药品,审评时限进一步缩短至 70日。纳入优先审评审批程序的药品优先安排注册核查、注册检验和通用名称核准。

(4)特别审批程序:在发生突发公共卫生事件的威胁时以及突发公共卫生事件发生后,国家药品监督管理局依法决定对突发公共卫生事件应急所需防治药品实行特别审批,按照统一指挥、早期介入、快速高效、科学审批的原则,组织加快并同步开展药品注册受理、审评、核查、检验工作。

(二)新药上市许可申请批准后的变更

1. 药品上市后研究和变更　持有人应主动开展药品上市后研究,对药品的安全性、有效性和质量可控性进一步确证,加强对已上市药品的持续管理,并根据获得的数据及时备案或者提出修订说明书的补充申请,不断更新和完善药品说明书和标签。国家药品监督管理局也可以根据不良反应监测和上市后评价结果等,要求持有人对说明书和标签进行修订。

药品上市后的变更,比如生产工艺变更、质量标准变更、标签说明书变更和生产地址变更等,按照其对药品安全性、有效性和质量可控性的风险和产生影响的程度,实行分类管理,分为审批类变更、备案类变更和报告类变更。按照相关规定和技术指导原则,全面评估、验证变更对药品安全性、有效性和质量可控性的影响,持有人判断管理类别并提交申请。

对于重大变更、涉及安全性和有效性的说明书变更和持有人变更等,需要提交补充申请,经批准后实施。对于中等变更、包装标签内容变更和药品分包装申请,持有人应提交备案后实施变更。其他微小变更应该在药品年度报告中报告,不需要提交补充申请或备案申请。

2. 药品再注册 药品注册证的有效期是5年,需要在有效期届满前6个月提出再注册申请。审评部门对根据上市后评价和不良反应监测情况、药品注册证载明的上市后研究情况等进行审查,如果符合规定,批准再注册并发给药品再注册批准通知书。对于未能履行持续考察药品质量、疗效和不良反应责任或未在规定时限内完成要求的相关研究工作或上市后评价发现疗效不确切、不良反应大或者因其他原因危害人体健康的或有效期届满前未提出再注册申请的,药品注册证书在有效期届满时予以注销。

(三) 撤销上市许可批准

上市许可批准后,如果发现持有人存在弄虚作假等其他手段骗取临床试验许可或者上市许可,有可能被撤销已经获得的批准文件并按照《药品管理法》对持有人和责任人处罚。对疗效不确切、不良反应大或者因其他原因危害人体健康的,也可能会依法撤销药品注册证。全球法规大致如此,比如默克制药公司的止痛药罗非考昔,在1999年5月被批准上市,到2004年9月的5年多时间内,发生了8万~10万起心肌梗死等突发性心脏病事件,最后销售的利润难以满足对诉讼的赔偿,因而被撤市(Dieppe,2004)。

三、仿制药申报流程

药品注册管理遵循公开、公平、公正原则,以临床价值为导向,鼓励研究和创制新药,但也积极推动仿制药发展。仿制药应当与参比制剂质量和疗效一致,可以增加市场竞争和降低药价,提高药品的可及性。仿制药开发企业应当使用国家药品监督管理局公布的参比制剂,作为基准开发相应的仿制药。如果相应药品没有公布的参比制剂或使用境外批准的参比制剂时,应事先向国家药品监督管理局提交规定的参比制剂备案材料,在获得认可后再开始研制,避免因为选错参比剂而延误开发或浪费财力。评估认为无需或者不能开展药物临床试验,符合豁免药物临床试验条件和技术指导原则的,申请人可以直接提出药品上市许可申请。审评中心基于风险发起注册现场核查和上市前药品生产质量管理规范(GMP)检查,比如生产企业是否有同剂型品种上市等情况和既往核查情况。

仿制药的研发过程与新药研发过程相差很大。通常从产品的立项,到处方筛选、工艺放大和质量标准建立只需要2~3年。在基本确定处方、生产工艺和质量稳定性后,便可以着手开展生物等效性研究。仿制药的整个研发过程建立在与参比制剂的对照的基础上,确保质量和疗效与参比制剂一致。在获得整个药学对比数据和生物等效性数据后,可以按要求提交上市许可申请。上市许可申请的流程也包括质量标准复核和样品检验,还有基于风险发起的现场核查。

仿制药必须与参比制剂具有相同的活性成分、相同的给药途径、相同的剂型、相同的规格和相同的适应证。对于较复杂的仿制药,比如缓释制剂和脂质体等,申请人也可以向药品审评中心提出沟通交流的申请,寻求相应的指导和建议,在难以获得生物等效性结果的情况下,有可能会被要求进行确证性临床试验,比如药代动力学试验和临床三期非劣效临床试验。

因为仿制药的开发过程相较于新药研发简单很多,美国 FDA 称之为简略新药申请(Abbreviated New Drug Application,ANDA)。我国药品审评中心也发布了豁免生物等效性试验的产品目录和豁免生物等效性研究指导原则,使得某些仿制药的开发更容易也更简单。

生物等效性试验(bioequivalence,BE)是指用生物利用度研究的方法,以药代动力学参数为指标,比较同一种药物的相同或者不同剂型相同给药途径的药品制剂,在相同的试验条件下,其活性成分吸收程度和速度有无统计学差异的人体试验,以此来推测其临床治疗效果差异的可接受性,即不同制剂之间的可替换性。试验对象通常为健康志愿者,一般要求 18~24 例。

在开展生物等效性研究之前,通常先进行药剂学等效性研究,也就是药学研究。药剂等效指同一药物相同剂量制成同一剂型,但非活性成分不一定相同,在含量、纯度、均匀度、崩解时间、溶出速率符合同一规定标准的制剂。但药剂学等效性不是人体试验,不能反映药物制剂在人体内的情况,为证明临床疗效一致,实际要求进行体内的生物等效性研究。仿制药、改剂型产品和改变处方或工艺的产品开发通常需要进行生物等效性研究。

在药动学参数中,表征吸收程度和速度的参数主要是 AUC、T_{max} 和 C_{max},用统计学方法评价试验制剂与参比制剂的相应指标是否满足预先设定的等效标准。根据以往的经验,对大多药品来说,如果人体循环系统的药物暴露差别在 20% 以内,将不会对临床治疗效果产生显著影响,所以等效性判定标准为试验制剂和参比制剂的药代动力学参数(AUC 和 Cmax)差异应小于 20%。通过双单侧 t 检验及 $(1-2\alpha\%)$ 置信区间法,得到两种制剂 AUC 或 C_{max} 几何均值比值的 90% 置信区间(confidence interval,CI),对于大部分药物,此 90% 置信区间必须落在 80.00%~125.00% 范围内。对某些治疗窗窄的药物或高变异药物,可以适当调整,不同国家的建议判定标准稍有不同,特殊情况下需要提供证据证明,在修订的判定标准下,不会引起药物安全性问题,也不会显著影响疗效。(化学药物制剂人体生物利用度和生物等效性研究技术指导原则,2005)

四、通用技术文件格式

随着国家食品药品监督管理总局于 2017 年加入 ICH 组织,并且当选为管理委员会成员,我国也要求提交资料符合 CTD(common technical document)格式。CTD 格式的资料要求实现了药品研发技术内容与记录资料形式的完美统一。CTD 格式资料包的结构如图 12-1。

CTD 格式的资料要求分为五个模块,为一个三层结构。最上层是模块 1,适用于各种行政性、管理性和综合性技术文件,各个国家可以规定各自的模块 1 要求。模块 2、3、4、5 是 CTD 的正式的通用技术文件。模块 2 是模块 3、模块 4 和模块 5 的总结性文件,内容不得超出模块 3 至模块 5。模块 3 是生产和质量控制的具体文件。模块 4 是已经完成非临床研究报告,需要将完成的报告归类到具体的类别中,比如毒性研究、非临床药理研究、药效学研究等。模块 5 是已经完成的临床研究报告,也需要按照类别进行归类。CTD 对整个文件的结构和具体格式要求都有比较翔实的规定,撰写 CTD 格式的文件应符合相关章节的具体要求和格式。

eCTD 是在 CTD 格式的基础上按照一定的要求整理为电子版提交资料,通过网上平台进行提交,避免纸质提交文件的繁琐和巨大的审评工作量,包括了交叉索引、超链接、书签等功能,最

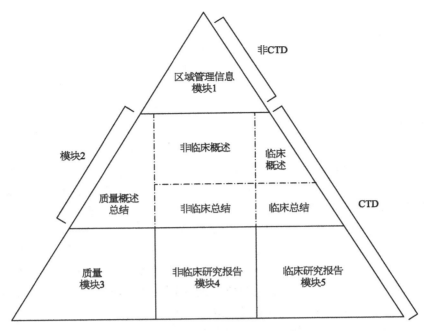

图 12 - 1　CTD 格式资料包结构

大限度地方便审评人员的审查和存档工作。西方发达国家已经实施 eCTD 多年,我国因起步较晚,目前仍在实施纸质版的 CTD 提交资料,正在探索 eCTD 提交的模式和具体要求。ICH 的多学科章节有对 eCTD 的一些术语和要求做非常详细的介绍。

五、GLP、GMP 和 GCP

优良实验室规范(Good Laboratory Practice,GLP)是一部法规文件,是针对实验室实验研究从计划、实验、监督、记录到实验报告等一系列管理而制定的,涉及实验室工作的所有方面。它主要是针对医药、农药、食品添加剂、化妆品、兽药等进行的安全性评价实验而制定的规范。制定 GLP 实验室主要目的是严格控制安全性评价试验的各个环节,即严格控制可能影响实验结果准确性的各种主客观因素,降低实验误差,确保实验结果的真实性。在新药研发领域,为提高药物非临床研究的质量,确保实验资料的真实性、完整性和可靠性,保障人民用药安全,国家药品监督管理局制定了中国的《优良实验室规范》。为申请药品注册而进行的非临床安全性评价的研究机构必须遵循《优良实验室规范》。(李琳,吕琳,陈金香,等,2008)

生产质量管理规范(Good Manufacturing Practice,GMP)是一套适用于制药、食品等行业的强制性标准,要求企业从原料、人员、设施设备、生产过程、包装运输、质量控制等方面按国家有关法规达到卫生质量要求,形成一套可操作的作业规范帮助企业改善生产卫生环境,及时发现生产过程中存在的问题,加以改善。简要地说,GMP 要求制药、食品等生产企业应具备良好的生产设备,合理的生产过程,完善的质量管理和严格的检测系统,确保最终产品质量(包括食品安全卫生等)符合法规要求。在制药领域,国家食品药品监督管理总局制定了《药品生产质量管理规范》(Good Manufacture Practice of Medical Products,GMP)。药品 GMP 是药品生产和质量管理的基本准则,适用于药品制剂生产的全过程和原料药生产中影响成品质量的关键工序,是为了最大限度地避免药品生产过程中的污染和交叉污染，降低各种差错的发生，提高药品质量，确保持续稳定地生产出符合预定用途和注册要求的药品。药品生产企业应当建立符合药品质量管理要求的质量目标，将药品注册的有关安全、有效和质量可控的所有要求，系统地贯彻到药品生产、控制及产品放行、贮存、发运的全过程中。[《药品生产质量管理规范（2010 年修订）》，卫生部令第 79 号]为深化药品审评审批制度改革，鼓励创新，进一步推动我国药物临床试验规范研究和提升质量，国家药品监督管理局会同国家卫生健康委员会组织修订了我国的《药物临床试验质量管理规范》，也就是中国良好临床操作规范（Good Clinical Practice，GCP），自 2020 年 7 月 1 日起施行。GCP 保证药物临床试验过程规范，数据和结果科学、真实、可靠，保护受试者的权益和安全。用于药品注册目的的药物临床试验的相关活动应当遵守 GCP。GCP 是药物临床试验全过程的质量标准，包括方案设计、组织实施、监查、稽查、记录、分析、总结和报告。受试者的权益和安全是 GCP 考虑的首要因素，优先于对科学和社会的获益。临床试验应当权衡受试者和社会的预期风险和获益，只有当预期的获益大于风险时，方可实施或者继续临床试验。[国家药监局，国家卫生健康委，《关于发布药物临床试验质量管理规范的公告》（2020 年第 57 号）]

六、CXO

CXO 到底是干什么的？可以把 CXO 理解为医药领域的外包服务商，是医药产业链中的重要成员，比如 CRO、CMO、CDMO，分别对应研发外包、生产外包（contract manufacturing organization）及开发和生产外包（contract development and manufacturing organization），可以统称为 CRO（Contract Research Organization，合同研究组织）。20 世纪 80 年代初起源于美国，它是通过合同形式为制药企业、医疗机构、中小研发企业，甚至各种政府基金等机构在基础医学和临床医学研发过程中提供专业化服务的一种学术性或商业性的科学机构。按照工作的性质，CRO 大致分为临床前研究（pre-clinical）CRO 和临床研究 CRO。临床研究 CRO 以接受委托临床试验（clinical trial）为主。CRO 最显著的特点是专业化和高效率，作为制药企业的一种可借用的外部资源，有利于医药企业提高资源集中度，形成企业内部的规模优势，大大提高了制药企业新药上市的速度，降低了制药企业的管理和研发费用。一开始 CRO 只局限在临床服务，后来扩展到药品研发的整个过程，从化合物的筛选一直到药品上市后的推广，服务范围广泛，可以满足药品研发企业的不同需求。

CRO 根据自身优势提供某一阶段、某一部分的研究服务。如代理药品注册申请及临床试验报批、申报资料的翻译及准备、试验方案的起草和完善、研究者及参试单位的选择、工艺优化、制剂服务、标准操作规程（SOP）的制定、监管服务、数据收集、产品支持等。一站式服务成为趋势。对制药企业而言，能从一个 CRO 公司得到多种服务是非常高效的，且综合成本也会降低，因此 CRO 公司越来越多地向提供综合式药物研发服务的方向发展。CRO 可在短时间内迅速组织起一个具有高度专业化的和具有丰富临床研究经验的临床研究队伍，并能降低整个制药企业的管理费用。

CRO 本质是药物开发企业为了减少成本的专业分工产物，充分发挥专业的优势，从而达到节约成本的目的。一款新药的研发，耗时、耗力、耗钱，从实验室发现到研发上市通常平均需要 10～15 年时间和数亿美元的资金。提高效率和降低成本是新药开发企业无时无刻不在考虑的事情。CRO 可以使新药开发企业在不增加自身人力规模，多管齐下，节约研发时间、减少资金成本的同时，又减少了试错成本，一举多得。

第三节　主要国家和地区的药品监督　管理部门对药品的监管

世界范围内主要国家和地区的监管部门,除了中国国家药品监督管理局(NMPA),主要还包括美国 FDA、欧盟 EMA 和日本 PMDA,均建立符合自身监管实际的监管法规体系框架,明确不同层级监管职责及监管要求。这其中,美国 FDA 的监管体系和机构建设最完善,是很多国家学习和效仿的对象,在法规发展和监管体系方面也具有我国借鉴之处。药品监管效果体现为监管理念、目标的实现程度。回顾美国药品监管百年历程,不难发现任何监管体系均经历从无到有,不断从失败教训中吸取经验,从不成熟到成熟的发展过程。本节简要介绍这几个监管机构。

一、美国

美国主管药品监督管理的行政机构主要分为两级,即美国食品与药品管理局(U.S. Food and Drug Administration,FDA)和州政府卫生局(一般设有药政机构)。其中,FDA 是美国药品安全监管主体,隶属于联邦政府卫生与人类服务部(Department of Health and Human Services,HHS),机构总部由 5 个办公室承担主要工作职能,分别为食品及兽药监管办公室、全球监管运营及政策办公室、医疗产品及烟草监管办公室、运营办公室和政策、规划、立法及分析办公室,还包括 7 个专员办公室,分别为妇女卫生办公室、少数族裔卫生办公室、首席科学家办公室、执行秘书处办公室、局长顾问办公室、实验室科学与安全办公室、对外事务办公室,共计 12 个办公室组成。另外,还设有 7 个中心,分别为食品安全及应用营养中心、兽药中心、国家毒理研究中心、生物制品评价及研究中心(CBER)、烟草产品中心、药品评价及研究中心(CDER)、器械及放射卫生中心。FDA 的员工数量超过 16 000 名。负责全国范围内食品(家禽类制品除外)、药品、生物制品、医疗器械、放射性产品、化妆品、兽药以及烟草制品等的监管。

FDA 的药品评价和生产质量监管具体执行部门主要涉及 2 个机构,分别为审评部门(CDER、CBER 等)、监管事务办公室(Office of Regulatory Affairs,ORA)以及隶属于 CDER 下的综合质量管理小组(Integrated Quality Assessment,IQA)。

新药审评、仿制药审评部门与合规办公室综合质量小组均属于 CDER 的下属部门。审评部门隶属于医疗产品及烟草监管办公室,主要包括生物制品评价及研究中心(CBER)、烟草产品中心、药品评价及研究中心(CDER)、器械及放射卫生中心。药物评价和研究中心(CDER)主要包括新药办公室(Office of New Drugs)、仿制药办公室(Office of Generic Drugs)和合规办公室(Office of Compliance)等 13 个办公室。CDER 负责处方和非处方药,新药、仿制药上市前评估,并负责药物的安全性、质量以及有效性工作。CBER 负责生物学治疗的安全性与有效性,职责是保证血液、血液制品、疫苗、过敏原制品以及生物治疗产品的安全性和有效性。CDER 为 FDA 最大的职能中心,有超过 4 000 名员工。

监管事务办公室(Office of Regulatory Affairs,ORA)隶属于全球监管运营及政策办公室,主要由位于马里兰州罗克维尔和马里兰州银泉市的总部办公室以及位于美国各地的地方办事处组成。根据地域和工作需要分设 5 个区域办公室、20 个地方办公室,涉及 227 个办事处(含设置在国外的办事处)及 13 个科学实验室。区域办公室是 FDA 执行事前、事中、事后检查的主要执行部门。每个区域办公室都由区域食品和药品总监(RFDD)领导,区域科学实验室和区域工作人员向 RFDD 报告。ORA 检查范围广泛,主要包括人用和兽用药品、疫苗、医疗器械、化妆品、烟草、食品、防辐射产品等。ORA 主要职责包括检查及调查(包括监管对象违法犯罪调查)、抽样及分析、进口至美国产品的检查、突发事件处理、召回及强制执行、处理投诉举报等。ORA 共有人员 5 100 余人,其中药品相关人员为 460 余人,约一半是药品 GMP 检查员。FDA 在中国、印度、哥斯达黎加、智利、比利时和英国等国设立了办事处,主要任务是协助当地对出口美国产品的质量管理。

美国的药品监管通过每一次对《联邦食品、药品和化妆品法案》的修订,对 FDA 自身、行业及公众产生重大的影响。配套法案制定的大量法规及指南也为规范行业健康发展、保护公众健康做出了巨大贡献,根据历年来的新闻媒体调查显示,FDA 长期排在美国公众最受信任的联邦政府机构之列。在宪法的框架下遵循严格的程序,有主要的监管法律,同时有由规制机构制定的相应配套法规,形成完整的监管法律法规体系;依法建立以保证公众健康为目的的独立的监管体系,法规明确了不同监管部门、层级的职责,保证了监管的合法性;以科学为基础,根据监管对象、产品风险合理配置监管资源,强化纵向执法,尽可能避免交叉执法、过度执法,保证法规的有效实施。美国 FDA 的影响力之巨大,在全美乃至全球享有崇高的声誉。当今,美国的药品研发、生产、销售都居全球第一,无论哪个政党执政,都没有改变 FDA 保护消费者利益的神圣使命(杨牧、王晓,赵红菊,2019)。

我国的药品监管改革还在路上,只有先从法律法规层面做好顶层设计,并根据监管形势的需求不断改进,监管机构才能施展开手脚,只有保证人才队伍的质量,才能将政策落实,希望不断壮大我国监管力量,共同推动医药事业的发展。

二、欧盟

欧盟(European Union,EU)是由 28 个欧洲国家组成的经济与政治的共同联盟,总部位于比利时布鲁塞尔。欧洲药品管理局(European Medicines Agency,EMA)成立于 1995 年,总部目前设在国际银行林立的伦敦金丝雀码头,大约 900 名雇员。随着英国的脱欧进程,设在伦敦的欧盟机构也将陆续进行外迁,大约 20 个国家参与竞标,希望能够争取世界第二大药品监管机构 EMA 到本国设址。从 1995 到 2004 年 EMA 曾被称为欧洲医药产品审评局(European Agency for the Evaluation of Medicinal Products,EMEA)。EMA 的经费来源是欧盟预算和医药工业协会以及各欧盟成员国的赞助,主要任务是协调各国的药事法规机构,为欧盟各成员国提供安全、有效和优质的药品。

欧盟与美国不同,集中与分权是欧盟实施药品 GMP 的基本特征。所谓集中,是指法令、方针,包括注册要求及药品 GMP 由欧洲委员会确定;分权,即现场检查工作由各国的药品管理部门负责实施。欧洲药品评价局(EMA)是欧盟的分支机构,职能是协调欧盟的药品评估工作,包括注册及监督管理。大约 3 500 名欧洲专家,承担了 EMA 及委员会的工作。

欧盟的药事法规大体由三个层面组成:第一层面是指法令(directives)和法规(regulations),由欧盟议会和欧盟理事会颁布实施,少部分由欧盟委员会颁布实施。法令是欧盟用于建立统一药事法规的法律框架,各成员国需要通过立法将其转化为国内法实施。第二层面是指由欧盟委员会依据有关法令和法规而颁布实施的药品注册监督管理程序和 GMP 指南。第三个层面指由欧洲药品评价局(EMA)颁布实施的一些技术指南和对一些法规条款所做出的解释。

2003 年 10 月 8 日,欧盟委员会 2003/94/EC 号指令阐述了人用药品及临床研究用药 GMP 的原则及指南方针(principles and guidelines),并按此指令制订了欧盟 GMP 主体文件以及 19 个

GMP 附件,均属强制执行。因人用药品及兽药采用同一个 GMP 标准,欧盟的 GMP 检查职能部门设在欧洲药品评价局兽药及检查处(简称检查处)。EMA 是指南和法规的协调机构,并不直接负责药品注册及药品 GMP 的日常检查工作,但每年组织召开 4 次欧盟各国药品 GMP 检查员代表的交流沟通会议,研究工作中碰到的各种问题,对药品 GMP 的法规或指南提出修订意见,具有十分重要的作用。欧盟检查员为专职,注册与药品 GMP 检查的协作与 FDA 相似。检查员有级别考核并须有企业工作经历,对检查员的经历要求事实上比 FDA 还要严格。

欧盟的检查(GMP、GCP、GLP)是集中式的,其检查机构全面负责药品临床、实验室、生产的检查,由各国的专职检查员承担,标准是相同的,因此,在欧盟范围可以互认。比如,通过德国药品管理局的检查,可得到欧盟各个成员国以及与欧盟达成互认协定(MRA)国家药品监督管理部门的认可。

EMA 的主要职责是基于安全性、疗效、质量评价及监督人用和兽用药品,保护欧盟人员和动物健康。EMA 本身不研究药品,也不生产药品,而是从各种途径接收申请文件和各类信息。EMA 的工作是协调各学科专家和成员国资源,以分支委员会形式评估科学信息并提供科学意见。EMA 依赖于内部员工的专业知识,以及成员国推荐的外部科学家。

EMA 为欧盟创新药评价提供一个单一途径,从而避免成员国重复评价,为药品研发者提供科学建议和指南、鼓励研究和创新,协调各类核查确认药品符合生产、临床研究和实验室研究规范,组织执行欧盟药品政策和法规,并监督由 EMA 批准上市的所有药品全生命周期的安全性。

与 FDA 的联邦集中审评审批不同,EMA 的组织机构和日常运营为分散式。EMA 的大约 5 000 名雇员中,大约 1/10 的行政管理人员集中在 EMA 总部,其他雇员均为各成员国的专业审评人员,只是按时按需集中沟通交流,评估药物的利益风险比,平时并不在 EMA 总部工作。

EMA 设有 7 个部门,分别是人用药品研发支持部(Human Medicines Research & Development Support Division)、人用药品开发和评价部(Human Medicines Development and Evaluation)、现场核查人用药品药物警戒与委员会(Inspections, Human Medicines Pharmacovigilance & Committees)、兽用药部(Veterinary Medicines)、行政管理部(Administration and Corporate Management)、信息管理部(Information Management)和利益相关方沟通交流部(Stakeholders & Communication)。其中人用药品开发和评价部分局是审评专家最多的部门,主要对临床开发阶段的新药提供科学建议,并对集中上市申请进行审查。这些审评专家组成了 7 个专业审查委员会,分别是人用药品委员会(Committee for Medicinal Products for Human Use)、药物警戒风险评估委员会(Pharmacovigilance Risk Assessment Committee)、兽用药委员会(Committee for Medicinal Products for Veterinary Use)、孤儿药委员会(Committee for Orphan Medicinal Products)、草药委员会(Committee on Herbal Medicinal Products)、儿科药委员会(Paediatric Committee)和先进疗法委员会(Committee for Advanced Therapies)。可以看出 EMA 只负责审查人用药、兽用药和传统草药,不包含食品、化妆品、医用器械和膳食补充剂等。

在欧洲,药品上市申请被统称为 Marketing Authorization Application(MAA),不区别新药申请还是仿制药申请,化学药品还是生物制品,流程也都是一样的(美国 FDA 称新药申请为 NDA,仿制药申请为 ANDA,生物制品申请为 BLA),临床试验申请称为 Clinical Trial Application(CTA,美国称临床试验申请为 IND)。我国对上市申请和临床试验申请的称呼似乎更接近 EMA。

在欧盟申请药品上市有四种方案,分别为 EMA 集中制(欧盟各国都获得批准);各国分别单独申请单独上市(分散制);只在一个国家申请上市;先在一个国家申请上市,再被其他国家认可

（共同制）。集中制和共同制都需要得到 EMA 的批准。比如治疗艾滋病、癌症、糖尿病、神经退化病、自身免疫病和病毒感染等药品，应申请集中上市。各国单独申请上市的分散制相对比较容易，大多数申请人采用此申报方式。采用集中制申请上市的数量仅占总申请数量的不到 10%。

FDA 有立法和执法的双重职责，参与自行制定了很多技术指导原则，但 EMA 没有立法权，欧洲的药事法规由 Council of Europe（EC）制定。所以在 ICH 中作为欧盟立法成员的是 EC，不是 EMA。欧盟药事的执法权由 EMA 和各国政府协调执行。

三、日本

日本厚生劳动省（Ministry of Health，Labor and Welfare，MHLW）是日本的卫生劳动和福利部，下属的医药食品局负责药品审批。PMDA 负责药品的审评，PMDA 全称为 Pharmaceuticals and Medical Devices Agency，翻译为独立行政法人医药品医疗器械综合机构，是厚生劳动省医药食品局管辖的独立行政法人。也就是说厚生劳动省负责行政审批和制定法律法规，PMDA 负责技术审评。医药品和医疗器械只有在厚生劳动省批准后才能生产和销售。PMDA 最早的前身是医药品不良反应受害救济基金组织，1994 年由于加入了研究调查的机制，改名为医药品不良反应受害救济和研究振兴调查机构。2001 年国立医药品食品卫生研究所、医药品医疗器械评审中心、医药品不良反应受害救济和研究振兴调查机构及财团法人医疗器械中心的一部分合并，于 2004 年成立了 PMDA。PMDA 现有员工不到 1 000 人，另有外聘专家超过 1 300 名。PMDA 的主要业务单元为审查、安全对策和健康损害救济，其中审查业务部门最大，人数最多。

审查业务以管控风险、降低风险为目的，对上市前产品的安全性和有效性进行审核，也包括临床试验申请、上市申请和其他问题的咨询工作，并对药品、医疗器械和再生医疗产品的临床试验，非临床试验和产品生产的合规性审查、再审查和再评价，如 GMP、GCP 和 GLP 等。

安全对策业务是对上市后的产品进行安全监管，持续性降低产品风险。PMDA 与厚生省一同协作实施。PMDA 与厚生省从制造商、经销商、医疗机构等处收集产品质量、有效性、安全性相关的信息，并对收集的信息进行科学的调查、探讨，形成安全对应策略。在 PMDA 官网上不仅可以查到审查相关的资料，同时可以查到紧急安全性信息等。健康损害救济旨在为受到的伤害采取救助措施（印佳慧，2016）。

四、中国

（一）组织沿革与职责

中华人民共和国成立后，1953 年中央直属化工部医药管理局成立，作为国家计划经济的一部分，负责国营与公私合营的药厂、中药厂、医疗器械厂的管理。1978 年改革开放伊始，国务院批准将卫生部中国医药公司、化工部中国医药工业公司、商业部中国医疗器械公司，合并成立国家医药管理总局，对中西药品、医疗器械的生产和经营实行统一管理。1982 年国务院决定国家医药管理总局降格为国家医药管理局，由国家经委领导。1998 年国家部委机构大改革，国家医药管理局与卫生部药政司合并，再吸收国家中医药管理局的部分职能，成立国家药品监督管理局（State Drug Administration，SDA）。

2003 年 4 月 16 日，根据《国务院机构改革方案》和《国家食品药品监督管理局主要职责内设机构和人员编制规定》，国务院直属机构国家食品药品监督管理局（China Food and Drug Administration，CFDA）成立（胡颖廉，2009）。2008 年 3 月 15 日，《国务院机构改革方案》规定：

"国家食品药品监督管理局改由卫生部管理。明确卫生部承担食品安全综合协调、组织查处食品安全重大事故的责任。"国家食品药品监督管理局由此调整为卫生部管理的国家局。2013 年 3 月,十二届全国人大会批准将国务院多部门对涉及食品安全监督管理的职责整合,由新设立的国家食品药品监督管理总局统一管理。2018 年 3 月,根据第十三届全国人大第一次会议《深化党和国家机构改革方案》,批准将国家食品药品监督管理总局的职责整合,组建中华人民共和国国家市场监督管理总局,不再保留国家食品药品监督管理总局(王勇,2018)。国家市场监督管理总局的主要职责是负责市场综合监督管理,统一登记市场主体并建立信息公示和共享机制,组织市场监管综合执法工作,承担反垄断统一执法,规范和维护市场秩序,组织实施质量强国战略,负责工业产品质量安全、食品安全、特种设备安全监管,统一管理计量标准、检验检测、认证认可工作等。2018 年 4 月 11 日,国家药品监督管理局(National Medical Products Administration,NMPA)正式挂牌。国家药品监督管理局主要职责有:

(1) 负责药品(含中药、民族药,下同)、医疗器械和化妆品安全监督管理。拟订监督管理政策规划,组织起草法律法规草案,拟订部门规章,并监督实施。研究拟订鼓励药品、医疗器械和化妆品新技术新产品的管理与服务政策。

(2) 负责药品、医疗器械和化妆品标准管理。组织制定、公布国家药典等药品、医疗器械标准,组织拟订化妆品标准,组织制定分类管理制度,并监督实施。参与制定国家基本药物目录,配合实施国家基本药物制度。

(3) 负责药品、医疗器械和化妆品注册管理。制定注册管理制度,严格上市审评审批,完善审评审批服务便利化措施,并组织实施。

(4) 负责药品、医疗器械和化妆品质量管理。制定研制质量管理规范并监督实施。制定生产质量管理规范并依职责监督实施。制定经营、使用质量管理规范并指导实施。

(5) 负责药品、医疗器械和化妆品上市后风险管理。组织开展药品不良反应、医疗器械不良事件和化妆品不良反应的监测、评价和处置工作。依法承担药品、医疗器械和化妆品安全应急管理工作。

(6) 负责执业药师资格准入管理。制定执业药师资格准入制度,指导监督执业药师注册工作。

(7) 负责组织指导药品、医疗器械和化妆品监督检查。制定检查制度,依法查处药品、医疗器械和化妆品注册环节的违法行为,依职责组织指导查处生产环节的违法行为。

(8) 负责药品、医疗器械和化妆品监督管理领域对外交流与合作,参与相关国际监管规则和标准的制定。

(9) 负责指导省、自治区、直辖市药品监督管理部门工作。

(10) 完成党中央、国务院交办的其他任务。

(二) 药品法律法规体系

药品的法律法规以药品的定位为起点。药品是需要由生产商申报注册,经过政府监管机构对其在质量可控性、安全性和有效性各方面的研发数据的审查,确认符合既定标准,才能被批准上市的特殊民用消费品。这个基本原则适用于任何一个国家,但对药品监管的细节中外有所不同。欧美的药品分为人用药和兽用药,中国的药品只包括人用药。欧美再把人用药分为小分子的化学药以及大分子的生物药,中国在化学药和生物药之外,还有中药或天然药物一类。

中国的药品法律法规体系有两大级别,包括了主要由总局和上级政府部门制定的法律法规,以及负责药品审评的下属单位药品审评中心(Center of Drug Evaluation,CDE)制定的技术指导原则。最主要的药品相关的法律法规列举如下：《中华人民共和国药品管理法》(2001 修订)、《中华人民共和国中医药法》(2016)、《药品注册管理办法》(2007)、《国家食品药品监督管理局药品特别审批程序》(2005)、《药品说明书和标签管理规定》(2006)、《新药注册特殊审批管理规定》(2009)、《药品注册现场核查管理规定》(2008)、《药品不良反应报告和监测管理办法》(2010)、《药品召回管理办法》(2017)、《药品广告审查办法》(2007)、《麻醉药品和精神药品管理条例》(2005)、《药品生产质量管理规范》(2010 修订)、《药物非临床研究质量管理规范》(2003)、《国务院关于改革药品医疗器械审评审批制度的意见》(2015)、《国家食品药品监督管理局关于深化药品审评审批改革进一步鼓励药物创新的意见》(2013)。随着始于 2013 年的药品医疗器械审评审批的改革，我国对药品的法规修订已经进入深水区，在过去的一两年中，新修订的《中华人民共和国药品管理法》于 2019 年 12 月 1 日起施行，随之还有指导药品管理法实施的配套文件是《中华人民共和国药品管理法实施条例》，另有新的《中华人民共和国疫苗管理法》和新修订的《药品注册管理办法》也已经实施。CDE 制定了大量的药品技术指导原则，同时也适用了 ICH 的大多数技术指导原则。理论上来说，这些指导原则以诠释和执行中国现行药事法律法规为目的，同时比这些法律法规具有更强的技术性和细致的专业性。

CDE 官网在法律与法规分页提供了药品相关的大量政策文件。这些文件用于指导药品研发、生产和上市注册。这些政策按内容分为法律法规及国家政策、中心规章、指导原则和国外参考指导原则几个部分。除了侧重行政内容的政策外，从技术上有国内发布的和国外发布的两块。国外的指导原则以国际先进标准为依据，包括了 ICH 和美国 FDA 发布的标准，均提供了中文翻译稿。

第四节 ICH

20 世纪 60 年代沙利度胺的悲剧促使全球的监管机构意识到，对药品进行独立评估的重要性。从此之后各种关于新药安全性、质量和有效性的法规和指导原则快速出台。与此同时，药品生产企业在全球范围内寻求新的市场，但各国之间的药品监管和技术要求不同，导致药物研发成本逐年上升和新药上市延迟。20 世纪 80 年代，欧盟委员会(EC)开创性地进行监管要求的协调工作。同时，欧洲、日本和美国也就法规协调的可能性进行了讨论。1990 年在布鲁塞尔欧洲制药工业协会联合会(EFPIA)的一次会议上，ICH(International Conference on Harmonization)正式诞生。

ICH 成立后，逐步在制定安全性、质量和有效性指导原则，多学科专题，包括 MedDRA(药事管理的标准医学术语集)和 CTD(通用技术文件)上取得了重大进展，并积极在非 ICH 地区推行其指导原则。2015 年 10 月，ICH 进行了一项重大的组织改革，将名称从会议(conference)改为理事会(council)，正式名称为 International Council for Harmonisation，成为一家依据瑞士法律成立的国际性的非营利性协会，不过仍旧保留了 ICH 这一缩写，成为一家独立的法人实体，可以提供更稳定的运营，宗旨是通过技术要求的国际协调提高公众健康。这些技术标准有利于及时为患者提供新药品并保证患者可持续获得已获批药品，防止人体临床试验的不必要重复，以高效和具成本效益的方式研发、注册和生产安全、有效和高质量的药品，及在不折损安全性和有效性的前提下尽量少的使用动物实验。ICH 的主要任务及目标是在药品注册与注册维护的技术指导原则和要求的解释与应用中为实现更大程度的协调提出建议，就药品技术要求的协调在监管机构和医药行业间构建科学问题对话，出于国际视角，为保护公众健康做出贡献，监测与更新协调的技术要求，使研发数据更大程度的相互接受。因治疗的进步和药品生产新技术的发展,通过对需要议题的协调,避免未来要求的不同,促进采纳新的或改善的技术研究与开发方法,更新或替代目前作法。通过协调的指导原则及其使用方面信息的传播、交流及培训,鼓励通用标准的实施与接轨。制定 ICH 监管活动医学词典(MedDRA)术语的政策,同时确保 MedDRA 作为方便人用药品国际监管信息分享的标准化词典的科学与技术维护、开发和传播。时至今日 ICH 已经被世界大多数国家和先进组织认可,ICH 的技术指导原则已经在指导全人类健康事业的发展上发挥了不可或缺的作用。(国家药品监督管理局,2017,2018)(ICH 工作办公室专栏,药品审评中心)

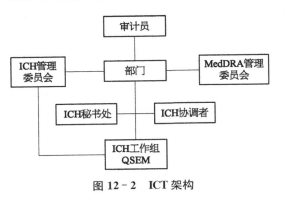

图 12-2 ICT 架构

ICH 2015 年改革后的架构如图 12-2。

ICH 大会(ICH Assembly)是 ICH 的总体管理机构,由 ICH 成员(member)和观察员(observer)组成,ICH 大会每年召开 2 次会议,旨在对一些事项做出决策,包括协会章程、新的成员或观察员的接纳,以及 ICH 指导原则等,对一些问题还会进行表决。

我国药品监督管理部门于 2017 年 5 月以成员身份加入了 ICH,于 2018 年 6 月当选为管理委员会成员。目前 ICH 的成员和观察员名单如表 12-1。

表 12-1　ICH 成员和观察员

ICH 成员(members)	观察员(observers)
(1) 创始监管机构成员(founding regulatory members) 欧盟委员会(EC) 美国食品药品管理局(FDA) 日本厚生劳动省/日本药品及医疗器械管理局(MHLW/PMDA)	(1) 常任观察员(standing observers) 国际制药企业和协会联合会(IFPMA) 世界卫生组织(WHO)
(2) 创始行业成员(founding industry members) 欧洲制药工业协会联合会(EFPIA) 日本制药工业协会(JPMA) 美国药品研究与制造商协会(PhRMA)	(2) 立法或行政机构(legislative or administrative authorities) 印度中央药品标准控制组织(CDSCO) 古巴国家药品和医疗器械控制中心(CECMED) 墨西哥联邦卫生风险保护局(COFEPRIS) 哥伦比亚国家药品和食品监督局(INVIMA) 摩尔多瓦药监局(MMDA) 哈萨克斯坦国家中心(National Center) 马来西亚国家药品管理局(NPRA) 俄罗斯联邦卫生监督局(Roszdravnadzor) 南非健康产品管理局(SAHPRA) 亚美尼亚药物和医疗技术专业科学中心(SCDMTE) 澳大利亚治疗产品管理局(TGA) 土耳其药品和医疗器械机构(TITCK) 阿根廷国家药品、食品和医疗器械管理局(ANMAT) 以色列卫生部门(CPED) 约旦食品药品监督管理局(JFDA) 沙特阿拉伯食品药品监督管理局(SFDA)

（续表）

ICH 成员（members）	观察员（observers）
（3）常任监管机构成员（standing regulatory members） 　加拿大卫生部（Health Canada） 　瑞士医药管理局（Swissmedic）	（3）区域协调组织（regional harmonisation initiatives，RHIs） 　亚太经济合作组织（APEC） 　东南亚国家联盟（ASEAN） 　东非共同体（EAC） 　海湾健康委员会（GHC） 　南非发展协会（SADC）
（4）监管机构成员（regulatory members） 　巴西卫生监督局（ANVISA） 　中国国家药品监督管理局（NMPA） 　新加坡卫生科学局（HSA） 　韩国食品药品安全部（MFDS）	（4）国际制药行业组织（international pharmaceutical in-dustry organisation） 　活性药物成分协会（APIC）
（5）行业成员（industry members） 　美国生物技术创新协会（BIO） 　国际仿制药和生物类似药协会（IGBA） 　全球自我医疗联合会（Global Self-Care Federation）	（5）相关或受 ICH 指导原则影响的国际组织［international organisation regulated or affected by ICH guideline(s)］ 　比尔和梅琳达·盖茨基金会（Bill & Melinda Gates Foundation） 　国际医学组织理事会（CIOMS） 　欧洲药品质量管理局（EDQM） 　国际药用辅料协会（IPEC） 　国际药品认证合作组织（PIC/S） 　美国药典委员会（USP）

　　ICH 管理委员会（ICH Management Committee）代表所有 ICH 成员监督 ICH 运营，包括行政、财务和工作组的工作。ICH 管理委员会还负责向大会提交建议和提案，供大会讨论。

　　ICH 管理委员会成员原来包括：6 个 ICH 创始成员（EC、EFPIA、美国 FDA、JPMA、MHLW、日本 PMDA、PhRMA）、常设监管机构成员（加拿大卫生部、瑞士 Swissmedic）、常设观察员（IFPMA、WHO）。

　　从 2018 年 6 月开始直到 2021 年 6 月的再次选举，巴西卫生监督局（ANVISA）、美国生物技术创新协会（BIO）、新加坡卫生科学局（HAS）、国际仿制药和生物类似药协会（IGBA）、韩国食品药品安全部（MFDS）和中国国家食品药品监督管理局（NMPA）推举为管理委员会成员。

　　ICH 管理委员会是 ICH 成员中的一个特别的小组，其职责主要是代表所有成员监督 ICH 运营的各个方面，包括行政、财务以及监督工作组的工作。ICH 大会是 ICH 最大的也是最主要的机构，由所有成员组成；管委会是对 ICH 大会进行监督的机构，负责认证、财务、大会的运行，以及对指导原则的制定和修订等提出建议，协调并进行决策。在 ICH 指导原则的实施上，管理委员会也做了大量的工作。每家监管机构对于 ICH 指导原则都有自己的解读方式，而且还需要将其纳入本国法律法规体系中，为此 ICH 管委会专门开展讨论，并对各个国家的实施情况进行监督，同时也提供支持、培训和解释工作，帮助新成员的实施。作为 ICH 改革的一个举措，管理委员会成员也进行了扩充。比如在 2018 年 6 月，我国国家药品监督管理局通过选举，与其他 5 个机构一并成为 ICH 管理委员会新成员。加入管委会不仅有利于助推药品审评审批制度改革，也有利于扩大 ICH 规则国际影响，加快实现药品可及性，推动中外医药产业交流，是一项双赢互利的工作。

MedDRA 管理委员会（MedDRA Management Committee）负责指导 MedDRA，由 EC、EFPIA、美国 FDA、JPMA、MHLW、日本 PMDA、PhRMA、英国 MHRA、加拿大卫生部和 WHO（作为观察员）组成。ICH 秘书处（ICH Secretariat）设在瑞士日内瓦，负责日常管理，协调 ICH 活动，为 ICH 大会和管委会以及工作组提供支持。ICH 协调员（ICH Coordinators）是 ICH 秘书处的主要联络人，协助 ICH 管委会和（或）大会与 ICH 工作组之间的沟通。ICH 工作组（ICH Working Groups）为各个技术主题设立，包括专家工作组（EWG）、实施工作组（IWG）、非正式工作组和讨论组。ICH 成员和观察员根据大会的规则和标准操作程序制定专家参加工作组。管委会会持续监督工作组的工作。ICH 大会任命一家审计公司担任审计员（auditors），任期 2 年，可再次任命。

ICH 最主要的工作是发布 ICH 指导原则，这些指导原则广泛地被 ICH 的监管机构成员和非 ICH 成员所采用，成为药物研发和注册国际互认的基础。ICH 的指导原则按类别分为质量（Q）、安全性（S）、有效性（E）和多学科（M）指导原则四类。ICH 鼓励所有监管机构实施所有的 ICH 指导原则，不过由于 ICH 各个指导原则的重要性并不完全相等，且监管机构的实施需要时间，因此该组织将 ICH 的指导原则分成三级。根据最新的 ICH 大会议事规则（assembly rules of procedure），三个级别的 ICH 指导原则：一级指导原则三个，Q1、Q7 和 E6，一旦成为监管机构成员，就必须实施。二级指导原则 E2A、E2B、E2D、M4 和 M1，需要优先实施的指导原则，在成为 ICH 成员后 5 年内实施。三级指导原则为其余的指导原则，应该尽快地实施，并向 ICH 提交实施的时间表。所有 ICH 指导原则的制定、撤回和修订都有专门的程序。

我国国家药品监督管理局于 2017 年 7 月 12 日成立 ICH 工作办公室，设在药品审评中心，成员单位直属单位和行业协会，包括中国食品药品检定研究院、国家药典委员会、国家药品监督管理局药品审评中心、国家药品监督管理局食品药品审核查验中心、国家药品监督管理局药品评价中心、国家药品监督管理局信息中心、中国食品药品国际交流中心、中国药学会。主要负责 ICH 工作统筹协调，确保各项工作有序开展，ICH 相关会议组织管理，ICH 技术指南的起草、转化与实施、培训，与 ICH 联络、协调转化实施。国家药品监督管理局药品审评中心已经就这些原则的翻译和整理做了大量工作，并在其网站上发布。

一、ICH 指导原则制修订工作程序

ICH 指导原则制修订过程一般分为 5 个阶段：第 1 阶段构筑共识，新议题提案经大会批准成为新议题后，成立专家工作组。专家工作组依据概念文件和业务计划不断讨论形成第 1 阶段技术文件（step 1 technical document），即指导原则草案的基础。第 2 阶段，第 2a 阶段确认共识，第 1 阶段的技术文件经大会批准后，全体大会成员将会对技术文件共识进行确认，形成第 2a 阶段终版技术文件（step 2a final technical document）；第 2b 阶段采纳指导原则草案，根据第 2a 阶段终版技术文件制定第 2b 阶段指导原则草案（step 2b draft guideline），并由 ICH 大会监管机构成员确认的过程。第 3 阶段监管机构征求意见和讨论，ICH 各地区、国家的监管机构对指导原则草案公开征求意见。根据反馈的意见，专家工作组进行讨论，修改指导原则草案。第 4 阶段采纳指导原则，大会监管机构成员对指导原则草案达成最终一致，并通过。第 5 阶段实施指导原则，ICH 各地区、国家监管机构通过各自行政程序实施指导原则。

二、《监管活动医学词典》

《监管活动医学词典》(*Medical Dictionary for Regulatory Activities*，MedDRA)是在 ICH 的主办下编制的医学标准术语集,用于整个监管过程(上市前至上市后)包括数据的录入、检索、评价和呈现,其用户包括监管机构和工业界。MedDRA 可用于信号检测和临床症状监测,其症状包括多系统或器官,使用其多轴层次结构或通过标准 MedDRA 分析查询(SMQ)的特殊功能。

MedDRA 约含 80 000 个术语,每个术语均有一个唯一的 8 位阿拉伯数字代码,共包含 5 个层次:低位语(LLT)、优选术语(PT)、高位语(HLT)、高位组语(HLGT)及系统器官分类(SOC)。MedDRA 的宗旨是:① 提供全球使用的国际标准。② 为用户提供一个内容丰富、详细的医学标准术语。③ 利用其纵向结构和标准 MedDRA 分析查询(SMQ)帮助用户发掘、分析信号。④ 促进人用医疗产品国际监管信息的共享和信息沟通。MedDRA 每半年更新 1 次,截至 2018 年底,来自 120 个国家的约 5 500 个组织订阅了 MedDRA。MedDRA 是一种多语言术语,目前有 11 种语言版本(包括中文版),允许大多数用户使用其母语进行操作。表 12 - 2 显示每种语言首次颁发的版本。

表 12 - 2　MedDRA 不同语言首发版本

Japanese	Spanish	German	French	Dutch	Italian	Czech	Chinese	Hungarian
English	Portuguese							
MedDRA v2.1	v5.0	v5.1	v6.0	v6.1	v7.1	v10.1	v12.1	v14.0
1999	2002	2002	2003	2003	2004	2007	2009	2011

在开发和持续维护 MedDRA 时,ICH 致力于提供统一的标准化国际医学术语,用于与人用医疗产品相关的监管沟通和数据评估。因此,MedDRA 旨在用于开发周期各个阶段(如从临床试验到上市后监管)药品的注册、记录及安全监控。此外,MedDRA 是 ICH 的电子通用技术文档(eCTD)和 E2B 个例安全报告电子报告表不可缺少的一部分。

三、ICH 技术指导原则

如上所述,ICH 旨在协调各国的人用药的上市标准,使其建立在统一的科学与技术基础上,所以其核心工作是制订和修订相关的技术指导原则。ICH 的技术指导原则按内容分类,分别为质量部分(quality，Q)、安全性部分(safety，S)、有效性部分(efficacy，E)和多学科部分(multidisciplinary，M,也就是综合部分)四大类。M 部分包含各成员国适用统一的通用技术文件格式(common technical documents，CTD),作为药品上市申报文件的基本标准。质量指南(Q),在质量领域的协调成就,包括关键的里程碑如开展稳定性研究、定义杂质检测的相关阈值,以及一个更加灵活的方法对药品质量进行风险管理,此方法基于良好的生产实践(GMP)。安全指南(S),ICH 制定了全面的安全指南,以揭示潜在的风险,如致癌性、基因毒性。最近的一项突破是评估 QT 间隔时间延长责任的非临床测试策略,这是近年来导致停药的最重要原因。有效性指南(E),ICH 在有效性标题下开展的工作涉及临床试验的设计、实施、安全和报告。它还包括从生物技术过程中获得的新型药物以及利用药物遗传学/基因组学技术生产更好的靶向药物。多学科指南（M），这些为交叉的课题，不适用于统一的质量、安全和有效性类别。它包括 ICH 医学术语（MedDRA）、通用技术文件（CTD）和制定用于监管信息传输的电子标准（ESTRI）。

表 12 - 3 列出了截至 2020 年 12 月 ICH 有关质量、安全性和有效性的所有指导原则，并包括指导原则及其问答文件，多学科指导原则中还包括概念文件、工作计划及相关规范性文件等，其中指导原则文件 12 个，其他文件 49 个，也指出了已有中文翻译的数量。读者可以从药品审评中心网站下载和查阅。

表 12 - 3　ICH 有关指导原则

类　　别	主　要　内　容	ICH 指导原则数量（个）	已有翻译稿的数量（个）
Quality Guidelines 质量指导原则	化工、医药、质量保证相关指导原则	45	41
Safety Guidelines 安全性指导原则	实验室动物实验等临床前研究相关指导原则	18	18
Efficacy Guidelines 有效性指导原则	人类临床研究相关指导原则	31	30
Multidisciplinary Guidelines 多学科指导原则	内容交叉涉及以上三个分类，不可单独划入任何一类的指导原则	56	31
总数		150	120

1. 质量（M）部分技术指导原则　ICH 的质量部分技术指导原则包含 12 个方面，包含药品研发和生产过程中的关键环节，如稳定性研究、分析方法验证、有关物质或杂质的检测的限度、质量标准等（表 12 - 4）。其中 Q7 是药物有效成分的 GMP，Q8、Q9 和 Q10 是质量源于设计（quality by design，QbD）的一个系列，Q11 专门适用于原料药的研发和生产。

表 12 - 4　质量（Quality Guidelines）包含内容

序号	英　文　题　目	中　文　译　文	阶段	发布时间	是否有中文译稿
1	Q1 Stability	稳定性			
	Q1A（R2）：Stability Testing of New Drug Substances and Products	Q1A（R2）：新原料药和制剂的稳定性试验	阶段 5	2003.2.6	有
	Q1B：Stability Testing：Photostability Testing of New Drug Substances and Products	Q1B：稳定性试验：新原料药和制剂的光稳定性试验	阶段 5	1996.11.6	有
	Q1C：Stability Testing for New Dosage Forms	Q1C：新剂型的稳定性试验	阶段 5	1996.11.6	有
	Q1D：Bracketing and Matrixing Designs for Stability Testing of New Drug Substances and Products	Q1D：新原料药和制剂稳定性试验的括号法和矩阵法设计	阶段 5	2002.2.7	有
	Q1E：Evaluation for Stability Data	Q1E：稳定性数据的评价	阶段 5	2003.2.6	有
2	Q2 Analytical Validation	分析方法验证			
	Q2（R1）：Validation of Analytical Procedures Text and Methodology	Q2（R1）：分析方法论证：正文和方法学	阶段 5	2005.11	有

（续表）

序号	英 文 题 目	中 文 译 文	阶段	发布时间	是否有中文译稿
3	Q3A — Q3D Impurities	杂质			
	Q3A(R2)：Impurities in New Drug Substances	Q3A(R2)：新原料药中的杂质	阶段 5	2006.10.25	有
	Q3B(R2)：Impurities in New Drug Products	Q3B(R2)：新药制剂中的杂质	阶段 5	2006.6.2	有
	Q3C(R7)：Impurities：Guideline for Residual Solvents	Q3C(R7)：杂质，残留溶剂的指导原则	阶段 5	2018.10.15	有
	Q3D(R1)：Guideline for Elemental Impurities	Q3D(R1)：元素杂质指导原则	阶段 5	2019.3.22	有
4	Q4 — Q4B Pharmacopoeias	药典			
	Q4B：Evaluation and Recommendation of Pharmacopoeial Texts for Use in the ICH Regions	Q4B：ICH 区域所用药典文本的评价和建议	阶段 5	2007.11.1	有
	Q4B Frequently Asked Questions	Q4B：常见问题与解答		2012.4.26	
	Q4B Annex 1（R1）：Residue on Ignition/Sulphated Ash General Chapter	Q4B 附录 1(R1)：关于灼烧残渣/灰分常规篇	阶段 5	2010.9.27	有
	Q4B Annex 2（R1）：Test for Extractable Volume of Parenteral Preparations General Chapter	Q4B 附录 2(R1)：关于注射剂可提取容量测试常规篇	阶段 5	2010.9.27	有
	Q4B Annex 3（R1）：Test for Particulate Contamination：Sub-Visible Particles General Chapter	Q4B 附录 3(R1)：关于颗粒污染物测试：不溶性微粒常规篇	阶段 5	2010.9.27	有
	Q4B Annex 4A（R1）：Microbiological Examination of Non-Sterile Products：Microbial Enumeration Tests General Chapter	Q4B 附录 4A(R1)：非无菌药品的微生物检查：微生物计数试验常规篇	阶段 5	2010.9.27	有
	Q4B Annex 4B（R1）：Microbiological Examination of Non-Sterile Products Tests for Specified Micro-Organisms General Chapter	Q4B 附录 4B(R1)：非无菌产品的微生物检查——特定微生物常规篇	阶段 5	2010.9.27	有
	Q4B Annex 4C（R1）：Microbiological Examination of Non-Sterile Products：Acceptance Criteria for Pharmaceutical Preparations and Substances for Pharmaceutical Use General Chapter	Q4B 附录 4C(R1)：非无菌产品的微生物检查，药物制备以及药物使用物质的接受标准常规篇	阶段 5	2010.9.27	有
	Q4B Annex 5（R1）：Disintegration Test General Chapter	Q4B 附录 5(R1)：崩解试验常规篇	阶段 5	2010.9.27	有
	Q4B Annex 6 Uniformity of Dosage Units General Chapter	Q4B 附录 6：统一剂量单位常规篇	阶段 5	2013.11.13	
	Q4B Annex 7（R2）：Dissolution Test General Chapter	Q4B 附录 7(R2)：溶出试验常规篇	阶段 5	2010.11.11	有

(续表)

序号	英文题目	中文译文	阶段	发布时间	是否有中文译稿
	Q4B Annex 8 (R1)：Sterility Test General Chapter	Q4B 附录 8(R1)：无菌试验常规篇	阶段 5	2010.9.27	有
	Q4B Annex 9 (R1)：Tablet Friability General Chapter	Q4B 附录 9(R1)：片剂易碎性常规篇	阶段 5	2010.9.27	有
	Q4B Annex 10 (R1)：Polyacrylamide Gel Electrophoresis General Chapter	Q4B 附录 10(R1)：聚丙烯酰胺凝胶电泳常规篇	阶段 5	2010.9.27	有
	Q4B Annex 11：Capillary Electrophoresis General Chapter	Q4B 附录 11：毛细管电泳常规篇	阶段 5	2010.6.9	有
	Q4B Annex 12：Analytical Sieving General Chapter	Q4B 附录 12：分析筛选常规篇	阶段 5	2010.6.9	有
	Q4B Annex 13：Bulk Density and Tapped Density of Powders General Chapter	Q4B 附录 13：粉末的堆密度和振实密度	阶段 5	2012.6.7	有
	Q4B Annex 14：Bacterial Endotoxins Test General Chapter	Q4B 附录 14：细菌内毒素试验常规篇	阶段 5	2012.10.18	有
5	Q5A — Q5E Quality of Biotechnological Products	生物技术产品质量			
	Q5A (R1)：Viral Safety Evaluation of Biotechnology Products Derived from Cell Lines of Human or Animal Origin	Q5A(R1)：来源于人或动物细胞系的生物技术产品的病毒安全性评价	阶段 5	1999.9.23	有
	Q5B：Analysis of the Expression Construct in Cells Used for Production of r-DNA Derived Protein Products	Q5B：源自重组 DNA 技术的蛋白质产品的表达载体分析	阶段 5	1995.11.30	有
	Q5C：Stability Testing of Biotechnological/Biological Products	Q5C：生物技术生物制品质量,生物技术/生物制品稳定性试验	阶段 5	1995.11.30	有
	Q5D：Derivation and Characterisation of Cell Substrates Used for Production of Biotechnological/Biological Products	Q5D：用于生产生物技术/生物产品的细胞底物的起源和特征描述	阶段 5	1997.7.16	有
	Q5E：Comparability of Biotechnological/Biological Products Subject to Changes in Their Manufacturing Process	Q5E：生物技术产品/生物制品在生产工艺变更前后的可比性	阶段 5	2004.11.18	有
6	Q6A — Q6B Specifications	规格			
	Q6A：Specifications：Test Procedures and Acceptance Criteria for New Drug Substances and New Drug Products：Chemical Substances	Q6A：质量标准,新原料药和新药制剂的检测方法和可接受标准,化学药物	阶段 5	1999.10.6	有
	Q6B：Specifications：Test Procedures and Acceptance Criteria for Biotechnological/Biological Products	Q6B：质量规格,生物技术/生物产品的检验程序和可接收标准	阶段 5	1999.3.10	有

（续表）

序号	英 文 题 目	中 文 译 文	阶段	发布时间	是否有中文译稿
7	Q7 Good Manufacturing Practice/GMP Q7：Good Manufacturing Practice Guide for Active Pharmaceutical Ingredients	Q7：原料药 GMP 指南	阶段 5	2000.11.10	有
	Q7 Questions and Answers	Q7 问答部分	阶段 5	2015.6.10	
8	Q8 Pharmaceutical Development	药物研发			
	Q8(R2)：Pharmaceutical Development	Q8(R2)：药品研发	阶段 5	2009.8	有
	Q8，Q9 and Q10 Questions & Answers(R4)	关于 Q8、Q9 和 Q10 的问与答(R4)	阶段 5	2010.11.11	有
9	Q9 Quality Risk Management	质量风险管理			
	Q9：Quality Risk Management	Q9：质量风险管理	阶段 5	2005.11.9	
10	Q10 Pharmaceutical Quality System	药物质量体系			
	Q10：Pharmaceutical Quality System	Q10：药品质量体系	阶段 5	2008.6.4	
11	Q11 Development and Manufacture of Drug Substances	化学药品的研发与生产			
	Q11：Development and Manufacture of Drug Substances（Chemical Entities and Biotechnological/Biological Entities）	Q11：原料药开发和生产（化学实体和生物技术/生物实体药物）	阶段 5	2012.5.1	有
	Q11：Questions and Answers	Q11 问答：原料药开发和生产（化学实体和生物技术/生物实体药物)问答	阶段 5	2017.8.23	有
12	Q12 Technical and Regulatory Considerations for Pharmaceutical Product Lifecycle Management	药品生命周期管理的技术和监管考虑			
	Q12：Technical and Regulatory Considerations for Pharmaceutical Product Lifecycle Management	Q12：药品生命周期管理的技术和监管考虑	阶段 5	2019.11.20	有
	Q12 Annexes	Q12 附件	阶段 5	2019.11.20	有

2. 安全性（S)部分技术指导原则　ICH 的安全性部分技术指导原则用于指导药物研发的非临床毒性研究和设计，也就是动物研究部分，如致癌性、基因毒性、生殖毒性和免疫毒性等（表 12－5）。

表 12－5　安全性(Safety Guidelines)包含内容

序号	英 文 题 目	中 文 译 文	阶段	发布时间	是否有中文译稿
1	S1A — S1C Carcinogenicity Studies	致癌性研究			
	S1A：Need for Carcinogenicity Studies of Pharmaceuticals	S1A：药物致癌性试验必要性指导原则	阶段 5	1995.11.29	有
	S1B：Testing for Carcinogenicity of Pharmaceuticals	S1B：药物致癌性试验	阶段 5	1997.7.16	有
	S1C(R2)：Dose Selection for Carcinogenicity Studies of Pharmaceuticals	S1C(R2)：药物致癌性试验的剂量选择	阶段 5	2008.3.11	有

（续表）

序号	英文题目	中文译文	阶段	发布时间	是否有中文译稿
2	S2 Genotoxicity Studies S2（R1）：Guidance on Genotoxicity Testing and Data Interpretation for Pharmaceuticals Intended for Human Use	基因毒性研究 S2（R1）：人用药物遗传毒性试验和结果分析指导原则	阶段5	2011.11.9	有
3	S3A — S3B Toxicokinetics and Pharmacokinetics S3A：Note for Guidance on Toxicokinetics：The Assessment of Systemic Exposure in Toxicity Studies	毒代动力学和药代动力学 S3A：毒代动力学指导原则说明，毒性研究中的全身暴露量评价	阶段5	1994.10.27	有
	S3A Implementation Working Group Questions and Answers	S3A 问答毒代动力学指导原则说明，毒性研究中的全身暴露量评价-聚焦于微量采样	阶段3	2016.1.19	有
	S3B：Pharmacokinetics Guidance for Repeated Dose Tissue Distribution Studies	S3B：药代动力学，重复给药的组织分布研究指导原则	阶段5	1994.10.27	有
4	S4 Toxicity Testing S4：Duration of Chronic Toxicity Testing in Animals（Rodent and Non Rodent Toxicity Testing）	毒性试验 S4：动物慢性毒性试验的期限（啮齿类和非啮齿类）	阶段5	1998.9.2	有
5	S5 Reproductive Toxicology S5（R2）：Detection of Toxicity to Reproduction for Medicinal Products & Toxicity to Male Fertility	生殖毒性 S5（R2）：检测药品的生殖毒性以及对雄性生殖能力的毒性	阶段5	2000.11	有
	S5（R3）：Detection of Reproductive and Developmental Toxicity for Human Pharmaceuticals	S5（R3）：人用药物生殖与发育毒性检测	阶段5	2020.2.18	有
6	S6 Biotechnological Products S6（R1）：Preclinical Safety Evaluation of Biotechnology-Derived Pharmaceuticals	生物技术产品 S6（R1）：生物制品的临床前安全性评价	阶段5	2011.6.12	有
7	S7A — S7B Pharmacology Studies S7A：Safety Pharmacology Studies for Human Pharmaceuticals	药理学研究 S7A：人用药品安全药理学试验指导原则	阶段5	2000.11.8	有
	S7B：The Non-Clinical Evaluation of the Potential for Delayed Ventricular Repolarization（QT Interval Prolongation）by Human Pharmaceuticals	S7B：人用药品延迟心室复极化（QT间期延长）潜在作用的非临床评价指导原则	阶段5	2005.5.12	有
8	S8 Immunotoxicology Studies S8：Immunotoxicity Studies for Human Pharmaceuticals	免疫毒理学研究 S8：人用药物免疫毒性研究	阶段5	2005.9.15	有

（续表）

序号	英 文 题 目	中 文 译 文	阶段	发布时间	是否有中文译稿
9	S9 Nonclinical Evaluation for Anticancer Pharmaceuticals	抗癌药物的非临床评价			
	S9：Nonclinical Evaluation for Anticancer Pharmaceuticals	S9：抗肿瘤药物非临床评价指导原则	阶段 5	2009.10.29	有
	S9 Implementation Working Group Questions and Answers	S9：抗肿瘤药物非临床评价指导原则问答	阶段 3	2016.6.8	有
10	S10 Photosafety Evaluation	光安全性评价			
	S10：Photosafety Evaluation of Pharmaceuticals	S10：药物光安全评价	阶段 5	2013.11.13	有
11	S11 Nonclinical Safety Testing in Support of Development of Paediatric Pharmaceuticals	儿科用药			
	S11：Nonclinical Safety Testing in Support of Development of Paediatric Pharmaceuticals	S11：支持儿科用药开发的非临床安全性评价	阶段 5	2020.4.14	有

3. 有效性（E）部分技术指导原则　　E1 到 E19 是对各种临床试验的设计、实施，药物安全和试验报告的指导，比如 E3 是对临床试验报告（Clinical Study Report，CSR）的撰写指导，E6 是 GCP 指导原则，E14 是关于心脏毒性试验指导，E11 是儿童试验指导等（表 12 - 6）。

表 12 - 6　有效性（Efficacy Guidelines）包含内容

序号	英 文 题 目	中 文 译 文	阶段	发布时间	是否有中文译稿
1	E1 Clinical Safety for Drugs Used in Long-Term Treatment	长期使用的药物的临床安全性			
	E1：The Extent of Population Exposure to Assess Clinical Safety for Drugs Intended for Long-term Treatment of Non-life-threatening Conditions	E1：人群暴露程度，评估非危及生命性疾病长期治疗药物的临床安全性	阶段 5	1994.10.27	有
2	E2A — E2F Pharmacovigilance	药物警戒性			
	E2A：Clinical Safety Data Management：Definitions and Standards for Expedited Reporting	E2A：临床安全性数据管理，快速报告的定义和标准	阶段 5	1994.10.27	有
	E2B（R3）：Implementation Guide for Electronic Transmission of Individual Case Safety Reports（ICSRs）E2B（R3）Data Elements and Message Specification	E2B(R3)：个例安全报告（ICSR）电子传输执行指导原则 E2B（R3）数据元素和信息规范元素（中文版，征求意见稿）	阶段 5	2016.11.10	有
	E2B(R3) QA document_v2_1	E2B(R3)问答文件（中文版，征求意见稿）	阶段 5	2017.6.1	有
	E2C（R2）：Periodic Benefit-Risk Evaluation Report	E2C(R2)：定期获益—风险评估报告	阶段 5	2012.12.17	有

序号	英文题目	中文译文	阶段	发布时间	是否有中文译稿
	E2C(R2) Implementation Working Group Questions & Answers	E2C(R2)实施工作组问答部分	阶段5	2014.3.31	有
	E2D: Post-Approval Safety Data Management: Definitions and Standards for Expedited Reporting	E2D：上市后安全性数据的管理：快速报告的定义和标准(中文版,征求意见稿)	阶段5	2003.11.12	有
	E2E: Pharmacovigilance Planning	E2E：药物警戒计划	阶段5	2004.11.18	有
	E2F: Development Safety Update Report	E2F：研发期间安全性更新报告	阶段5	2010.8.17	有
	E2F: Example DSUR — Phase III Investigational Drug	E2F：研发期间安全性更新报告示例		2010.10.5	有
3	E3 Clinical Study Reports	临床研究报告			
	E3: Structure and Content of Clinical Study Reports	E3：临床研究报告的结构与内容	阶段5	1995.11.30	有
	E3 Questions & Answers(R1): Structure and Content of Clinical Study Reports	E3：临床研究报告的结构和内容问与答(R1)	阶段5	2012.7.6	有
4	E4 Dose-Response Studies	剂量反应研究			
	E4: Dose-Response Information to Support Drug Registration	E4：药品注册所需的量效关系信息	阶段5	1994.3.10	有
5	E5 Ethnic Factors	种族因素			
	E5(R1): Ethnic Factors in the Acceptability of Foreign Clinical Data	E5(R1)：接受国外临床试验数据的种族因素	阶段5	1998.2.5	有
	E5 Implementation Working Group Questions & Answers(R1)	E5：接受国外临床试验数据的种族因素问答(R1)	阶段5	2006.6.2	有
6	E6 GCP	药物临床试验管理规范			
	E6(R1): Guideline for Good Clinical Practice	E6(R1)：药物临床试验管理规范指导原则	阶段5	1996.6.10	有
	E6(R2): Integrated Addendum to Good Clinical Practice (GCP)	E6(R2)：药物临床试验管理规范综合附录	阶段5	2016.11.9	
7	E7 Clinical Trials in Geriatric Population	老人中开展的临床试验			
	E7: Studies in Support of Special Populations: Geriatrics	E7：特殊人群的研究,老年医学	阶段5	1993.6.24	有
	E7 Questions & Answers	E7：特殊人群的研究,老年医学问答	阶段5	2010.7.6	有
8	E8 General Considerations for Clinical Trials	临床试验的一般性考虑			
	E8: General Considerations for Clinical Trials	E8：临床试验的一般考虑	阶段5	1997.7.17	有
9	E9 Statistical Principles for Clinical Trials	临床试验的统计原则			
	E9: Statistical Principles for Clinical Trials	E9：临床试验的统计学原则	阶段5	1998.2.5	有

（续表）

序号	英 文 题 目	中 文 译 文	阶段	发布时间	是否有中文译稿
	E9（R1）：Addendum on Estimands and Sensitivity Analysis in Clinical Trials	E9（R1）：临床试验中的估计目标与敏感性分析（E9 指导原则增补文件）	阶段 5	2019.11.20	有
10	E10 Choice of Control Group in Clinical Trials E10：Choice of Control Group and Related Issues in Clinical Trials	试验中对照组的选择 E10：临床试验中对照组的选择和相关问题	阶段 5	2000.7.20	有
11	E11 Clinical Trials in Pediatric Population E11（R1）：Addendum：Clinical Investigation of Medicinal Products in the Pediatric Population	儿童人群临床研究 E11（R1）：用于儿科人群的医学产品的药物临床研究	阶段 5	2017.8.18	有
12	E12 Clinical Evaluation by Therapeutic Category E12A：Principles for Clinical Evaluation of New Antihypertensive Drugs	根据治疗类别进行临床评价 E12A：抗高血压新药临床评价原则	阶段 5	2000.3.2	有
13	E14 Clinical Evaluation of QT/QT E14：The Clinical Evaluation of QT/QTc Interval Prolongation and Proarrhythmic Potential for Non-Antiarrhythmic Drugs	临床评价 E14：非抗心律失常药物 QT/QTc 间期延长及致心律失常潜力的临床评价	阶段 5	2005.5.12	有
	E14 Implementation Working Group Questions & Answers（R3）	E14 实施工作组问答部分（R3）	阶段 5	2015.12.10	有
14	E15 Definitions in Pharmacogenetics/Pharmacogenomics E15：Definitions for Genomic Biomarkers，Pharmacogenomics，Pharmacogenetics，Genomic Data and Sample Coding Categories	药物基因组学以及遗传药理学相关定义 E15：基因组生物标志物、药物基因组学、遗传药理学、基因组数据和样本编码分类的定义	阶段 5	2007.11.1	有
15	E16 Qualification of Genomic Biomarkers E16：Biomarkers Related to Drug or Biotechnology Product Development：Context，Structure and Format of Qualification Submissions	基因组生物标志物的合格条件 E16：药物或生物技术产品开发相关的生物标志物，资格认定申请的背景资料、结构和格式	阶段 5	2010.8.20	有
16	E17 Multi-Regional Clinical Trials E17：General Principle on Planning and Designing Multi-Regional Clinical Trials	多地区临床试验 E17：多区域临床试验计划与设计的一般原则	阶段 5	2016.5.6	有
17	E18 Genomic Sampling E18：Genomic Sampling and Management of Genomic Data	基因组取样 E18：基因组采样和基因组数据管理指导原则（中文版·征求意见稿）	阶段 5	2015.12.10	有

4. 多学科(M)部分技术指导原则 ICH 的多学科技术指导原则适用于所有人用药产品。在全球范围内,制定并及时更新医药法规系统统一使用的《药事管理的标准医学术语集》(MedDRA),也是 ICH 的重要工作之一。MedDRA 在 ICH 网站上是公开的信息,每年更新 2 次(表 12 - 7)。MedDRA 适用于除动物毒理以外的所有药品研发阶段。从功能上,MedDRA 不但用于药品的上市注册,也广泛用于药品的日常安全性测试、不良反应报告及上市后药品的安全性追踪监测。与之相关的《MedDRA 术语选择:考虑要点》(*MedDRA Points to Consider Documents*, *MedDRA PtC*)是 MedDRA 工作组(point to consider working group, PtC WG)为方便用户,以符合MedDRA 术语集规定的方式描述症状、体征和疾病编辑的文件,也可以从网站下载。

表 12 - 7 多学科(**Multidisciplinary Guidelines**)包含内容

序号	英 文 题 目	中 文 译 文	阶段	发布时间	是否有中文译稿
1	M1 MedDRA Terminology	监管活动医学词典			
	MedDRA Points to Consider Companion Document	MedDRA® 数据检索和展示:考虑要点		2018.6	有
	MedDRA Term Selection: Points to Consider	MedDRA® 术语选择:考虑要点		2018.9.1	有
	MedDRA Best Practices	MedDRA® 最佳规范		2018	有
2	M2 Electronic Standards	电子标准			
	M2: Electronic Standards for the Transfer of Regulatory Information Final Concept Paper	M2:监管信息电子传输标准最终概念文件		1994.10.27	有
	Electronic Standards for the Transfer of Regulatory Information (ESTRI) General Recommendation — Procedure	监管信息电子传输标准一般性建议—程序		2015.6.11	有
	Electronic Standards for the Transfer of Regulatory Information (ESTRI) — Gateway	监管信息电子传输标准一般性建议—ESTRI网关		2015.6.11	有
	Electronic Standards for the Transfer of Regulatory Information (ESTRI) File Format Recommendation — PDF	监管信息电子传输标准文件格式建议—PDF		2011.4.5	有
	Electronic Standards for the Transfer of Regulatory Information (ESTRI) File Format Recommendation — XML	监管信息电子传输标准文件格式建议—XML		2005.11.10	有
	Electronic Standards for the Transfer of Regulatory Information (ESTRI) File Format Recommendation — PDF/A	监管信息电子传输标准文件格式建议—PDF/A		2014.6.2	有
	Electronic Standards for the Transfer of Regulatory Information (ESTRI) File Format Recommendation — DOCX	监管信息电子传输标准文件格式建议—DOCX		2015.6.11	有
	Electronic Standards for the Transfer of Regulatory Information Controlled Vocabularies Recommendation — Genericode	监管信息电子传输标准受控词汇建议—通用编码		2015.6.11	有

（续表）

序号	英 文 题 目	中 文 译 文	阶段	发布时间	是否有中文译稿
	Electronic Standards for the Transfer of Regulatory Information Information Transfer Recommendation — EDIINT V3.0	监管信息电子传输标准信息传输建议—EDIINT V3.0		2018.6.7	有
	Electronic Standards for the Transfer of Regulatory Information （ESTRI）File Integrity — MD5	监管信息电子传输标准文件完整性—MD5		2010.6.10	有
	Electronic Standards for the Transfer of Regulatory Information （ESTRI）File Integrity Recommendation — SHA－256	监管信息电子传输标准文件完整性建议—SHA－256		2015.6.11	有
	M2：Glossary of Terms and Abbreviations	M2：术语和缩略语词汇表		2015.6.11	有
	M2：File Format Criteria	M2：文件格式标准		2014.11.10	有
	Use of OIDs&UUIDs in ICH Messages	OID 和 UUID 在 ICH 消息中的应用		2015.6.11	有
3	M3 Nonclinical Safety Studies	非临床研究			
	M3（R2）Questions and Answers（R2）	M3（R2）问答（R2）	阶段5	2012.3.5	有
	M3（R2）：Guidance on Nonclinical Safety Studies for the Conduct of Human Clinical Trials and Marketing Authorization for Pharmaceuticals	M3（R2）：支持药物进行临床试验和上市的非临床安全性研究指导原则	阶段5	2009.6.11	有
4	M4：The Common Technical Document	通用技术文件			
	M4（R4）：Organization of the Common Technical Document for the Registration of Pharmaceuticals for Human Use	M4（R4）：人用药物注册通用技术文档的组织（中文版,征求意见稿）	阶段5	2016.6.15	有
	M4 Implementation Working Group Questions & Answers（R3）	M4 执行工作组问答（R3）（中文版,征求意见稿）	阶段5	2004.6.10	有
	The Common Technical Document for the Registration of Pharmaceuticals for Human Use：Quality — M4Q（R1）	M4Q（R1）：人用药物注册通用技术文档：药学部分(中文版,征求意见稿)	阶段5	2002.9.12	有
	M4Q Implementation Working Group Questions & Answers（R1）	M4Q 执行工作组问答（R1）（中文版,征求意见稿）	阶段5	2003.7.17	有
	The Common Technical Document for the Registration of Pharmaceuticals for Human Use：Safety — M4S（R2）	M4S（R2）：人用药物注册通用技术文档：安全性部分(中文版,征求意见稿)	阶段5	2002.12.20	有
	M4S Implementation Working Group Questions & Answers（R4）	M4S 执行工作组问答（R4）（中文版,征求意见稿）	阶段5	2003.11.11	有
	Efficacy－M4E（R2）	M4E（R2）：人用药物注册通用技术文档：有效性部分(中文版,征求意见稿)	阶段5	2016.6.15	有
	M4E Implementation Working Group Questions & Answers（R4）	M4E 执行工作组问答（R4）（中文版,征求意见稿）	阶段5	2004.6.10	有

（续表）

序号	英 文 题 目	中 文 译 文	阶段	发布时间	是否有中文译稿
5	M5 Data Elements and Standards for Drug Dictionaries	药物词典的数据要素和标准			
	The Re-development of the Standard for E2B(R3) and the Development of Standards for the Identification of Medicinal Products (IDMP)(ICH M5)	ICH M5：E2B(R3)标准的再制定及医药产品鉴定标准的制定		2010.11.1	
	ICH E2B(R3) Implementation Working Group ICH E2B(R3) Guideline：Electronic Transmission of Individual Case Safety Reports(ICSRs)	E2B(R3)实施工作组个例病例安全报告的电子传输问答部分		2.0 版本 2016.11.10	
	Appendix Ⅰ(B) to the Implementation Guide for Electronic Transmission of Individual Case Safety Reports(ICSRs)	个例病例安全报告的电子传输实施指南附录Ⅰ(B)		2.02 版本 2016.11.10	
	Appendix Ⅰ(G) to the Implementation Guide for Electronic Transmission of Individual Case Safety Reports (ICSRs)	个例病例安全报告的电子传输实施指南附录Ⅰ(G)		1.02 版本 2016.11.10	
	Implementation Guide for Electronic Transmission of Individual Case Safety Reports(ICSRs)	个例病例安全报告的电子传输实施指南		5.02 版本 2016.11.10	
6	M6 Gene Therapy	基因治疗			
	Final Concept Paper M6：Guideline on Virus and Gene Therapy Vector Shedding and Transmission	M6：病毒和基因治疗载体的脱落和传播终版概念文件		2009.8.26	
	General Principles to Address Virus and Vector Shedding	解决病毒和基因治疗载体脱落的基本原则		2009.6	
	An Inventory of Shedding Data from Clinical Gene Therapy Trials	临床基因疗法试验脱落数据目录		2007.7.30	
	Final Business Plan M6：Guideline on Virus and Gene Therapy Vector Shedding and Transmission	M6：病毒和基因治疗载体的脱落和传播终版业务计划		2009.8.27	
7	M7 Genotoxic Impurities	遗传毒性杂质			
	M7：Assessment and Control of DNA Reactive (Mutagenic) Impurities in Pharmaceuticals to Limit Potential Carcinogenic Risk	M7：评估和控制药物中的 DNA 活性(致突变)杂质以限制潜在的致癌风险	阶段 5	2014.6.23	有
	M7(R1)：Addendum to M7：Assessment and Control of DNA Reactive (Mutagenic) Impurities in Pharmaceuticals to Limit Potential Carcinogenic Risk	M7(R1)：评估和控制药物中 DNA 反应性(致突变)杂质以限制潜在致癌风险	阶段 5	2017.3.31	有
8	M8 Electronic Common Technical Document (eCTD)	电子通用技术文件			
	Electronic Common Technical Document Specification V3.2.2	电子通用技术文件规范 V3.2.2		2008.7.16	

（续表）

序号	英 文 题 目	中 文 译 文	阶段	发布时间	是否有中文译稿
	M8：Electronic Common Technical Document Concept Paper	M8：电子通用技术文件概念文件		2015.12.9	
	ICH M8 EWG/IWG Work Plan	M8：电子通用技术文件工作计划		2017.3.13	
	Support Documentation for M8：eCTD EWG eCTD v4.0 Implementation Package v1.2	M8：eCTD 专家工作组 eCTD V4.0 实施包 v1.2 支持性证明文件		2016.11	
	Orientation Material forM8：eCTD EWG eCTD v4.0 Implementation Package v1.2	M8：eCTD 专家工作组 eCTD v4.0 实施包 v1.2 培训材料		2016.11	
	ICH Electronic Common Technical Document （eCTD) v4.0 Implementation Guide v1.2	ICH eCTD v4.0 实施指南 v1.2		2016.11.10	
	eCTD v4.0 Implementation Package v1.2	eCTD v4.0 实施包 v1.2			
	USFDA eCTD v4.0 Implementation Package History v1.1	美国 FDA eCTD v4.0 实施包历史 v1.1			
	USFDA Module 1 Electronic Common Technical Document （eCTD) v4.0 Implementation Guide v1.1	美国 FDA 模块 1 eCTD v4.0 实施指南 v1.1		2017.2.20	
	ICH eCTD v4.0 Requirements	ICH eCTD v4.0 要求			
	ICH M8 Expert Working Group Specification for Submission Formats for eCTD	eCTD 提交格式规范		2016.11.10	
	Change Control Process for the eCTD Request for Change	eCTD 变更控制过程请求变更表		2017.4	
9	M9 Biopharmaceutics Classification System-based Biowaivers	基于生物药剂学分类系统的生物豁免			
	M9：Biopharmaceutics Classification System-Based Biowaivers	M9：基于生物药剂学分类系统的生物等效性豁免	阶段 5	2019.11.20	有
	M9 Questions and Answers	M9 问答文件	阶段 5	2019.11.20	有
10	M10 Bioanalytical Method Validation	生物样品分析的方法验证			
	M10：Bioanalytical Method Validation Final Endorsed Business Plan	M10：生物样品分析的方法验证业务计划	阶段 1	2016.10.7	
	ICH M10 EWG Work Plan	M10：专家工作组工作计划	阶段 1	2017.3.10	
	M10：Bioanalytical Method Validation Final Endorsed Concept Paper	M10：生物样品分析的方法验证概念文件	阶段 1	2016.10.7	

（刘国梁　郑航）

参 考 文 献

[1] 胡颖廉.我国药品安全监管：制度变迁和现实挑战（1949—2005）[J].中国卫生政策研究,2009,2(6)：46-51.

[2] 王勇.关于国务院机构改革方案的说明[C].第十三届全国人民代表大会第一次会议,2018.https://web.archive.org/web/20180609103422/http://www.npc.gov.cn/npc/dbdhhy/13_1/2018-03/14/content_2048552.htm.

[3] 国家食品药品监督管理局.药品注册管理办法[R/OL].(2020)[2019-12-22].https://www.nmpa.gov.cn/directory/web/nmpa/xxgk/fgwj/bmgzh/20200330180501220.

[4] 国家食品药物监督管理局药品审评中心.化学药物制剂人体生物利用度和生物等效性研究技术指导原则[R/OL],2015.

[5] 李琳,吕琳,陈金香,等.我国GLP规范与国际互认[J].中国药事,2008,22(7)：531-533.

[6] 国家药品监督管理局.国家卫生健康委关于发布药物临床试验质量管理规范的公告[R/OL].(2020年第57号)[2021-01-17].

[7] 张宇.日本制药业的未来挑战与不足[N].中国医药报,2007-10-29.

[8] Dieppe, Paul A. Lessons from the withdrawal of rofecoxib[J]. *BMJ*, 2004, 329(7471)：867-868.

[9] 杨牧,王晓,赵红菊.美国FDA药品监管体系发展分析[J].中国药事,2019,33(3)：337-343.

[10] 国家药品监督管理局.中国国家药品监督管理局当选为国际人用药品注册技术协调会管理委员会成员[R/OL].(2017)[2021-1-17].

[11] 国家食品药品监督管理局.国家食品药品监督管理总局成为国际人用药品注册技术协调会成员[R/OL].(2018)[2021-1-17].

[12] 国家食品药品监督管理局药品审评中心ICH工作办公室专栏.https://www.cde.org.cn/ichWeb/index.jsp.

[13] ICH官方网站.https://www.ich.org/index.html.

[14] FDA. "Guidance for industry, ICH M4：organization of the CTD" U.S. Department of Health and Human Services Food and Drug Administration Center for Drug Evaluation and Research（CDER）Center for biologics evaluation and research（CBER）[R/OL].(2001)[2019-12-16]. https://www.fda.gov/cber/gdlns/m4ctd.

[15] FDA. Guidance for industry bioavailability and bioequivalence studies for orally administered drug products—general considerations[R/OL].(2002)[2020-3-16]. https://www.fda.gov/files/drugs/published/Guidance-for-industry-bioavailability-and-bioequivalence-studies-for-orally-administered-drug-products---general-considerations.

[16] FDA. Biologics license applications (BLA) process (CBER)[R/OL].(2018)[2020-3-16]. https://www.fda.gov/vaccines-blood-biologics/development-approval-process-cber/biologics-license-applications-bla-process-cber.

[17] FDA. Drug master files guidance for industry[R/OL].(2019)[2020-3-16]. https://www.fda.gov/regulatory-information/search-fda-guidance-documents/drug-master-files-guidance-industry.

[18] Lourenco C, Orphanos N, Parker C. The international council for harmonisation：positioning of the future with its recent reform and over 25 years of harmonisation work[J]. *Pharmaceuticals Policy and Law*, 2016, 18(1-4)：82.

[19] Mossinghoff GJ. Overview of the Hatch-Waxman Act and its impact on the drug development process[J]. *Food Drug Law J*, 1999, 54(2)：187-194.

[20] Mullin Theresa. International regulation of drugs and biological products[J]. *Principles and Practice of Clinical Research Academic Press*, 2017：88.

第十三章　临床试验执行团队和分工

第一节　制药公司的医学部

跨国药企中一般都设有医学部,总部多设在美国或者欧洲的城市,由首席医学官(chief medical officer,CMO)来领导,在亚洲、拉丁美洲、中东等地区则设有地区级别的医学部,由地区医学总监(regional medical director,RMD)来领导所在地区各个国家的医学部,亚洲各国医学部多设在新加坡或我国香港,近年来随着中国的经济快速发展,中国市场在全球的影响力也越来越大,一些药企也开始把亚太区的总部设在北京、上海等国内城市。医学部的规模根据公司的大小、产品的多少、复杂性和治疗领域,大到跨国药企数千人,小到药企只有几个人。医学部在国外发展得比较早,如在制药公司工作的医师,早在1989年英国皇家内科医师学会就建立了一个专科药物研究分会(The Faculty of Pharmaceutical Medicine,FPM)。这些医师多属于兼职性质,称"医学顾问",后逐渐发展为一个专业,称为"药物研究医师",现在基本上都是全职工作,欧洲和美国医学会都有这样的药物研究医师分会,作为医学领域中的一个专科。

一、医学部的作用

药企的医学部是公司内最为学术的部门,主要负责新药开发的临床试验以及新药上市后的市场开发,包括参与制定新药开发的策略、提供相关的法规咨询、参与试验的设计和适应证的选择、与意见领袖的联系和沟通,在整个临床试验的过程当中,回答研究者反馈的一些医学问题。上市后医学顾问对公司产品的特性、产品所处领域的医学知识最为了解,也是持续关注领域内相关产品学术进展的人群。医药产品学术推广的核心内容就是产品在该治疗领域内的临床特性,是否具有更好的疗效、更高的安全性。医学部从医学的角度来为产品提供医学支持,包括上市后新药的推广策略、广告资料的审核、医学文献的检索以及公司内部员工的培训,参与临床医师的药物培训。

二、医学部的组成和成员岗位职责

医学部的负责人是首席医学官,成员包括医学总监和临床试验医生。也可以有药师、护理系或者制药专业的毕业生。通常还有一位秘书,负责日常事务。药企的医学部,尤其是跨国药企的医学部,它的功能是根据产品生命周期来进行分工,有的有自己的统计师、数据管理师、临床试验运行团队、法规部门。还有一些跨国制药企业,有专门的药物警戒部门,包括药物警戒医师和药物警戒专员。在药物上市以后,临床发生的药物不良反应进行收集处理和专业的医学评估,全部由自己的药物警戒团队来完成。也有的企业注册部和临床试验部门不放在医学部,从而成为独立的部门。下面简单介绍一些主要角色的职责和岗位要求。

1. 医学总监的职责　① 制定年度规划、部门年度工作计划并组织实施。② 负责项目临床设计和实施工作。③ 负责医院、专家关系建设和沟通工作。④ 负责药品国内相关政策法规、行业信息的收集反馈。⑤ 负责部门人员管理,组织开展人员培训、人才培养、员工考核等工作。⑥ 完成上级分派的其他工作。

医学总监通常有医学学位,有丰富的临床医学经验,具有参与设计不同期临床试验方案的项目经验,熟悉临床试验操作的所有环节;通常需要有 5 年及以上医院临床工作经验,5 年以上大中型制药公司医学经理工作经验,有的还需要有 3 年以上 CRO 公司医学经理工作经验和项目团队管理经验。熟悉中国药物临床试验质量管理规范(Good Clinical Practice,GCP)、ICH - GCP 和新药/仿制药注册申报法规要求;深入了解临床医学的某些治疗领域,具有良好的英文书写能力以及文献检索能力;具备良好的组织领导和沟通分析能力,能够同时为多个任务提供咨询和支持,并保留应有的灵活性;适应经常出差。除了医学专业领域外还需要有管理团队的理论和经验,负责部门人员管理,组织开展人员培训、人才培养、员工考核等工作;按照 GCP 的要求,临床试验必须要维持它的高质量。临床医学总监要主持公司内部的 SOP 的制定,以及 SOP 的定期更新,从而使这个 SOP 能够保证临床试验的执行,能够经得起监查和稽查。

2. 注册经理的职责　① 负责公司进口药品的注册工作以及公司药品的海外注册工作,独立完成注册文件的撰写;审核产品注册申报资料,办理相关注册申报手续。② 负责注册文件如现场管理档案(site master file,SMF)、药品管理档案(drug master file,DMF)和 CTD 文件等的编写、翻译、发放或递交、归档等管理工作。③ 负责组织承担申报资料递交及注册样品送检工作,跟踪项目审评审批及检验进度。④ 承担项目筛选及评价工作。⑤ 承担注册相关问题的咨询,组织注册法规、指导原则等相关培训。⑥ 熟悉美国、欧洲以及日本药品的注册法规,熟悉国家药品注册法规、指导原则及审评技术等相关要求,了解国内药品最新注册动态,熟悉 GMP、GCP 等相关法规和对药物开发及申报流程有全面的了解。⑦ 与药品审评中心的相关人员进行良好的协调与沟通。

注册经理要求为药理学、药学或相关专业本科以上学历,有从事药品注册 2 年以上经历。药品注册经理一般由药品注册专员晋升而来,熟悉 FDA、SFDA 相关法规,有较好的英语读、写、听、说能力以及较强的文字撰写能力,具备良好的协调能力、沟通能力和团队精神。

3. 临床试验经理的职责　① 全面负责临床试验项目的质量监控和管理工作,如负责重点中心的监查工作,确保试验项目严格按照方案、SOP 和相关法规进行。② 与研究方或上级主管及时沟通,进行中心筛选、主要研究者和参加研究者的确定,完成项目的总体费用预算,并提交上级审批。③ 制定项目总体进度计划表,协助各中心完成进度计划表,按计划完成试验项目的全面启动、执行与结束工作,并且在需要时与项目相关人员进行沟通与协调,如医学写作、数据与统计等。④ 按照制定的试验方案,完成相应的病例报告表、原始病历本和项目管理表格等文件资料,提交上级主管审核,提交组长单位中心伦理资料,取得中心伦理批件。⑤ 负责试验物资的预算与采购,包括病例报告表、知情同意书等资料的印刷、分配和运输等工作。⑥ 审阅各中心的临床试验合同,与各中心完成研究合同的商谈和签署工作。⑦ 在项目全面启动前,对项目组成员进行启动前的培训,推进各中心按计划启动;审阅项目组成员的报告,与相关人员保持有效沟通,在项目进行过程中进行例行质量控制和进展报告。⑧ 全面负责本项目组成员的培训及日常管理工作,制定监查计划,项目经理制定协同监查计划有选择性地进行协同监查,保证试验的进度与质量。⑨ 与研究者(研究中心)保持良好的合作关系。⑩ 负责与数据管理部、生物统计部和医学事务部沟通协调,按计划完成数据管理计划书/报告、统计分析计划书/报告、答疑、数据审核会议、总结会议和总结报告等工作。

临床试验经理要求为临床医学、药学专业本科以上学历;完全具备 3 年监查员经验、知识、能力和素质;具有独立工作能力和团队合作精神;具有出色的书面与口头表达能力,善于进行活跃而积极的沟通,与不同类型的客户/研究者进行交往,并能建立起良好关系;具备服务意识以及以客户为中心的潜能;具有优秀的团队组织能力和项目管理技能,如组织召开项目组会议,针对出现的问题能迅速反应并拿出解决方案;具有优秀的培训和演讲技能;熟练使用计算机及办公软件。

传统上跨国制药公司医学部承揽了整个临床试验,到药品生产后上市的业务。现在有些制药公司会把一些临床试验外包给 CRO,这样药企医学部就是和 CRO 连接的桥梁,和 CRO 公司合作,在与研究者的沟通中,临床试验执行遇到医学问题时,因为有了药企的医师和研究团队,可以用同一种语言,在一个平台上沟通,而不会出现理解上的偏差。所以说医学部在制药公司中的作用贯穿于整个新药开发的生命周期中。

第二节　合同研究组织

按照 GCP2020 版第十一条(八),"合同研究组织(CRO)是指,通过签订合同授权,执行申办者或者研究者在临床试验中的某些职责和任务的单位"。合同研究组织的英文全称 contract research organization(CRO),也有人称为临床研究组织(clinical research organization)。简单地说,就是给制药、生物技术及医疗器械的企业或研究机关,提供临床试验服务,包括新药开发的临床试验,几乎涵盖所有的临床试验相关的方方面面,包括方案设计、数据资料分析及法规咨询等。申办者可将其部分或全部与试验相关的职责及职能转交给合同研究组织,这些服务避免药企因研发工作而投入过多人力及物力,同时可追踪并分析大量的临床试验数据,节省临床试验的时间。

20 世纪 80 年代后期,全球经济的衰退,改变了传统制药公司将业务从上游至下游全程通包的情况,这也为 CRO 提供了生存与发展的机会。跨国制药公司因其丰沛的人才资源与充裕的资金,从早期的新药探索、临床前试验、临床试验,到药品生产、上市都一手包办。但当面临经济不景气时,许多药企为节省成本,遂纷纷裁撤非核心部门,并尝试将部分研发、生产及营销外包,以降低经营成本。

中小型的生物技术企业,由于组织小、人员少,研发的产品较少,必须专注于核心技术,保持弹性和竞争力,避免过度扩张导致资源的分散与不足。但因临床试验开发中需要巨额的经费与专业人员,但其没有分支机构与专业人员来实施大规模的临床试验,必须借助 CRO 提供的服务,使他们在需要时获得相当于分支机构与专业人员的功能。因此制药公司药品开发策略的改变以及中小型生物技术公司的需求,促进了 CRO 的日趋蓬勃发展。由于新药在开发的过程中有两大瓶颈需要突破,一个是新化合物的开发,另一是必须以临床试验证明药品的安全性及有效性。制药公司擅于药物的研究和开发,医疗研究机构或医院负责试验的执行,两者之间许多的规划与分析工作,则需要由专业的合同研究组织来进行。此外,新药开发的每一阶段,均须与政府部门及医师充分沟通,除了临床试验的专业知识外,还需熟悉当地法规,配合完整的医界人脉和数据库,这也是造成近十年来 CRO 迅速发展的原因之一。

目前在国际上,新药开发遇到的瓶颈为医师的选择及患者的招募,最终导致新药开发时程和资金筹募困难。故目前的欧美药企,积极寻求临床试验环境日趋成熟的区域、国家,如亚洲包括中国、韩国、新加坡、泰国及马来西亚等国家及地区,其中中国因拥有庞大的药品市场,最被看好。

目前中国在新药开发的相关法规、政策奖励、资金环境及产业群均致力于与国际接轨，并已取得初步成果。近年来，几乎所有主要的国际 CRO 公司都已经在中国建立了比较具有规模的团队。临床试验在实施过程中严格按照国际 GCP 及标准化程序进行操作，研究结果达到了国际认可的规范要求，对我国药品临床试验水平的提高起到了积极的作用。

一、CRO 的种类和规模

CRO 可简单的区分为三大类：国际性或地区性 CRO、小型 CRO、专门领域的 CRO，均有其各自之优缺点。申办者会根据需求、预算与长远合作来选择合同研究组织。

1. 国际性或地区性 CRO　由服务的范围来决定，国际性 CRO 在全球主要国家、地区和城市有布局，地区性的 CRO，比如在亚洲几个主要国家和城市有分支机构。这些合同研究组织以服务国际制药公司为主，具备国际专业能力，能提供全方位服务、多国多中心的临床试验，以及全球质量一致的技术与服务。由于能按照国际标准来执行临床试验，其试验结果通常能被国外药品监督管理部门接受。由于拥有完善的管理制度、良好的培训制度和优渥的员工福利，能吸引优秀的人才的加入。拥有庞大完整的试验研究者和受试者数据库，有利于临床试验的推动并能在较短的期限内接纳较多的受试者。亦拥有与医院、医生和药品监督管理部门良好的沟通渠道。

2. 小型 CRO　一般小型合同研究组织通常拥有员工从数人到数百人不等。这些小型合同研究组织通常提供一些专业领域的临床试验，如癌症、心血管疾病及精神疾病等，或临床试验的专项服务，如监查、稽查，送审登记或统计分析等单项或数项服务。也有一些小型合同研究组织能够提供临床试验所需的全方位服务。有时这些小型合同研究组织也可以通过与国际性全球合同研究组织及药企结盟，获得一些全球性临床试验业务，如在某一地区的监查、稽查业务或统计分析等。

小型合同研究组织的优点：① 通常只有一个领导人，老板就是总经理，老板通常对于临床试验或临床试验中的某些特定专项服务如监查、稽查或统计分析较为熟悉或本身就是该领域的专家或学者。公司的策略通常由老板个人全权决定。小型公司没有股东分红、分配利润等问题。② 小公司通常根据临床试验项目的需求请教顾问专家，或短期聘雇一些有经验的专家，而不是长期聘用专家。公司的人事、行政费用成本较低。③ 提供的服务项目不如大公司多，员工通常对于整个临床试验的各项服务较为熟悉，而不像大公司的员工专业分工很细，因此只对临床试验的特定专业领域熟悉。④ 小公司没有庞大的组织架构及管理系统，相较于大公司有较多的弹性。由于深知合约对 CRO 经营的重要性，因此议价的空间也较大，因此可在有限的资源下尽可能地满足申办者的需求及期望。除了与大公司一样可以提供临床试验项目外，价格与弹性优势就是其取得订单的便利条件，申办方与其沟通更为顺畅。小型合同研究组织常见的问题是扩张太快，发展快速以至于资金往往较为紧张。

3. 专门领域的 CRO　还有一些在专门领域里的 CRO，如医学影像专业 CRO 以及专门从事心电图分析和判断的 CRO。这些 CRO 公司专门负责在全球性临床试验中的心电图、CT、MRI 进行统一专业的读片分析，避免由于国家、地区、医院之间的差异和不一致而造成的判读上的诊断不一致。比如，独立影像评估委员会（Independent Review Committee，IRC）在我国还是一个相对较新的概念。2020 年 4 月 22 日国家药品监督管理局药审中心（CDE）出台了《抗肿瘤药临床试验影像终点程序标准技术指导原则（征求意见稿）》（国家药品监督管理局，2020），给抗肿瘤药临床试验肿瘤评估的标准化,提供了良好的指南和方向。其中提到当新药研发的关键研究采用影像相关终点作为主要研究终点时,为保障评估的客观性和独立性,建议在临床试验中设置IRC评估。这意味着,IRC已成为审评机构在评估肿瘤药疗效时的一个重要参考。临床试验中来自医院的CT、MRI等影像,传输到中心影像评估委员会,影像评估委员会提供基线入组合格性评估服务,从影像学角度,判断受试者是否符合方案中影像相关入排标准(如是否有可测量病灶等),以尽量避免不符合标准的受试者入组。同时在试验中按照方案对于肿瘤的变化,做从影像学角度的评估服务,以保持影像学评估的一致性。医学影像专业CRO事实上就是起到了独立影像评估委员会的作用。

此外,值得一提的是交互式语音应答CRO,该类公司通过语音指导,负责医院、入组患者的随机码分配、入组患者资格验证以及发送药物等,由于技术上的进步使得互动式响应技术的应用更加广泛,大型的全球性CRO公司一般都采用了该项业务。大型的全球性CRO公司一般也都有以上这些部门。

还有一类CRO公司专门从事精神疾病评估量表的分析与验证,以及对量表评估员等专业人员进行专业的培训,保证对精神病、阿尔茨海默病、抑郁症等进行准确的诊断。

大型的全球多中心临床试验,其药物的配送也是一项复杂的工程。一些制药企业会选择将其所生产的试验性药物统一发送至一个专门负责物流代理的CRO,这也是近年来随着全球多中心临床试验的广泛开展而新出现的CRO公司。

二、CRO 提供的临床试验服务项目

每一个新的临床试验启动之前,都要经过精密的评估,设计临床试验方案(protocol)和研究者手册(investigator brochure)。包括要找哪些医院(site selection),哪些主要研究者(principal investigator),哪一家医院的医师拥有符合规定的病患最多。此外,还有主要研究者和受试者的招募(patient selection)、临床试验监查(monitoring)、数据管理(data management)、生物统计分析(statistical analysis)和报告书(clinical study report,CSR)的撰写等。此外,还得考虑多少例的临床试验的对象才能兼顾统计和计划执行,试验计划经费、时间和新药涉及相关的专利和法规。当临床试验方案审核通过,正式进入临床试验阶段后,需由临床监查员(clinical research associate,CRA)和研究护士(site nurse,study nurse)精确地掌控每一个阶段的流程,在试验初期及时发现试验中的问题,并对计划进行修正和调整。因此,CRO提供的临床试验服务项目主要有:① 代理药品注册申请及临床试验报批。② 医学写作,包括试验方案的起草和完善、撰写临床试验总结报告。③ 项目管理、试验进度安排及组织协调、试验监查。④ 质量控制和质量保证。⑤ 试验数据处理和统计分析病例报告表的设计,等等。

三、CRO 公司的选择方法和策略

在新药开发的过程中申办者(sponsor)决定把业务外包给CRO之前,首先应从以下几个方面进行内部分析,图13-1说明了业务外包决策的大致流程:① 申办者知道做什么、怎么做。② 申办者是否有执行临床试验的时间。③ 申办者是否有执行临床试验的专业人员,比如CRA、研究护士、数据管理员、生物统计分析员、项目经理等。④ 申办者是否有执行临床试验的经验和技术,管理临床试验组织和执行的经验,以及临床试验中费用的预算、安排和支出等财务管理经验。如果申办者没有这些专业人员和资源,他们应该把相关的业务和服务项目外包给具有执行

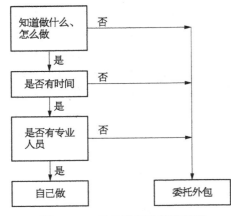

图 13-1 外包服务决策流程图

临床试验经验,通晓法规和质量管理的专业 CRO 公司。此外,外包服务不仅是为了减少费用,也是一种商业的策略手段。选择合适并且能够长久合作的"合作者"建立合作模式,满足公司的长远发展策略。

四、外包的策略和方法

所谓全程外包服务是指外包给 CRO 执行整个临床试验,其中包括医学部职责中所列的服务项目。部分外包指的是外包 CRO 执行临床试验中的部分服务项目,可包括上述所列一项或多项的服务项目。部分外包服务的项目会依申办者的实际需求(如人员或资源)制订。

申办者的目标是尽快得到药品监督管理部门的批件,尽早上市。因此应制定一个外包计划,外包计划策略的拟定主要根据申办者的内部人力资源、经验、时间和专长来衡量。同时要了解是否要把该新药推向国外;是先在国内完成审核注册,还是先在国外完成审核注册,还是国内、国外同时进行审核注册;做一个适应证的注册,还是数个适应证的注册;是做全程外包服务,还是部分外包服务,还是外包给一个或几个不同的 CRO 公司。申办者可把自己公司没有能力执行的项目外包给 CRO,如临床试验方案的设计、监查、数据管理与分析或试验报告撰写,以一项或数项分包给一个或几个不同的 CRO 公司,最后汇整成一个完整的试验计划,外包策略应交董事会批准。

1. CRO 公司的准备阶段 在寻求 CRO 执行临床试验前,必须做出客观的评估和审核,以掌握和了解 CRO 的素质和能力,了解其是否能符合申办者的要求。CRO 审核人选通常有两种,在组织内部寻求适当人选,组成专业的审核小组;如果本公司内有稽查专业人士,则更好,如果没有稽查专家,则可考虑由外部的专家来进行稽查以评估 CRO 公司的良莠与素质。

CRO 审核小组通常由 3~4 人组成,其成员有:① 有经验的监查员(CRA),主要审核 CRO 公司的临床试验执行能力。② 数据管理与分析专家,主要审核 CRO 公司的数据管理、保存和分析能力。③ 稽查专家,主要稽查 CRO 公司对于文件的保存、质量管理的程序。④ 其他相关人员,如药物包装人员(drug supplier or packaging)或计算机 IT 工程人员。

审核小组会根据不同的临床试验制定一个 CRO 审核计划及审核阶段进度表。审核小组成员的配置可以按照临床试验的特点以及要求做进一步的调整。审核小组通常是由一位组长来负责领导,组长的任命应该根据审核的重点,譬如数据管理应由专业数据管理人员担任组长。但是如果申办者是小公司,往往没有这些专业人员,根据国外的通常做法,他们会把 CRO 公司的选择与稽查外包给一些有经验的专家,由于 CRO 公司的选择有时可能决定一个临床试验的成败,因此该稽查专家承担着非常重大的责任。

2. CRO 公司的选择阶段 在组成审核小组后,即进入正式的评估阶段,正确寻找 CRO 的策略可以避免时间及精力的浪费,选择与审查 CRO 可以分为四个步骤:CRO 公司的寻找、CRO 公司的初步筛选、提出议案(request for proposal, RFP)申请、CRO 的实地访视和稽查。

(1) CRO 公司的寻找:目前国外常见的方法是:① 公司网页,大多数的 CRO 公司都有公司网页详细介绍该公司背景数据,包括人员、专长及以往执行临床试验的经验。② 专家推荐,可以请在该领域里有经验的专家推荐一些以前有过良好合作经验的 CRO。③ 浏览广告,国外许多药学专业杂志及临床试验杂志均有许多不同规模 CRO 的广告介绍。

（2）CRO 公司的初步筛选：通过网络搜寻、专家推荐，初步列出一些 CRO 公司的名单，根据申办者的要求及特点，对 CRO 公司初步筛选，并准备外包服务的资料。

（3）提出议案（RFP）：申办者应准备拟订提案需求（request for proposal，RFP）和临床试验计划草案，如研究药物名称、主要适应证和研究方案以及准备外包服务的项目。申办者提供的数据越充分，越详细越好，因为将有助于对各家 CRO 做适当的评估与报价。RFP 主要的目的是帮助 CRO 公司了解申办者目的、要求及临床试验各项细节。由于这个提案将交给多家 CRO 公司评估和报价，若数据不充分，说明不清楚，易造成认知与理解上的差异，造成不同的 CRO 公司提出的研究方案及报价产生极大落差，也使申办者难以在同一基础上进行比较。故 RFP 提供得越精确，越有助于 CRO 明确了解需求，避免因提案与评估的误差，造成申办者与 CRO 双方的困扰。

在起草 RFP 时应考虑下列几个因素：① CRO 执行该临床试验的经验及专业性。② CRO 公司对该临床试验的执行及效率有何建议。③ CRO 内部沟通路径以及与申办者的沟通路径。④ 哪些因素会影响试验的成败。⑤ CRO 公司通过怎样的措施与步骤以达到这个试验的目的，使之顺利完成。⑥ 关于该临床试验的一些要求和责任归属。⑦ 临床试验时间进度和计划。⑧ 临床试验的费用。根据目前行业的习惯做法，CRO 公司免费提供临床试验方案与计划，作为获得这个合约的条件。免费服务有两个缺点：① 有的申办者为了保密，仅提供一部分的参考数据给 CRO，并要求 CRO 公司提供完整的试验方案或计划。由于 CRO 公司对于申办者的药品没有一个准确的信息，影响了评估的精确性。② 免费评估服务使 CRO 会付出无偿的时间与费用。CRO 公司也会担心自己设计的方案与计划是否会由外包者转给他自己选中的 CRO 公司，从而造成知识产权的无偿转让，因此 CRO 通常不愿意在可能性不大的合约上投入大量的人力与物力。只会根据以往的经验进行大概的评估，这样的评估结果可能使一些潜在的问题在试验开始后就会逐渐浮现出来。因此在议案申请阶段，申办者可先预付 CRO 一些评估费，以弥补试验设计中所耗费的人力与物力。申办者应提供给 CRO 公司一套完整的数据，以利于试验的精确性评估。当然 CRO 公司会提出一些修改方案，这时申办者应谨慎评估修改后的方案是否会延长试验时间，是否会增加试验的费用。

（4）CRO 的实地稽查：申办方不要向太多的 CRO 公司提出 RFP，应筛选出能够通过 RFP 审核的 CRO 公司，一般不超过 3 家，也可以同时安排申办者的专业人士访问 CRO 公司，和相关 CRO 人员见面，双方出席的人数及时间花费通常与所要外包服务的试验项目有关。一般而言 1～2 人 1 周内可以访问评估 3～4 间 CRO 公司。如果在同一家 CRO 公司内，外包服务多些临床试验项目，可自然降低申办方到 CRO 公司访问的成本。然后以较为客观的标准安排一次稽查，从下列几个方面审核 CRO 公司：① 以往业绩及合同履行能力。② 以往客户评价及满意程度。③ 企业内部组织管理结构及财务状况。④ 员工的组成及学历、经历、素质水平和稳定性离职率。⑤ 员工培训的程序和记录。⑥ 特定领域的专业化经验。⑦ 设定标准操作规程（SOP）。⑧ 必要的设备及设施条件。⑨ 资料的安全及保密措施和 QA/QC 的步骤。CRO 公司在接受稽查时应邀请相关人员出席，并积极配合申办方稽查员，回答相关问题。CRO 稽查的流程如下。

1）听取 CRO 公司的公司介绍：① 公司沿革、公司组织架构以及各部门介绍。② 服务项目介绍。③ 以前的执行纪录和执行经验。④ 目前以及未来可能执行的案件种类与数量。⑤ 以前的稽查纪录和经验。

2）参观 CRO 公司的硬设备。

3）项目管理讨论：① 临床试验执行团队的组成和结构、人员履历、训练规划/纪录、工作职责以及呈报程序。② 讨论项目与团队的联系与协调方式，包括数据传输管理的流程和能力、来自不同数据库的处理步骤、管理委员会、临床试验计划时程表、QA/QC、问题的发现与解决方法和步骤。

4）数据管理的稽查主要有：① 数据管理系统的示范（数据输入、数据查询系统、CRFs 的追踪、询问、流程图、衡量标准等）。② 中央随机编码系统的示范。③ 试验药品的管理和配置能力以及与中央随机编码系统的协调。④ 数据管理系统与中央随机编码系统的文件。⑤ 来自不同数据库的处理步骤。⑥ 探讨 CRO 数据管理系统与申办者之数据管理系统的匹配和协调能力。⑦ 质量验证。⑧ 数据管理部门的组织结构，数据管理的原则、训练纪录和训练政策。

5）质量管理的稽查主要有：① 质量管理部门的组织结构（组织图表、宗旨/数据管理的原则、训练纪录和训练政策）。② 管理部门工作内容、呈报路径、质量管理的指南或手册、质量管理纪录和标准操作规程（QA SOP/standards）。③ 参考文件管理（管理 documentation/quidelines）的 SOPs。④ 质量管理的稽查。⑤ 设施登记细目。⑥ 设备库存环境如防潮、防火、防盗的措施。

6）总结稽查结果：稽查活动结束时，申办者稽查员会总结从稽查中所发现的问题，确定是否需要申办者再派人做更进一步的稽查，拟定解决方案或时间表，使 CRO 公司能够补齐在稽查中不足的资料和数据。同时再安排一次正式的会议，在这个会议中 CRO 公司必须针对这些发现提出一个解决的方案。

五、选择 CRO 公司时应注意的问题

在访问 CRO 公司时应注意观察一些细节，进而发现一些问题。比如公司的组织结构图通常会显示 CRO 公司的规模、结构和人员组成。审查的重点是管理层，哪些位置还有空缺，是否有人身兼数职，这意味着很有可能不久会有缺乏经验的新人加入。要详细阅读员工的工作职责（job description，JD）及简历，并与这些员工进行交谈，了解这些人的学历、经历、专业知识和经验。CRO 公司也应主动准备好员工及经理的简历供申办方审阅。同时帮助审核小组成员了解 CRO 的工作内容、方法、程序及试验 SOP。通过 CRO 的实地稽查，可缩小 CRO 公司的选择范围，进一步要求他们提出试验方案设计的草案和报价。

国外申办者尤其是跨国性制药公司的 CRO 稽查的要点包括数据处理、统计分析、临床监查、质量管理、SOP、人员资历、培训课程及计算机系统确效等。通过 CRO 的实地访视和稽查，跨国制药公司再决定把临床试验外包给 CRO 公司，好的 CRO 可以使申办者能够获得全球性的服务，可以缩短申办方新药研发时间。

此外，还有一些应注意的要点：① 选择 CRO 公司时应建立一套审查标准，包括费用与资源两方面。② 在初步寻找筛选阶段，应尽可能多寻找一些 CRO 以供选择与审查。③ 审查应在公正透明与客观的情况下进行，以评估不同的 CRO。CRO 的选择和审查是一件非常重要的工作。透明度是一个很重要的标准，因为有些 CRO 会刻意降低透明度，因为他们担心，太详细的介绍会暴露公司的缺点，从而拿不到订单。④ 申办者应该清楚地把临床试验的要求告知 CRO，合约的拟定应建立在双方共识的基础上。而且应清楚地界定双方工作职责，在整个临床试验阶段，哪些工作由 CRO 完成，哪些应由申办者去完成。研究计划应依照合约来进行，以避免发生不必要的纠纷及资源的浪费。

"申办者在做新药试验时，可以把临床试验的监查外包给CRO，按照FDA规定（21 CFR 312.52）要求这种外包必须有合同，而且要求CRO必须遵循相关的法规，申办者有义务持续检查CRO是否遵守这个承诺，包括定期检查监查步骤和稽查发现，申办者和CRO双方要明确双方的职责和目标，要及时通报严重的稽核发现，以及试验中出现的风险。"（FDA，2013）试验进行中，在按照合同执行的过程中，应按事先约定（有时会有临时商定）的时间进行稽查，稽查的主要内容有：① 项目经理及主要参试人员是否按照GCP在执行试验。② 包括研究者在内的所有人员的培训情况。③ 设定标准操作规程（SOP）的执行情况。④ 试验方案或知情同意书修改后的落实情况。⑤ 对所有严重不良事件的记录及报告情况。⑥ 与申办者及研究者之间信息交流的情况。⑦ 研究计划的进展情况及需要解决的问题。⑧ 研究用药的管理和保存。⑨ 文件数据的管理和保存。

在选择和审查合同研究组织时，有关该CRO的信息越多，误判的可能性越小。选错CRO会在金钱、人力及时间上造成不可弥补的损失。临床试验可能造成的额外费用主要由试验时间的延长所造成的额外费用和产品延后上市所造成的经济损失两部分组成。因为重做临床试验的代价是极其昂贵的，因此，CRO的服务品质（quality of services）、弹性（flexibility）、对危机的应变能力（responsiveness）、项目管理的能力（project management capabilities）与价格（pricing）这五点是目前评估合同研究组织的五大主要项目。

此外，对国内制药企业尤其是初创新药开发公司，人力、财力、资源有限，CRO能够提供企业发展所需的资源，可以作为企业的延伸，外包给CRO完成新药研究开发过程中企业不具备，或者是经验不足的部分，可减轻企业本身人事及管理的费用，并以高质量符合国际规范化的研究过程获得有意义的临床试验结果，用于临床试验的报批和以后的市场推广，从而降低企业投资风险。

近年来，在资本市场的助力下，随着越来越多的新药开发公司的建立和稳步发展，中国CRO市场和业务也蓬勃发展，国内CRO在和国外CRO合作的过程中，在人员的互动和交流中，学习了国际CRO先进的运作和管理经验，培养了更多的有着实际经验的人才。全球化要求临床试验的要求和标准与国际标准和指南同步，国内临床试验的质量和标准也逐步与国际接轨，促进国内本土制药企业的创新能力和国际竞争力，同时也为创新型医药企业提供了走向欧美市场的法规和临床试验的咨询和顾问服务。临床CRO临床试验数据管理逐渐高度信息化，近年来越来越多的CRO正在加大数据利用技术方面的投资，提高自身的数据管理能力。临床试验数据采集和管理会直接影响药物研发临床试验的质量，信息化水平的提升可以有效减少药物研发的时间，缩短新药上市的流程。远程收集参与者的临床数据、活动数据和关键的生物指标，减少随访及跟踪次数，结合电子化的临床数据采集和数据管理可大大提升效率，降低临床试验成本。未来随着我国加入ICH、临床CRO和数据行业融合等，我国临床CRO企业将呈现业务全球化、服务创新化、管理信息化等趋势。

第三节　研究医院管理组织

按照GCP2020版第十一条（八），"合同研究组织（CRO）是指，通过签订合同授权，执行申办者或者研究者在临床试验中的某些职责和任务的单位"。新版GCP定义为执行申办方或者研究者的某些职责和任务，也就是说，将临床机构管理组织（Site Management Organization，SMO）的合法性正式确定了下来。

SMO 是一种相对较新类型的公司,SMO 主要由研究护士(study nurse, study coordinator, clinical research coordinator,CRC)组成,它是一个专门管理临床试验医院的组织或公司。亚洲的 SMO 最早起源于 1990 年的日本,以后发展到中国台湾和韩国,我国从 2008 年开始有了 SMO 行业,多为本土 CRO 旗下开设的新 SMO 业务部门,以外派 CRC 到临床试验机构帮助研究者的形式开展业务为主。CRC 人数从数十人到现在的数千人,活跃于各种临床试验项目中,其发展速度甚至超过了 CRO 业务。SMO 提供的服务不是监查,而是直接协助研究者履行研究者授予的所有职责。在临床试验项目的实际执行过程中,研究者的许多工作需研究护士来帮助完成。CRC 可以协助研究者处理很多琐碎耗时的非医学判断性工作,可以直接减少研究者的负担,研究者可以把精力和有限的时间集中放在受试者的诊断和处理上。有经验的 CRC 的支持,可以使效率和临床试验的质量得到保证,同时可以解决研究者人力、时间、精力的不足。SMO 主要为 CRO、制药公司、生物技术公司、医疗器械公司和临床试验医院提供临床试验的服务。

中国有非常庞大的受试者人群,并且同时也有很多经验丰富的研究者。在中国进行临床试验的成本,比其他发达国家要低很多。这就是国际性的跨国多重性新药临床试验愿意放在中国做的原因之一。为了吸引更多的国际大规模的新药临床试验在中国进行,我们必须从医院这个层面上认识 SMO 的重要性。

SMO 的主要职责:① 临床试验项目可行性研究。② 研究者的选择。③ 合同的签署。④ 提交伦理委员会(IRB/IEC)批准(在欧洲,向伦理委员会提交的任务通常是由申办者或由 CRO 来完成的,不是由 SMO 来完成)。⑤ 患者咨询、招募、随访。⑥ 知情同意书的解释。⑦ 与试验有关的文件存档和维护。⑧ 向申办者、药品监督管理部门、CRO 和 IRB/IEC 报告严重不良事件。⑨ 确保试验按照合同、方案的要求进行,避免研究者可能违反协议的情况,并且还要避免研究者可能出现的 GCP 违规行为。

研究护士可以协助申办者进行可行性研究,包括患者的可能的入组率,可能的脱落率,预测可能招募多少名受试者。同时还可以协助研究者审阅临床实验的合同,也可以协助研究者来审阅需要提交伦理委员会的一些资料。为了确保选择到合适的受试者,研究护士首先学习临床试验方案,必须对整个方案的程序时间表、所需要的实验室检查以及访视的时间进行仔细研究,理解这项试验的一些要求和步骤。在受试者招募的时候,可以先做一些预筛选,同时还会对医院的病历病史进行审阅,包括患者的日志、用药记录、体检报告、实验室检查,确定哪些患者适合参加这样的试验。对于潜在的受试者,解释这项临床试验的过程以及知情同意书当中的一些细节,对于试验医院的启动和关闭、资料的存档提供帮助。当受试者出现 AE/SAE,研究护士把这些报告通报给伦理委员会、申办者和药品监督管理部门。此外,可以帮助研究者尽量避免出现违反方案的问题和违反 GCP 的问题。实践证明使用 SMO 可以大大减少患者招募的时间,整个研究期间受试者的依从性也比较好。

在中国到 2017 年底 500 人以上的 SMO 有 3 家,其中有 2 家已经超过 1 000 人,200~500 人的有 6 家,100~200 人的有 9 家,100 人以下的有 11 家,在各地还有一些规模较小的 SMO,一般在 30~50 人,大约有 50 家。全国 CRC 约 10 300 人,根据一项包含 2 334 位 CRC 的问卷调查(李树婷,等,2018)学历构成,本科生占 78.6%,硕士以上 3.9%;就专业领域来看,以药学(46.4%)和护理学(40.2%)为主,工作经验 47.5%在 1 年以下,1~2 年占 17.6%,2~3 年占 15.5%,3~5 年占 19.4%。关于 CRC 的年龄和性别,有一项调查结果显示 20~25 岁占 37.5%,26~30 岁占 51%,30 岁以上占 13.3%;女性占 94.8%,男性占 5.2%。基本上中国的 CRC 和 SMO 还是一支比较年轻的队伍,发展潜力巨大。

由于 SMO 主要由 CRC 来执行,根据目前国内的 SMO 运行的情况,大致可以分为两种模式:SMO 的临床试验服务公司和医院内的研究护士(study coordinator,SC;CRC)以下分析这两种模式的特点。

一、CRO 和 SMO 的合作模式

SMO 主要由 CRC 组成,提供 CRC 的服务,直接协助研究者,履行研究者授予的所有职责。图 13-2 显示了 CRO、SMO 以及研究中心的合作模式,CRO 的项目经理、临床试验经理,主要执行项目管理,CRA 的职责是监查,是质量控制,CRO 中的启动团队,做启动前的研究中心文件和伦理委员会的试验申请和获批。质量控制的基本原则是操作者和监查者不能是同一个人,因为同一个人不容易发现自己所犯的错误。所以 SMO 的 CRC 执行试验,要有另外一批来自 CRO 的 CRA 来做监查,这样就可以满足质量控制的要求,同时 SMO 的 CRC 还可以协助 CRO 提交伦理委员会所需文件的准备、研究者的签名,安排受试者访视,跟进电话,与受试者讲解试验流程、知情同意书,协助试验药物(IP)的存储、发放和收集、样本管理、试验相关文件和资料的管理和保存。CRC 为研究中心提供以下支持:① 启动,协助提交伦理委员会、CTA 执行和其他的一些中心对本中心的支持。② 项目管理,安排访问、跟进电话和宣教。③ IP 管理,提问记录,IP 存储、发布和收集。④ 样本管理,样本冷冻、标记、储存和分发。⑤ 资料管理,患者表格收集、AE/SAE 收集、完成 CRF、管理中心文件。⑥ 文件管理,及时更新研究文件和表格。

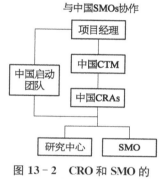

图 13-2　CRO 和 SMO 的合作形式

SMO 的优势是可以直接减少医生的负担,同时也能保证研究的质量。研究者在临床试验过程中,一些事务性的工作由 CRC 来完成,对受试者的诊断和处理所花费的时间和精力,同平常的临床诊疗工作差不多,因此 SMO 受到许多研究者的欢迎。除了提供 CRC,某些实力较强的 CRO/SMO 也开始和临床试验机构进行深层次合作。从场地、装修、设备、管理、SOP 到团队培训进行全面合作,共同建设专业的临床试验中心。现在有的 CRO 中也会提供 CRC 服务,协助研究者进行临床试验,也可以看作是附属于 CRO 的 SMO,或者说是 CRO 中的一个 SMO 部门。在这样的 CRO 中,监查员和 CRC 是两个互不隶属的部门,两套人马,两个汇报系统。从 CRO 中衍生出来的 SMO 机动灵活,上规模,可以实现标准化操作,能覆盖全国范围内城市的临床试验机构。

SMO 派到医院的人员,有一个被医院接受的过程,这就需要训练有素的 CRC 去应对各种挑战。SMO 同时具有两方面的功能,一方面 SMO 为药企或者 CRO 提供合格的研究者,另一方面 SMO 为研究者赢得临床试验项目。第一个功能使 SMO 与 CRO 和药企形成业务上的合作关系,第二个功能是 SMO 与研究者形成业务上的依赖关系,两者缺一不可。SMO 是对研究者进行管理组织,一个 SMO 公司一般拥有多个研究者(PI)。这些研究者在临床试验方面,与 SMO 有一定的合作关系。

CRO 或药企外包 SMO 进行临床试验,彼此签署临床试验合同,CRO 将临床试验的费用支付给 SMO。SMO 再与各研究者签署合同,根据研究者在临床试验中的实际工作量,付给研究者报酬。这种合作方式,是 SMO 的基本模式。此外,SMO 不但帮助研究者进行临床试验,更重要的是,SMO 利用自己的网络帮助研究者获得项目。这样,研究者与 SMO 形成了一种依赖的关

系。SMO 与研究者间有协议,如果 CRO 或者药企找研究者参与临床试验,必须通过 SMO 来进行。在这个基本模式的基础上,SMO 派生出了许多功能,如研究者培训、派驻 CRC、管理和培训 CRC、帮助受试者入选、伦理委员会申报、不良事件报告、知情同意书的准备或者翻译、财务管理和税务申报,等等。更高层次的是 SMO 可以协调 SMO 辖区内研究者的资源配置、设备配置、受试者的转移等。

二、医院内的研究护士

由于有些研究者在临床试验领域有丰富的经验,所在科室的医院内的研究护士,也非常有经验,所以这些研究者很少需要 SMO。因为这些研究者不但经验丰富,而且人员配备充足、设备完善,同 CRO 已经建立了长期的合作关系。他们不需要 SMO 来帮助寻找项目,也不需要 SMO 来提供 CRC 的服务。他们拥有医院内的专业研究护士队伍,不需要从外部提供支持。有些承担较多临床试验项目的研究机构,从外部招聘 CRC 常驻医院,相当于医院内部的小型 SMO 来帮助本院的研究者开展临床试验。其优点是医院内部建设的 SMO 团队的 CRC 可被看成"内部人员",在工作中无疑能有很多便利,但不能支持其他医院的项目需求,不能形成商业盈利,并且规模小,难以系统化和标准化,培训和管理上也会受到事业单位弊病的影响。

三、国内外 SMO 的特点

在欧美 SMO 并不普遍,也不会有继续发展的趋势。只有很少研究者是隶属于 SMO 的,原因是欧美的临床试验已经开展了几十年,研究者不但数量庞大,而且也越来越有经验,对 SMO 的依赖性也只会越来越小。

由于研究者是临床试验的实际操作者,临床试验质量的关键不是在 CRO,而是在研究者。所以,临床试验医院的管理,才是保证临床试验质量的关键。在中国,一些国内的 CRO 公司,经过 10 多年的发展,也提高到国际 CRO 同样的水平,实际上是同国际接轨的。

临床试验监查的前提是,研究者已经尽最大的努力做好临床试验,但是他们自己无法发现自己的问题,所以才需要监查员去帮助他们发现问题。CRC 服务是中国临床试验领域最需要的一种服务,CRO 是提供监查服务的。在欧美国家,绝大多数临床试验的具体工作,都是 CRC 来完成的。以前中国绝大多数的医院没有配置专业的 CRC,开展临床试验的难度比较大,现在有了提供 CRC 服务的公司,就能成功地解决这个问题。在真正的 SMO 的模式下,临床试验的质量会有显著提高。因此在 SMO 的模式下,通过 CRC 的工作,可以按照公司统一的标准进行内部质量控制。在美国,SMO 所派驻的 CRC 都是有执照的注册护士,他们可以作为研究者聘用的业余员工,能被授权查看患者的病历记录。目前在中国的国营体制下,SMO 派驻的 CRC 的工作受到的限制还比较多。

临床试验的质量是做出来的,不是查出来的。最根本的还是要靠具有优秀管理水平的临床试验机构、高投入度的临床试验者团队和高度专业化的 CRC 职业队伍。这个行业,关键是诚信问题,是人的素质问题。这也是我们需要正面结构性矛盾的原因。

第四节　中心实验室的作用

在国际多中心试验的试验方案中,对于安全性及疗效指标都有具体的检查项目,包括实验室检查和临床检查方法，范围广泛，如常规的血、尿检查，生化指标，肝、肾功能，也包括一些特殊检查如肺功能、心电图、医学影像等。每个医院都有自己的实验室，但采用的检查方法有所不同，同时不同的国家使用的语言不同，正常值范围也有所不同。这些差异可能不是很大，对于国际多中心试验，这些差异对整体的数据会造成很大的影响。不同的实验室采用不同的方法和材料做同一检查项目，其结果很难汇合，且难以比较。为了解决这一问题，越来越多的药企开始选择中心实验室。

所谓"中心实验室"是指专门为多中心试验的特殊需要而建立的一种实验室。它所有的检查项目均采用国际标准方法，所用的试剂质量标准可靠，具体操作遵从规范的标准操作规程（SOP），有完善的质量监控及质量保证体系，并定期通过权威机构的稽查和认证。此外，中心实验室还具有一套完整的标本收集、输送、接收、储藏体系，将各医院的标本集中送到中心实验室进行检验分析，最后发出检验结果的报告，并建立实验数据库。中心实验室也是一种CRO，许多国际性CRO公司都有中心实验室这一部门。

在新药临床试验研究中，重要的是了解实验室检查指标的波动情况。试验组和对照组的差异应该是由研究药物引起的，而不应该由检测方法差异造成。启用中心实验室的目的在于保证化验指标的准确性。此外，中心实验室多采用EDC，纸张CRF的不足是研究护士需要检查病例报告表（CRF）输入的实验室数据，一旦有错误，则必须根据GCP的要求进行更正，非常费时费力，给监查员、研究护士和研究者带来很多不必要的麻烦，有时临床数据经理还必须重新输入数据。中心实验室采用EDC则能省掉这些麻烦，同时也大大降低了人力开支。

中心实验室的主要业务是各种临床检验，并且提供物流、数据管理和项目管理等服务。中心实验室的项目经理的职能是协调，从试剂盒发配、样本采集运输，到实验室检测和检验报告的发送等过程的协调。在项目前期，项目经理需要进行可行性评估和项目预算；在项目初期，负责根据研究方案撰写项目方案，制定标准化处理程序；在项目开展过程中，需要进行协助监管，确保按计划完成实验项目，并及时处理申办者和研究者的各种需求；项目结束后，中心实验室通常为不同公司提供服务。一位项目经理来协调一个临床试验，处理整个试验过程中可能出现的一些问题及突发状况，及时地进行实验室化验、分析和传递化验报告，从而保证试验的质量。

此外，中心实验室根据规模大小也提供不同程度的增值服务，比如样本管理，包括各种温度下的长短期样本保存；研究者支持（investigator support），即在试验开始前对研究者进行针对中心实验室服务的培训以及在试验进行中与研究者进行沟通；研发服务和科学咨询，帮助药企开发新的检测项目以及进行方法学验证。

中心实验室有时也会有许多不足。样品需要物流来运送，物流是很复杂的一个环节，样本在传送的过程中有时也可能发生一些问题，如标本的损坏（机械、理化环境等原因引起）、延误等。此外，血液或其他标本在运送中，出入国境还可能有海关批准的问题。这就要求中心实验室的项目经理把每一个环节都安排好。在安排运送样品之前，实验室专员要检查运送路线，核算转运时间。如果是研究点距离中心实验室很远，会增加中心实验室的预算，报价会比较高，也会影响整个试验进度，此时需要对远的试验点进行运送测试，发现并排除一些比较麻烦的试验点，选择比较方便的试验点。如果运送时间是试验点当地非工作日或者节假日，还需要另外进行特殊的安排，也需要有应急预案以防意外情况。

如果需要低温运输或者需要干冰，温度需要监控。一般情况下中心实验室不提供干冰，需要试验点自行准备。为了保证干冰能顺利运达中心实验室，中心实验室必须考虑到合适物流的选取、清关等细节。另外干冰属于危险品,需要特需的表格和特定的发票,还要有特制的塑料泡沫盒子,盒外要贴识别标签。

由于有些国家对血液标本的出口有一些限制条款,因此,有时会采用当地的实验室参与试验样本的分析,如一些国内大医学院附属医院的实验室,但是申办者通常会先稽查,同时邀请一些国际专业人士进行验证,进而使这些国内医学院的实验室达到国际标准。稽查的重点除检测项目外,更重要的是步骤、流程及标准。只有达到国外中心实验室相同的标准,其检测数据才能和国外的数据整合在一起,进行最终分析。中国的一些医学院附属医院已经能够承担并胜任这些工作,并积极地参与了一些国际多中心试验。由于血液标本出口有限制,有些跨国的 CRO 也在中国设立中心实验室。

在临床试验中挑选合适的中心实验室并非易事。申办者要保证中心实验室能准确评估工作内容和职责,任命中心实验室协调员,主要是帮助申办者选择正确的中心实验室作为合作伙伴。价格不应该是唯一的标准,申办者还应该参考许多其他因素,如试验所需的所有化验项目在中心实验室是否是常规项目,中心实验室是否会把某些化验项目外包,是否有专职检验人员,检验的步骤是否通过测试并且已有标准操作规程,实验室如何识别样品,有无双重记录,是否有国际物流的经历,是否有样品质量控制和质量保证,是否能够灵活设计化验报告,化验报告采用中文或英文,是否能按客户需求进行数据管理,是否有项目管理的经验,非正常值是否被标出,如果某个受试者的化验报告危急,是否能及时通知研究者,能否提供进度报告,等等。还有重要的一点需要了解,实验室选用的是一般试剂(generic reagent),还是非一般试剂(non-generic)。

目前中国一些有实力的中心实验室往往选择参加国际质量认证项目,比如 ISO17025(检测和校准实验室能力的通用要求)、ISO15189(医学实验室质量和能力的专用要求)以及 CAP 认证。CAP 是美国病理学家协会(College of American Pathologists)的简称,被认为是国际上最具权威的临床实验室认可机构之一。CAP 通过检查清单(checklist)的形式由实验室专家小组对一个临床实验室的整体管理和运行进行最全面严格的审查,并且进行 2 年 1 次的重新认证。通过 CAP 认证的实验室在质量管理和检测技术上都被认为是达到了国际顶尖水平。CAP 认证对于中心实验室来说无疑是一块金字招牌,而选取 CAP 认证过的中心实验室是提高临床试验的效率和质量的有效保障。目前,全球有 6 000 多家实验室通过了 CAP 认证,大部分在美国。虽然寻找中心实验室需要兼顾很多因素,但其可大大降低人力开支,增加试验的科学性,因此能找到一家合适的中心验室对整个临床试验来说意义非常大,而且目前能跨国运作的中心实验室为数不多,也大大降低了选择的难度。

第五节　独立影像评估委员会

美国 FDA 在 2018 年 4 月颁布了《临床试验影像终点实施标准工业指南》(*Clinical Trial Imaging Endpoint Process Standards — Guidance for Industry*)。2020 年 4 月,中国药品监督管理局颁发了《抗肿瘤药临床试验影像终点程序标准技术指导原则》的征求意见稿(国家药品监督管理局,2020)。虽然是征求意见稿,但也反映出药监部门对第三方独立影像评估的一些基本观点,但指导原则不可能涵盖实际操作过程中的所有细节。独立影像评估委员会(Independent Review Committee, IRC)在我国还是一个相对较新的概念,抗肿瘤药临床试验肿瘤评估的标准化提供了良好指南和方向。其中提到当新药研发的关键研究采用影像相关终点作为主要研究终点时，为保障评估的客观性和独立性，建议在临床试验中设置 IRC 评估。这意味着，IRC 已成为审评机构在评估肿瘤药疗效时的一个重要参考。

临床试验中来自医院的 CT、MRI 等影像，首先传输到中心影像评估委员会，影像评估委员会提供基线入组合格性评估服务，从影像学角度，判断受试者是否符合方案中影像相关入排标准（如是否有可测量病灶等），以尽量避免不符合标准的受试者入组。同时在试验中按照方案对于肿瘤的变化，做从影像学角度的评估服务，需要第三方独立影像的参与，对肿瘤的大小进行测量，来协助进行疗效判断，以保持影像学评估的一致性。具体的操作如下：在筛选期，研究者确定有靶病灶后，将受试者的影像上传给第三方独立影像，第三方独立影像对影像进行查看，确定有靶病灶后，及时告知研究者。筛选期及时让第三方独立影像确定靶病灶，从理论上看是一个好办法，但是在实际的操作中往往会遇到一些问题：① 影像的评估结果不一致，而且对于疗效的判断，是以第三方独立影像的判断为准的。由于第三方独立影像评估与研究者的评估是完全独立的，这就可能会导致研究者的评估结果和第三方独立影像的评估结果不一致的情况。通常情况下，一定程度上的不一致是可以被接受的。FDA 鼓励申办方在临床试验开始以前将第三方独立影像章程交给 FDA 进行讨论，中国药品监督管理局颁发的指导原则也提醒申办方注意第三方独立影像在操作上的可行性。但有的申办方非常强调这样的一致性。② 时间的问题，受试者从筛选到入选，时间上是非常紧张的。受试者拍片后，影像科医生必须及时刻盘，交给 CRC，再由 CRC 上传到系统，系统经过匿名化处理后，第三方独立影像的读片师进行阅片，确定有或者没有靶病灶的存在，然后出报告。在每个环节都很紧凑的情况下，一般也需要 1 周左右的时间。虽然这 1 周的时间不是不可以接受，但是在很多情况下，由于研究中心的放射科的医生不能及时刻盘，或者 CRC 不能及时上传，或者第三方独立影像的阅片放射科师不能及时阅片，会耽误更长的时间。③ 访视时间设盲的问题，有的独立第三方影像公司还强调，对受试者的访视时间进行设盲，以充分保证独立放射医师读片的独立性。这的确是一个确保独立性的好方法。对受试者身份信息的设盲，是在影像上传的时候通过软件实现的，但是对访视时间进行设盲，是通过后续程序实现的。对于如何实现这个程序，应在影像章程中进行描述。所以，目前不同的影像公司，甚至是同一影像公司在对独立性的要求上不一样。有的要求提供受试者的病史，有的要求连受试者拍片的具体时间都不能提供。理想和现实虽然有一定距离，但是随着新药临床试验经验的增加，这些步骤也会更加完善。

FDA 的指导原则提到，申办方应该就第三方独立影像的规定在临床试验之前就与 FDA 进行沟通，得到 FDA 的认可，中国药品监督管理局的指导原则征求意见稿也指出要强调第三方独立影像在操作上的可行性。所以，在决定是否进行筛选期由第三方独立影像进行靶病灶的确定的决定之前，应该收集各临床试验中心的情况，确定在具体的操作层面是否具有可行性。

（范大超　邱文心　郑航　周丹　李宾）

参 考 文 献

［1］　李树婷.中国 CRC 的生态环境及 SMO 发展报告［J］.中国新药杂志，2018，27（11）：1 - 7.
［2］　国家药品监督管理局.抗肿瘤药临床试验影像终点程序标准技术指导原则（征求意见稿）［R/OL］.（2020）［2020 - 7 - 26］. http://www.cde.org.cn/zdyz.do?method＝largePage&id＝21d383137bb896f6.

［3］ FDA. Guidance for industry，oversight of clinical investigations — a risk-based approach to monitoring［R/OL］．（2013）［2019 - 10 - 28］．https：//www. fda. gov/regulatory-information/search-fda-guidance-documents/oversight-clinical-investigations-risk-based-approach-monitoring.

［4］ FDA. Clinical trial imaging endpoint process standards guidance for industry［R/OL］．（2018）［2019 - 10 - 28］．https：//www. fda. gov/files/drugs/published/Clinical-Trial-Imaging-Endpoint-Process-Standards-Guidance-for-Industry.

附录　药物临床试验质量管理规范

国家药品监督管理局　国家卫生健康委员会关于发布药物临床试验质量管理规范的公告

2020 年第 57 号

为深化药品审评审批制度改革，鼓励创新，进一步推动我国药物临床试验规范研究和提升质量，国家药品监督管理局会同国家卫生健康委员会组织修订了《药物临床试验质量管理规范》，现予发布，自 2020 年 7 月 1 日起施行。

特此公告。

国家药品监督管理局　国家卫生健康委员会

2020 年 4 月 27 日

附件　药物临床试验质量管理规范

第一章　总　　则

第一条　为保证药物临床试验过程规范，数据和结果的科学、真实、可靠，保护受试者的权益和安全，根据《中华人民共和国药品管理法》《中华人民共和国疫苗管理法》《中华人民共和国药品管理法实施条例》，制定本规范。本规范适用于为申请药品注册而进行的药物临床试验。药物临床试验的相关活动应当遵守本规范。

第二条　药物临床试验质量管理规范是药物临床试验全过程的质量标准，包括方案设计、组织实施、监查、稽查、记录、分析、总结和报告。

第三条　药物临床试验应当符合《世界医学大会赫尔辛基宣言》原则及相关伦理要求，受试者的权益和安全是考虑的首要因素，优先于对科学和社会的获益。伦理审查与知情同意是保障受试者权益的重要措施。

第四条　药物临床试验应当有充分的科学依据。临床试验应当权衡受试者和社会的预期风险和获益，只有当预期的获益大于风险时，方可实施或者继续临床试验。

第五条　试验方案应当清晰、详细、可操作。试验方案在获得伦理委员会同意后方可执行。

第六条　研究者在临床试验过程中应当遵守试验方案，凡涉及医学判断或临床决策应当由临床医生做出。参加临床试验实施的研究人员，应当具有能够承担临床试验工作相应的教育、培训和经验。

第七条　所有临床试验的纸质或电子资料应当被妥善地记录、处理和保存，能够准确地报告、解释和确认。应当保护受试者的隐私和其相关信息的保密性。

第八条 试验药物的制备应当符合临床试验用药品生产质量管理相关要求。试验药物的使用应当符合试验方案。

第九条 临床试验的质量管理体系应当覆盖临床试验的全过程,重点是受试者保护、试验结果可靠,以及遵守相关法律法规。

第十条 临床试验的实施应当遵守利益冲突回避原则。

第二章 术语及其定义

第十一条 本规范下列用语的含义是:

(一)临床试验,指以人体(患者或健康受试者)为对象的试验,意在发现或验证某种试验药物的临床医学、药理学以及其他药效学作用、不良反应,或者试验药物的吸收、分布、代谢和排泄,以确定药物的疗效与安全性的系统性试验。

(二)临床试验的依从性,指临床试验参与各方遵守与临床试验有关要求、本规范和相关法律法规。

(三)非临床研究,指不在人体上进行的生物医学研究。

(四)独立的数据监查委员会(数据和安全监查委员会,监查委员会,数据监查委员会),指由申办者设立的独立的数据监查委员会,定期对临床试验的进展、安全性数据和重要的有效性终点进行评估,并向申办者建议是否继续、调整或者停止试验。

(五)伦理委员会,指由医学、药学及其他背景人员组成的委员会,其职责是通过独立地审查、同意、跟踪审查试验方案及相关文件、获得和记录受试者知情同意所用的方法和材料等,确保受试者的权益、安全受到保护。

(六)研究者,指实施临床试验并对临床试验质量及受试者权益和安全负责的试验现场的负责人。

(七)申办者,指负责临床试验的发起、管理和提供临床试验经费的个人、组织或者机构。

(八)合同研究组织,指通过签订合同授权,执行申办者或者研究者在临床试验中的某些职责和任务的单位。

(九)受试者,指参加一项临床试验,并作为试验用药品的接受者,包括患者、健康受试者。

(十)弱势受试者,指维护自身意愿和权利的能力不足或者丧失的受试者,其自愿参加临床试验的意愿,有可能被试验的预期获益或者拒绝参加可能被报复而受到不正当影响。包括:研究者的学生和下级、申办者的员工、军人、犯人、无药可救疾病的患者、处于危急状况的患者,入住福利院的人、流浪者、未成年人和无能力知情同意的人等。

(十一)知情同意,指受试者被告知可影响其做出参加临床试验决定的各方面情况后,确认同意自愿参加临床试验的过程。该过程应当以书面的、签署姓名和日期的知情同意书作为文件证明。

(十二)公正见证人,指与临床试验无关,不受临床试验相关人员不公正影响的个人,在受试者或者其监护人无阅读能力时,作为公正的见证人,阅读知情同意书和其他书面资料,并见证知情同意。

(十三)监查,指监督临床试验的进展,并保证临床试验按照试验方案、标准操作规程和相关法律法规要求实施、记录和报告的行动。

(十四)监查计划,指描述监查策略、方法、职责和要求的文件。

（十五）监查报告，指监查员根据申办者的标准操作规程规定，在每次进行现场访视或者其他临床试验相关的沟通后，向申办者提交的书面报告。

（十六）稽查，指对临床试验相关活动和文件进行系统的、独立的检查，以评估确定临床试验相关活动的实施、试验数据的记录、分析和报告是否符合试验方案、标准操作规程和相关法律法规的要求。

（十七）稽查报告，指由申办者委派的稽查员撰写的，关于稽查结果的书面评估报告。

（十八）检查，指药品监督管理部门对临床试验的有关文件、设施、记录和其他方面进行审核检查的行为，检查可以在试验现场、申办者或者合同研究组织所在地，以及药品监督管理部门认为必要的其他场所进行。

（十九）直接查阅，指对评估药物临床试验重要的记录和报告直接进行检查、分析、核实或者复制等。直接查阅的任何一方应当按照相关法律法规，采取合理的措施保护受试者隐私以及避免泄露申办者的权属信息和其他需要保密的信息。

（二十）试验方案，指说明临床试验目的、设计、方法学、统计学考虑和组织实施的文件。试验方案通常还应当包括临床试验的背景和理论基础，该内容也可以在其他参考文件中给出。试验方案包括方案及其修订版。

（二十一）研究者手册，指与开展临床试验相关的试验用药品的临床和非临床研究资料汇编。

（二十二）病例报告表，指按照试验方案要求设计，向申办者报告的记录受试者相关信息的纸质或者电子文件。

（二十三）标准操作规程，指为保证某项特定操作的一致性而制定的详细的书面要求。

（二十四）试验用药品，指用于临床试验的试验药物、对照药品。

（二十五）对照药品，指临床试验中用于与试验药物参比对照的其他研究药物、已上市药品或者安慰剂。

（二十六）不良事件，指受试者接受试验用药品后出现的所有不良医学事件，可以表现为症状体征、疾病或者实验室检查异常，但不一定与试验用药品有因果关系。

（二十七）严重不良事件，指受试者接受试验用药品后出现死亡、危及生命、永久或者严重的残疾或者功能丧失、受试者需要住院治疗或者延长住院时间，以及先天性异常或者出生缺陷等不良医学事件。

（二十八）药物不良反应，指临床试验中发生的任何与试验用药品可能有关的对人体有害或者非期望的反应。试验用药品与不良事件之间的因果关系至少有一个合理的可能性，即不能排除相关性。

（二十九）可疑且非预期严重不良反应，指临床表现的性质和严重程度超出了试验药物研究者手册、已上市药品的说明书或者产品特性摘要等已有资料信息的可疑并且非预期的严重不良反应。

（三十）受试者鉴认代码，指临床试验中分配给受试者以辩识其身份的唯一代码。研究者在报告受试者出现的不良事件和其他与试验有关的数据时，用该代码代替受试者姓名以保护其隐私。

（三十一）源文件，指临床试验中产生的原始记录、文件和数据，如医院病历、医学图像、实验室记录、备忘录、受试者日记或者评估表、发药记录、仪器自动记录的数据、缩微胶片、照相底片、磁介质、X光片、受试者文件，药房、实验室和医技部门保存的临床试验相关的文件和记录，包括核证副本等。源文件包括了源数据,可以以纸质或者电子等形式的载体存在。

(三十二)源数据,指临床试验中的原始记录或者核证副本上记载的所有信息,包括临床发现、观测结果以及用于重建和评价临床试验所需要的其他相关活动记录。

(三十三)必备文件,指能够单独或者汇集后用于评价临床试验的实施过程和试验数据质量的文件。

(三十四)核证副本,指经过审核验证,确认与原件的内容和结构等均相同的复制件,该复制件是经审核人签署姓名和日期,或者是由已验证过的系统直接生成,可以以纸质或者电子等形式的载体存在。

(三十五)质量保证,指在临床试验中建立的有计划的系统性措施,以保证临床试验的实施和数据的生成、记录和报告均遵守试验方案和相关法律法规。

(三十六)质量控制,指在临床试验质量保证系统中,为确证临床试验所有相关活动是否符合质量要求而实施的技术和活动。

(三十七)试验现场,指实施临床试验相关活动的场所。

(三十八)设盲,指临床试验中使一方或者多方不知道受试者治疗分配的程序。单盲一般指受试者不知道,双盲一般指受试者、研究者、监查员以及数据分析人员均不知道治疗分配。

(三十九)计算机化系统验证,指为建立和记录计算机化系统从设计到停止使用,或者转换至其他系统的全生命周期均能够符合特定要求的过程。验证方案应当基于考虑系统的预计用途、系统对受试者保护和临床试验结果可靠性的潜在影响等因素的风险评估而制定。

(四十)稽查轨迹,指能够追溯还原事件发生过程的记录。

第三章 伦 理 委 员 会

第十二条 伦理委员会的职责是保护受试者的权益和安全,应当特别关注弱势受试者。

(一)伦理委员会应当审查的文件包括:试验方案和试验方案修订版;知情同意书及其更新件;招募受试者的方式和信息;提供给受试者的其他书面资料;研究者手册;现有的安全性资料;包含受试者补偿信息的文件;研究者资格的证明文件;伦理委员会履行其职责所需要的其他文件。

(二)伦理委员会应当对临床试验的科学性和伦理性进行审查。

(三)伦理委员会应当对研究者的资格进行审查。

(四)为了更好地判断在临床试验中能否确保受试者的权益和安全以及基本医疗,伦理委员会可以要求提供知情同意书内容以外的资料和信息。

(五)实施非治疗性临床试验(即对受试者没有预期的直接临床获益的试验)时,若受试者的知情同意是由其监护人替代实施,伦理委员会应当特别关注试验方案中是否充分考虑了相应的伦理学问题以及法律法规。

(六)若试验方案中明确说明紧急情况下受试者或者其监护人无法在试验前签署知情同意书,伦理委员会应当审查试验方案中是否充分考虑了相应的伦理学问题以及法律法规。

(七)伦理委员会应当审查是否存在受试者被强迫、利诱等不正当的影响而参加临床试验。伦理委员会应当审查知情同意书中不能采用使受试者或者其监护人放弃其合法权益的内容,也不能含有为研究者和临床试验机构、申办者及其代理机构免除其应当负责任的内容。

(八)伦理委员会应当确保知情同意书、提供给受试者的其他书面资料说明了给受试者补偿的信息,包括补偿方式、数额和计划。

（九）伦理委员会应当在合理的时限内完成临床试验相关资料的审查或者备案流程，并给出明确的书面审查意见。审查意见应当包括审查的临床试验名称、文件（含版本号）和日期。

（十）伦理委员会的审查意见有：同意；必要的修改后同意；不同意；终止或者暂停已同意的研究。审查意见应当说明要求修改的内容，或者否定的理由。

（十一）伦理委员会应当关注并明确要求研究者及时报告：临床试验实施中为消除对受试者紧急危害的试验方案的偏离或者修改；增加受试者风险或者显著影响临床试验实施的改变；所有可疑且非预期严重不良反应；可能对受试者的安全或者临床试验的实施产生不利影响的新信息。

（十二）伦理委员会有权暂停、终止未按照相关要求实施，或者受试者出现非预期严重损害的临床试验。

（十三）伦理委员会应当对正在实施的临床试验定期跟踪审查，审查的频率应当根据受试者的风险程度而定，但至少一年审查一次。

（十四）伦理委员会应当受理并妥善处理受试者的相关诉求。

第十三条　伦理委员会的组成和运行应当符合以下要求：

（一）伦理委员会的委员组成、备案管理应当符合卫生健康主管部门的要求。

（二）伦理委员会的委员均应当接受伦理审查的培训，能够审查临床试验相关的伦理学和科学等方面的问题。

（三）伦理委员会应当按照其制度和标准操作规程履行工作职责，审查应当有书面记录，并注明会议时间及讨论内容。

（四）伦理委员会会议审查意见的投票委员应当参与会议的审查和讨论，包括了各类别委员，具有不同性别组成，并满足其规定的人数。会议审查意见应当形成书面文件。

（五）投票或者提出审查意见的委员应当独立于被审查临床试验项目。

（六）伦理委员会应当有其委员的详细信息，并保证其委员具备伦理审查的资格。

（七）伦理委员会应当要求研究者提供伦理审查所需的各类资料，并回答伦理委员会提出的问题。

（八）伦理委员会可以根据需要邀请委员以外的相关专家参与审查，但不能参与投票。

第十四条　伦理委员会应当建立以下书面文件并执行：

（一）伦理委员会的组成、组建和备案的规定。

（二）伦理委员会会议日程安排、会议通知和会议审查的程序。

（三）伦理委员会初始审查和跟踪审查的程序。

（四）对伦理委员会同意的试验方案的较小修正，采用快速审查并同意的程序。

（五）向研究者及时通知审查意见的程序。

（六）对伦理审查意见有不同意见的复审程序。

第十五条　伦理委员会应当保留伦理审查的全部记录，包括伦理审查的书面记录、委员信息、递交的文件、会议记录和相关往来记录等。所有记录应当至少保存至临床试验结束后5年。研究者、申办者或者药品监督管理部门可以要求伦理委员会提供其标准操作规程和伦理审查委员名单。

第四章　研　究　者

第十六条　研究者和临床试验机构应当具备的资格和要求包括：

（一）具有在临床试验机构的执业资格；具备临床试验所需的专业知识、培训经历和能力；能够根据申办者、伦理委员会和药品监督管理部门的要求提供最新的工作履历和相关资格文件。

（二）熟悉申办者提供的试验方案、研究者手册、试验药物相关资料信息。

（三）熟悉并遵守本规范和临床试验相关的法律法规。

（四）保存一份由研究者签署的职责分工授权表。

（五）研究者和临床试验机构应当接受申办者组织的监查和稽查，以及药品监督管理部门的检查。

（六）研究者和临床试验机构授权个人或者单位承担临床试验相关的职责和功能，应当确保其具备相应资质，应当建立完整的程序以确保其执行临床试验相关职责和功能，产生可靠的数据。研究者和临床试验机构授权临床试验机构以外的单位承担试验相关的职责和功能应当获得申办者同意。

第十七条　研究者和临床试验机构应当具有完成临床试验所需的必要条件：

（一）研究者在临床试验约定的期限内有按照试验方案入组足够数量受试者的能力。

（二）研究者在临床试验约定的期限内有足够的时间实施和完成临床试验。

（三）研究者在临床试验期间有权支配参与临床试验的人员，具有使用临床试验所需医疗设施的权限，正确、安全地实施临床试验。

（四）研究者在临床试验期间确保所有参加临床试验的人员充分了解试验方案及试验用药品，明确各自在试验中的分工和职责，确保临床试验数据的真实、完整和准确。

（五）研究者监管所有研究人员执行试验方案，并采取措施实施临床试验的质量管理。

（六）临床试验机构应当设立相应的内部管理部门，承担临床试验的管理工作。

第十八条　研究者应当给予受试者适合的医疗处理：

（一）研究者为临床医生或者授权临床医生需要承担所有与临床试验有关的医学决策责任。

（二）在临床试验和随访期间，对于受试者出现与试验相关的不良事件，包括有临床意义的实验室异常时，研究者和临床试验机构应当保证受试者得到妥善的医疗处理，并将相关情况如实告知受试者。研究者意识到受试者存在合并疾病需要治疗时，应当告知受试者，并关注可能干扰临床试验结果或者受试者安全的合并用药。

（三）在受试者同意的情况下，研究者可以将受试者参加试验的情况告知相关的临床医生。

（四）受试者可以无理由退出临床试验。研究者在尊重受试者个人权利的同时，应当尽量了解其退出理由。

第十九条　研究者与伦理委员会的沟通包括：

（一）临床试验实施前，研究者应当获得伦理委员会的书面同意；未获得伦理委员会书面同意前，不能筛选受试者。

（二）临床试验实施前和临床试验过程中，研究者应当向伦理委员会提供伦理审查需要的所有文件。

第二十条　研究者应当遵守试验方案。

（一）研究者应当按照伦理委员会同意的试验方案实施临床试验。

（二）未经申办者和伦理委员会的同意，研究者不得修改或者偏离试验方案，但不包括为了及时消除对受试者的紧急危害或者更换监查员、电话号码等仅涉及临床试验管理方面的改动。

（三）研究者或者其指定的研究人员应当对偏离试验方案予以记录和解释。

（四）为了消除对受试者的紧急危害，在未获得伦理委员会同意的情况下，研究者修改或者偏离试验方案，应当及时向伦理委员会、申办者报告，并说明理由，必要时报告药品监督管理部门。

（五）研究者应当采取措施，避免使用试验方案禁用的合并用药。

第二十一条　研究者和临床试验机构对申办者提供的试验用药品有管理责任。

（一）研究者和临床试验机构应当指派有资格的药师或者其他人员管理试验用药品。

（二）试验用药品在临床试验机构的接收、贮存、分发、回收、退还及未使用的处置等管理应当遵守相应的规定并保存记录。

试验用药品管理的记录应当包括日期、数量、批号/序列号、有效期、分配编码、签名等。研究者应当保存每位受试者使用试验用药品数量和剂量的记录。试验用药品的使用数量和剩余数量应当与申办者提供的数量一致。

（三）试验用药品的贮存应当符合相应的贮存条件。

（四）研究者应当确保试验用药品按照试验方案使用，应当向受试者说明试验用药品的正确使用方法。

（五）研究者应当对生物等效性试验的临床试验用药品进行随机抽取留样。临床试验机构至少保存留样至药品上市后 2 年。临床试验机构可将留存样品委托具备条件的独立的第三方保存，但不得返还申办者或者与其利益相关的第三方。

第二十二条　研究者应当遵守临床试验的随机化程序。

盲法试验应当按照试验方案的要求实施揭盲。若意外破盲或者因严重不良事件等情况紧急揭盲时，研究者应当向申办者书面说明原因。

第二十三条　研究者实施知情同意，应当遵守赫尔辛基宣言的伦理原则，并符合以下要求：

（一）研究者应当使用经伦理委员会同意的最新版的知情同意书和其他提供给受试者的信息。如有必要，临床试验过程中的受试者应当再次签署知情同意书。

（二）研究者获得可能影响受试者继续参加试验的新信息时，应当及时告知受试者或者其监护人，并作相应记录。

（三）研究人员不得采用强迫、利诱等不正当的方式影响受试者参加或者继续临床试验。

（四）研究者或者指定研究人员应当充分告知受试者有关临床试验的所有相关事宜，包括书面信息和伦理委员会的同意意见。

（五）知情同意书等提供给受试者的口头和书面资料均应当采用通俗易懂的语言和表达方式，使受试者或者其监护人、见证人易于理解。

（六）签署知情同意书之前，研究者或者指定研究人员应当给予受试者或者其监护人充分的时间和机会了解临床试验的详细情况，并详尽回答受试者或者其监护人提出的与临床试验相关的问题。

（七）受试者或者其监护人，以及执行知情同意的研究者应当在知情同意书上分别签名并注明日期，如非受试者本人签署，应当注明关系。

（八）若受试者或者其监护人缺乏阅读能力，应当有一位公正的见证人见证整个知情同意过程。研究者应当向受试者或者其监护人、见证人详细说明知情同意书和其他文字资料的内容。如受试者或者其监护人口头同意参加试验，在有能力情况下应当尽量签署知情同意书，见证人还应当在知情同意书上签字并注明日期，以证明受试者或者其监护人就知情同意书和其他文字资料得到了研究者准确地解释，并理解了相关内容，同意参加临床试验。

（九）受试者或者其监护人应当得到已签署姓名和日期的知情同意书原件或者副本和其他提供给受试者的书面资料，包括更新版知情同意书原件或者副本，和其他提供给受试者的书面资料的修订文本。

（十）受试者为无民事行为能力的，应当取得其监护人的书面知情同意；受试者为限制民事行为能力的人的，应当取得本人及其监护人的书面知情同意。当监护人代表受试者知情同意时，应当在受试者可理解的范围内告知受试者临床试验的相关信息，并尽量让受试者亲自签署知情同意书和注明日期。

（十一）紧急情况下，参加临床试验前不能获得受试者的知情同意时，其监护人可以代表受试者知情同意，若其监护人也不在场时，受试者的入选方式应当在试验方案以及其他文件中清楚表述，并获得伦理委员会的书面同意；同时应当尽快得到受试者或者其监护人可以继续参加临床试验的知情同意。

（十二）当受试者参加非治疗性临床试验，应当由受试者本人在知情同意书上签字同意和注明日期。

只有符合下列条件，非治疗临床试验可由监护人代表受试者知情同意：临床试验只能在无知情同意能力的受试者中实施；受试者的预期风险低；受试者健康的负面影响已减至最低，且法律法规不禁止该类临床试验的实施；该类受试者的入选已经得到伦理委员会审查同意。该类临床试验原则上只能在患有试验药物适用的疾病或者状况的患者中实施。在临床试验中应当严密观察受试者，若受试者出现过度痛苦或者不适的表现，应当让其退出试验，还应当给以必要的处置以保证受试者的安全。

（十三）病史记录中应当记录受试者知情同意的具体时间和人员。

（十四）儿童作为受试者，应当征得其监护人的知情同意并签署知情同意书。当儿童有能力做出同意参加临床试验的决定时，还应当征得其本人同意，如果儿童受试者本人不同意参加临床试验或者中途决定退出临床试验时，即使监护人已经同意参加或者愿意继续参加，也应当以儿童受试者本人的决定为准，除非在严重或者危及生命疾病的治疗性临床试验中，研究者、其监护人认为儿童受试者若不参加研究其生命会受到危害，这时其监护人的同意即可使患者继续参与研究。在临床试验过程中，儿童受试者达到了签署知情同意的条件，则需要由本人签署知情同意之后方可继续实施。

第二十四条　知情同意书和提供给受试者的其他资料应当包括：

（一）临床试验概况。

（二）试验目的。

（三）试验治疗和随机分配至各组的可能性。

（四）受试者需要遵守的试验步骤，包括创伤性医疗操作。

（五）受试者的义务。

（六）临床试验所涉及试验性的内容。

（七）试验可能致受试者的风险或者不便，尤其是存在影响胚胎、胎儿或者哺乳婴儿的风险时。

（八）试验预期的获益，以及不能获益的可能性。

（九）其他可选的药物和治疗方法，及其重要的潜在获益和风险。

（十）受试者发生与试验相关的损害时，可获得补偿以及治疗。

（十一）受试者参加临床试验可能获得的补偿。

（十二）受试者参加临床试验预期的花费。

（十三）受试者参加试验是自愿的，可以拒绝参加或者有权在试验任何阶段随时退出试验而不会遭到歧视或者报复，其医疗待遇与权益不会受到影响。

（十四）在不违反保密原则和相关法规的情况下，监查员、稽查员、伦理委员会和药品监督管理部门检查人员可以查阅受试者的原始医学记录，以核实临床试验的过程和数据。

（十五）受试者相关身份鉴别记录的保密事宜，不公开使用。如果发布临床试验结果，受试者的身份信息仍保密。

（十六）有新的可能影响受试者继续参加试验的信息时，将及时告知受试者或者其监护人。

（十七）当存在有关试验信息和受试者权益的问题，以及发生试验相关损害时，受试者可联系的研究者和伦理委员会及其联系方式。

（十八）受试者可能被终止试验的情况以及理由。

（十九）受试者参加试验的预期持续时间。

（二十）参加该试验的预计受试者人数。

第二十五条　试验的记录和报告应当符合以下要求：

（一）研究者应当监督试验现场的数据采集、各研究人员履行其工作职责的情况。

（二）研究者应当确保所有临床试验数据是从临床试验的源文件和试验记录中获得的，是准确、完整、可读和及时的。源数据应当具有可归因性、易读性、同时性、原始性、准确性、完整性、一致性和持久性。源数据的修改应当留痕，不能掩盖初始数据，并记录修改的理由。以患者为受试者的临床试验，相关的医疗记录应当载入门诊或者住院病历系统。临床试验机构的信息化系统具备建立临床试验电子病历条件时，研究者应当首选使用，相应的计算机化系统应当具有完善的权限管理和稽查轨迹，可以追溯至记录的创建者或者修改者，保障所采集的源数据可以溯源。

（三）研究者应当按照申办者提供的指导说明填写和修改病例报告表，确保各类病例报告表及其他报告中的数据准确、完整、清晰和及时。病例报告表中数据应当与源文件一致，若存在不一致应当做出合理的解释。病例报告表中数据的修改，应当使初始记录清晰可辨，保留修改轨迹，必要时解释理由，修改者签名并注明日期。

申办者应当有书面程序确保其对病例报告表的改动是必要的、被记录的，并得到研究者的同意。研究者应当保留修改和更正的相关记录。

（四）研究者和临床试验机构应当按"临床试验必备文件"和药品监督管理部门的相关要求，妥善保存试验文档。

（五）在临床试验的信息和受试者信息处理过程中应当注意避免信息的非法或者未授权的查阅、公开、散播、修改、损毁、丢失。临床试验数据的记录、处理和保存应当确保记录和受试者信息的保密性。

（六）申办者应当与研究者和临床试验机构就必备文件保存时间、费用和到期后的处理在合同中予以明确。

（七）根据监查员、稽查员、伦理委员会或者药品监督管理部门的要求，研究者和临床试验机构应当配合并提供所需的与试验有关的记录。

第二十六条　研究者的安全性报告应当符合以下要求：

除试验方案或者其他文件（如研究者手册）中规定不需立即报告的严重不良事件外，研究者应当立即向申办者书面报告所有严重不良事件，随后应当及时提供详尽、书面的随访报告。严重不良事件报告和随访报告应当注明受试者在临床试验中的鉴认代码,而不是受试者的真实姓名、公民身份号码和住址等身份信息。试验方案中规定的、对安全性评价重要的不良事件和实验室异常值,应当按照试验方案的要求和时限向申办者报告。

涉及死亡事件的报告,研究者应当向申办者和伦理委员会提供其他所需要的资料,如尸检报告和最终医学报告。

研究者收到申办者提供的临床试验的相关安全性信息后应当及时签收阅读,并考虑受试者的治疗,是否进行相应调整,必要时尽早与受试者沟通,并应当向伦理委员会报告由申办方提供的可疑且非预期严重不良反应。

第二十七条　提前终止或者暂停临床试验时,研究者应当及时通知受试者,并给予受试者适当的治疗和随访。此外:

(一)研究者未与申办者商议而终止或者暂停临床试验,研究者应当立即向临床试验机构、申办者和伦理委员会报告,并提供详细的书面说明。

(二)申办者终止或者暂停临床试验,研究者应当立即向临床试验机构、伦理委员会报告,并提供详细书面说明。

(三)伦理委员会终止或者暂停已经同意的临床试验,研究者应当立即向临床试验机构、申办者报告,并提供详细书面说明。

第二十八条　研究者应当提供试验进展报告。

(一)研究者应当向伦理委员会提交临床试验的年度报告,或者应当按照伦理委员会的要求提供进展报告。

(二)出现可能显著影响临床试验的实施或者增加受试者风险的情况,研究者应当尽快向申办者、伦理委员会和临床试验机构书面报告。

(三)临床试验完成后,研究者应当向临床试验机构报告;研究者应当向伦理委员会提供临床试验结果的摘要,向申办者提供药品监督管理部门所需要的临床试验相关报告。

第五章　申 办 者

第二十九条　申办者应当把保护受试者的权益和安全以及临床试验结果的真实、可靠作为临床试验的基本考虑。

第三十条　申办者应当建立临床试验的质量管理体系。

申办者的临床试验的质量管理体系应当涵盖临床试验的全过程,包括临床试验的设计、实施、记录、评估、结果报告和文件归档。质量管理包括有效的试验方案设计、收集数据的方法及流程、对于临床试验中做出决策所必须的信息采集。

临床试验质量保证和质量控制的方法应当与临床试验内在的风险和所采集信息的重要性相符。申办者应当保证临床试验各个环节的可操作性,试验流程和数据采集避免过于复杂。试验方案、病例报告表及其他相关文件应当清晰、简洁和前后一致。

申办者应当履行管理职责。根据临床试验需要可建立临床试验的研究和管理团队,以指导、监督临床试验实施。研究和管理团队内部的工作应当及时沟通。在药品监督管理部门检查时,研究和管理团队均应当派员参加。

第三十一条　申办者基于风险进行质量管理。

(一)试验方案制定时应当明确保护受试者权益和安全以及保证临床试验结果可靠的关键

环节和数据。

（二）应当识别影响到临床试验关键环节和数据的风险。该风险应当从两个层面考虑：系统层面，如设施设备、标准操作规程、计算机化系统、人员、供应商；临床试验层面，如试验药物、试验设计、数据收集和记录、知情同意过程。

（三）风险评估应当考虑在现有风险控制下发生差错的可能性；该差错对保护受试者权益和安全，以及数据可靠性的影响；该差错被监测到的程度。

（四）应当识别可减少或者可被接受的风险。减少风险的控制措施应当体现在试验方案的设计和实施、监查计划、各方职责明确的合同、标准操作规程的依从性，以及各类培训。

预先设定质量风险的容忍度时，应当考虑变量的医学和统计学特点及统计设计，以鉴别影响受试者安全和数据可靠的系统性问题。出现超出质量风险的容忍度的情况时，应当评估是否需要采取进一步的措施。

（五）临床试验期间，质量管理应当有记录，并及时与相关各方沟通，促使风险评估和质量持续改进。

（六）申办者应当结合临床试验期间的新知识和经验，定期评估风险控制措施，以确保现行的质量管理的有效性和适用性。

（七）申办者应当在临床试验报告中说明所采用的质量管理方法，并概述严重偏离质量风险的容忍度的事件和补救措施。

第三十二条　申办者的质量保证和质量控制应当符合以下要求：

（一）申办者负责制定、实施和及时更新有关临床试验质量保证和质量控制系统的标准操作规程，确保临床试验的实施、数据的产生、记录和报告均遵守试验方案、本规范和相关法律法规的要求。

（二）临床试验和实验室检测的全过程均需严格按照质量管理标准操作规程进行。数据处理的每个阶段均有质量控制，以保证所有数据是可靠的，数据处理过程是正确的。

（三）申办者应当与研究者和临床试验机构等所有参加临床试验的相关单位签订合同，明确各方职责。

（四）申办者与各相关单位签订的合同中应当注明申办者的监查和稽查、药品监督管理部门的检查可直接去到试验现场，查阅源数据、源文件和报告。

第三十三条　申办者委托合同研究组织应当符合以下要求：

（一）申办者可以将其临床试验的部分或者全部工作和任务委托给合同研究组织，但申办者仍然是临床试验数据质量和可靠性的最终责任人，应当监督合同研究组织承担的各项工作。合同研究组织应当实施质量保证和质量控制。

（二）申办者委托给合同研究组织的工作应当签订合同。合同中应当明确以下内容：委托的具体工作以及相应的标准操作规程；申办者有权确认被委托工作执行标准操作规程的情况；对被委托方的书面要求；被委托方需要提交给申办者的报告要求；与受试者的损害赔偿措施相关的事项；其他与委托工作有关的事项。合同研究组织如存在任务转包，应当获得申办者的书面批准。

（三）未明确委托给合同研究组织的工作和任务，其职责仍由申办者负责。

（四）本规范中对申办者的要求，适用于承担申办者相关工作和任务的合同研究组织。

第三十四条　申办者应当指定有能力的医学专家及时对临床试验的相关医学问题进行咨询。

第三十五条　申办者应当选用有资质的生物统计学家、临床药理学家和临床医生等参与试验,包括设计试验方案和病例报告表、制定统计分析计划、分析数据、撰写中期和最终的试验总结报告。

第三十六条　申办者在试验管理、数据处理与记录保存中应当符合以下要求:

(一)申办者应当选用有资质的人员监督临床试验的实施、数据处理、数据核对、统计分析和试验总结报告的撰写。

(二)申办者可以建立独立的数据监查委员会,以定期评价临床试验的进展情况,包括安全性数据和重要的有效性终点数据。独立的数据监查委员会可以建议申办者是否可以继续实施、修改或者停止正在实施的临床试验。独立的数据监查委员会应当有书面的工作流程,应当保存所有相关会议记录。

(三)申办者使用的电子数据管理系统,应当通过可靠的系统验证,符合预先设置的技术性能,以保证试验数据的完整、准确、可靠,并保证在整个试验过程中系统始终处于验证有效的状态。

(四)电子数据管理系统应当具有完整的使用标准操作规程,覆盖电子数据管理的设置、安装和使用;标准操作规程应当说明该系统的验证、功能测试、数据采集和处理、系统维护、系统安全性测试、变更控制、数据备份、恢复、系统的应急预案和软件报废;标准操作规程应当明确使用计算机化系统时,申办者、研究者和临床试验机构的职责。所有使用计算机化系统的人员应当经过培训。

(五)计算机化系统数据修改的方式应当预先规定,其修改过程应当完整记录,原数据(如保留电子数据稽查轨迹、数据轨迹和编辑轨迹)应当保留;电子数据的整合、内容和结构应当有明确规定,以确保电子数据的完整性;当计算机化系统出现变更时,如软件升级或者数据转移等,确保电子数据的完整性更为重要。

若数据处理过程中发生数据转换,确保转换后的数据与原数据一致,和该数据转化过程的可见性。

(六)保证电子数据管理系统的安全性,未经授权的人员不能访问;保存被授权修改数据人员的名单;电子数据应当及时备份;盲法设计的临床试验,应当始终保持盲法状态,包括数据录入和处理。

(七)申办者应当使用受试者鉴认代码,鉴别每一位受试者所有临床试验数据。盲法试验揭盲以后,申办者应当及时把受试者的试验用药品情况书面告知研究者。

(八)申办者应当保存与申办者相关的临床试验数据,有些参加临床试验的相关单位获得的其他数据,也应当作为申办者的特定数据保留在临床试验必备文件内。

(九)申办者暂停或者提前终止实施中的临床试验,应当通知所有相关的研究者和临床试验机构和药品监督管理部门。

(十)试验数据所有权的转移,需符合相关法律法规的要求。

(十一)申办者应当书面告知研究者和临床试验机构对试验记录保存的要求;当试验相关记录不再需要时,申办者也应当书面告知研究者和临床试验机构。

第三十七条　申办者选择研究者应当符合以下要求:

(一)申办者负责选择研究者和临床试验机构。研究者均应当经过临床试验的培训、有临床试验的经验,有足够的医疗资源完成临床试验。多个临床试验机构参加的临床试验,如需选择组长单位由申办者负责。

(二)涉及医学判断的样本检测实验室,应当符合相关规定并具备相应资质。临床试验中采集标本的管理、检测、运输和储存应当保证质量。禁止实施与伦理委员会同意的试验方案无关的生物样本检测（如基因等）。临床试验结束后，剩余标本的继续保存或者将来可能被使用等情况，应当由受试者签署知情同意书，并说明保存的时间和数据的保密性问题，以及在何种情况下数据和样本可以和其他研究者共享等。

（三）申办者应当向研究者和临床试验机构提供试验方案和最新的研究者手册，并应当提供足够的时间让研究者和临床试验机构审议试验方案和相关资料。

第三十八条 临床试验各方参与临床试验前，申办者应当明确其职责，并在签订的合同中注明。

第三十九条 申办者应当采取适当方式保证可以给予受试者和研究者补偿或者赔偿。

（一）申办者应当向研究者和临床试验机构提供与临床试验相关的法律上、经济上的保险或者保证，并与临床试验的风险性质和风险程度相适应。但不包括研究者和临床试验机构自身的过失所致的损害。

（二）申办者应当承担受试者与临床试验相关的损害或者死亡的诊疗费用，以及相应的补偿。申办者和研究者应当及时兑付给予受试者的补偿或者赔偿。

（三）申办者提供给受试者补偿的方式方法，应当符合相关的法律法规。

（四）申办者应当免费向受试者提供试验用药品，支付与临床试验相关的医学检测费用。

第四十条 申办者与研究者和临床试验机构签订的合同，应当明确试验各方的责任、权利和利益，以及各方应当避免的、可能的利益冲突。合同的试验经费应当合理，符合市场规律。申办者、研究者和临床试验机构应当在合同上签字确认。

合同内容中应当包括：临床试验的实施过程中遵守本规范及相关的临床试验的法律法规；执行经过申办者和研究者协商确定的、伦理委员会同意的试验方案；遵守数据记录和报告程序；同意监查、稽查和检查；临床试验相关必备文件的保存及其期限；发表文章、知识产权等的约定。

第四十一条 临床试验开始前，申办者应当向药品监督管理部门提交相关的临床试验资料，并获得临床试验的许可或者完成备案。递交的文件资料应当注明版本号及版本日期。

第四十二条 申办者应当从研究者和临床试验机构获取伦理委员会的名称和地址、参与项目审查的伦理委员会委员名单、符合本规范及相关法律法规的审查声明，以及伦理委员会审查同意的文件和其他相关资料。

第四十三条 申办者在拟定临床试验方案时，应当有足够的安全性和有效性数据支持其给药途径、给药剂量和持续用药时间。当获得重要的新信息时，申办者应当及时更新研究者手册。

第四十四条 试验用药品的制备、包装、标签和编码应当符合以下要求：

（一）试验药物制备应当符合临床试验用药品生产质量管理相关要求；试验用药品的包装标签上应当标明仅用于临床试验、临床试验信息和临床试验用药品信息；在盲法试验中能够保持盲态。

（二）申办者应当明确规定试验用药品的贮存温度、运输条件（是否需要避光）、贮存时限、药物溶液的配制方法和过程，及药物输注的装置要求等。试验用药品的使用方法应当告知试验的所有相关人员，包括监查员、研究者、药剂师、药物保管人员等。

（三）试验用药品的包装，应当能确保药物在运输和贮存期间不被污染或者变质。

（四）在盲法试验中，试验用药品的编码系统应当包括紧急揭盲程序，以便在紧急医学状态时能够迅速识别何种试验用药品，而不破坏临床试验的盲态。

第四十五条 试验用药品的供给和管理应当符合以下要求：

（一）申办者负责向研究者和临床试验机构提供试验用药品。

（二）申办者在临床试验获得伦理委员会同意和药品监督管理部门许可或者备案之前，不得向研究者和临床试验机构提供试验用药品。

（三）申办者应当向研究者和临床试验机构提供试验用药品的书面说明，说明应当明确试验用药品的使用、贮存和相关记录。申办者制定试验用药品的供给和管理规程，包括试验用药品的接收、贮存、分发、使用及回收等。从受试者处回收以及研究人员未使用试验用药品应当返还申办者，或者经申办者授权后由临床试验机构进行销毁。

（四）申办者应当确保试验用药品及时送达研究者和临床试验机构，保证受试者及时使用；保存试验用药品的运输、接收、分发、回收和销毁记录；建立试验用药品回收管理制度，保证缺陷产品的召回、试验结束后的回收、过期后回收；建立未使用试验用药品的销毁制度。所有试验用药品的管理过程应当有书面记录，全过程计数准确。

（五）申办者应当采取措施确保试验期间试验用药品的稳定性。试验用药品的留存样品保存期限，在试验用药品贮存时限内，应当保存至临床试验数据分析结束或者相关法规要求的时限，两者不一致时取其中较长的时限。

第四十六条 申办者应当明确试验记录的查阅权限。

（一）申办者应当在试验方案或者合同中明确研究者和临床试验机构允许监查员、稽查员、伦理委员会的审查者及药品监督管理部门的检查人员，能够直接查阅临床试验相关的源数据和源文件。

（二）申办者应当确认每位受试者均以书面形式同意监查员、稽查员、伦理委员会的审查者及药品监督管理部门的检查人员直接查阅其与临床试验有关的原始医学记录。

第四十七条 申办者负责药物试验期间试验用药品的安全性评估。申办者应当将临床试验中发现的可能影响受试者安全、可能影响临床试验实施、可能改变伦理委员会同意意见的问题，及时通知研究者和临床试验机构、药品监督管理部门。

第四十八条 申办者应当按照要求和时限报告药物不良反应。

（一）申办者收到任何来源的安全性相关信息后，均应当立即分析评估，包括严重性、与试验药物的相关性以及是否为预期事件等。申办者应当将可疑且非预期严重不良反应快速报告给所有参加临床试验的研究者及临床试验机构、伦理委员会；申办者应当向药品监督管理部门和卫生健康主管部门报告可疑且非预期严重不良反应。

（二）申办者提供的药物研发期间安全性更新报告应当包括临床试验风险与获益的评估，有关信息通报给所有参加临床试验的研究者及临床试验机构、伦理委员会。

第四十九条 临床试验的监查应当符合以下要求：

（一）监查的目的是为了保证临床试验中受试者的权益，保证试验记录与报告的数据准确、完整，保证试验遵守已同意的方案、本规范和相关法规。

（二）申办者委派的监查员应当受过相应的培训，具备医学、药学等临床试验监查所需的知识，能够有效履行监查职责。

（三）申办者应当建立系统的、有优先顺序的、基于风险评估的方法，对临床试验实施监查。监查的范围和性质可具有灵活性，允许采用不同的监查方法以提高监查的效率和有效性。申办者应当将选择监查策略的理由写在监查计划中。

（四）申办者制定监查计划。监查计划应当特别强调保护受试者的权益，保证数据的真实性，保证应对临床试验中的各类风险。监查计划应当描述监查的策略、对试验各方的监查职责、监查的方法，以及应用不同监查方法的原因。监查计划应当强调对关键数据和流程的监查。监查计划应当遵守相关法律法规。

（五）申办者应当制定监查标准操作规程，监查员在监查工作中应当执行标准操作规程。

（六）申办者应当实施临床试验监查，监查的范围和性质取决于临床试验的目的、设计、复杂性、盲法、样本大小和临床试验终点等。

（七）现场监查和中心化监查应当基于临床试验的风险结合进行。现场监查是在临床试验现场进行监查，通常应当在临床试验开始前、实施中和结束后进行。中心化监查是及时的对正在实施的临床试验进行远程评估，以及汇总不同的临床试验机构采集的数据进行远程评估。中心化监查的过程有助于提高临床试验的监查效果，是对现场监查的补充。

中心化监查中应用统计分析可确定数据的趋势，包括不同的临床试验机构内部和临床试验机构间的数据范围及一致性，并能分析数据的特点和质量，有助于选择监查现场和监查程序。

（八）特殊情况下，申办者可以将监查与其他的试验工作结合进行，如研究人员培训和会议。监查时，可采用统计学抽样调查的方法核对数据。

第五十条 监查员的职责包括：

（一）监查员应当熟悉试验用药品的相关知识，熟悉试验方案、知情同意书及其他提供给受试者的书面资料的内容，熟悉临床试验标准操作规程和本规范等相关法规。

（二）监查员应当按照申办者的要求认真履行监查职责，确保临床试验按照试验方案正确地实施和记录。

（三）监查员是申办者和研究者之间的主要联系人。在临床试验前确认研究者具备足够的资质和资源来完成试验，临床试验机构具备完成试验的适当条件，包括人员配备与培训情况，实验室设备齐全、运转良好，具备各种与试验有关的检查条件。

（四）监查员应当核实临床试验过程中试验用药品在有效期内、保存条件可接受、供应充足；试验用药品是按照试验方案规定的剂量只提供给合适的受试者；受试者收到正确使用、处理、贮存和归还试验用药品的说明；临床试验机构接收、使用和返还试验用药品有适当的管控和记录；临床试验机构对未使用的试验用药品的处置符合相关法律法规和申办者的要求。

（五）监查员核实研究者在临床试验实施中对试验方案的执行情况；确认在试验前所有受试者或者其监护人均签署了知情同意书；确保研究者收到最新版的研究者手册、所有试验相关文件、试验必须用品，并按照相关法律法规的要求实施；保证研究人员对临床试验有充分的了解。

（六）监查员核实研究人员履行试验方案和合同中规定的职责，以及这些职责是否委派给未经授权的人员；确认入选的受试者合格并汇报入组率及临床试验的进展情况；确认数据的记录与报告正确完整，试验记录和文件实时更新、保存完好；核实研究者提供的所有医学报告、记录和文件都是可溯源的、清晰的、同步记录的、原始的、准确的和完整的、注明日期和试验编号的。

（七）监查员核对病例报告表录入的准确性和完整性，并与源文件比对。监查员应当注意核对试验方案规定的数据在病例报告表中有准确记录，并与源文件一致；确认受试者的剂量改变、治疗变更、不良事件、合并用药、并发症、失访、检查遗漏等在病例报告表中均有记录；确认研究者未能做到的随访、未实施的试验、未做的检查，以及是否对错误、遗漏做出纠正等在病例报告表中均有记录；核实入选受试者的退出与失访已在病例报告表中均有记录并说明。

（八）监查员对病例报告表的填写错误、遗漏或者字迹不清楚应当通知研究者；监查员应当确保所作的更正、添加或者删除是由研究者或者被授权人操作，并且有修改人签名、注明日期，必要时说明修改理由。

（九）监查员确认不良事件按照相关法律法规、试验方案、伦理委员会、申办者的要求，在规定的期限内进行了报告。

（十）监查员确认研究者是否按照本规范保存了必备文件。

（十一）监查员对偏离试验方案、标准操作规程、相关法律法规要求的情况，应当及时与研究者沟通，并采取适当措施防止再次发生。

第五十一条　监查员在每次监查后，应当及时书面报告申办者；报告应当包括监查日期、地点、监查员姓名、监查员接触的研究者和其他人员的姓名等；报告应当包括监查工作的摘要、发现临床试验中问题和事实陈述、与试验方案的偏离和缺陷，以及监查结论；报告应当说明对监查中发现的问题已采取的或者拟采用的纠正措施，为确保试验遵守试验方案实施的建议；报告应该提供足够的细节，以便审核是否符合监查计划。中心化监查报告可以与现场监查报告分别提交。申办者应当对监查报告中的问题审核和跟进，并形成文件保存。

第五十二条　临床试验的稽查应当符合以下要求：

（一）申办者为评估临床试验的实施和对法律法规的依从性，可以在常规监查之外开展稽查。

（二）申办者选定独立于临床试验的人员担任稽查员，不能是监查人员兼任。稽查员应当经过相应的培训和具有稽查经验，能够有效履行稽查职责。

（三）申办者应当制定临床试验和试验质量管理体系的稽查规程，确保临床试验中稽查规程的实施。该规程应当拟定稽查目的、稽查方法、稽查次数和稽查报告的格式内容。稽查员在稽查过程中观察和发现的问题均应当有书面记录。

（四）申办者制定稽查计划和规程，应当依据向药品监督管理部门提交的资料内容、临床试验中受试者的例数、临床试验的类型和复杂程度、影响受试者的风险水平和其他已知的相关问题。

（五）药品监督管理部门根据工作需要，可以要求申办者提供稽查报告。

（六）必要时申办者应当提供稽查证明。

第五十三条　申办者应当保证临床试验的依从性。

（一）发现研究者、临床试验机构、申办者的人员在临床试验中不遵守试验方案、标准操作规程、本规范、相关法律法规时，申办者应当立即采取措施予以纠正，保证临床试验的良好依从性。

（二）发现重要的依从性问题时，可能对受试者安全和权益，或者对临床试验数据可靠性产生重大影响的，申办者应当及时进行根本原因分析，采取适当的纠正和预防措施。若违反试验方案或者本规范的问题严重时，申办者可追究相关人员的责任，并报告药品监督管理部门。

（三）发现研究者、临床试验机构有严重的或者劝阻不改的不依从问题时，申办者应当终止该研究者、临床试验机构继续参加临床试验，并及时书面报告药品监督管理部门。同时，申办者和研究者应当采取相应的紧急安全性措施，以保护受试者的安全和权益。

第五十四条　申办者提前终止或者暂停临床试验，应当立即告知研究者和临床试验机构、药品监督管理部门，并说明理由。

第五十五条　临床试验完成或者提前终止，申办者应当按照相关法律法规要求向药品监督管理部门提交临床试验报告。临床试验总结报告应当全面、完整、准确反映临床试验结果，临床试验总结报告安全性、有效性数据应当与临床试验源数据一致。

第五十六条　申办者开展多中心试验应当符合以下要求：

（一）申办者应当确保参加临床试验的各中心均能遵守试验方案。

（二）申办者应当向各中心提供相同的试验方案。各中心按照方案遵守相同的临床和实验室数据的统一评价标准和病例报告表的填写指导说明。

（三）各中心应当使用相同的病例报告表，以记录在临床试验中获得的试验数据。申办者若需要研究者增加收集试验数据，在试验方案中应当表明此内容，申办者向研究者提供附加的病例报告表。

（四）在临床试验开始前，应当有书面文件明确参加临床试验的各中心研究者的职责。

（五）申办者应当确保各中心研究者之间的沟通。

第六章　试　验　方　案

第五十七条　试验方案通常包括基本信息、研究背景资料、试验目的、试验设计、实施方式（方法、内容、步骤）等内容。

第五十八条　试验方案中基本信息一般包含：

（一）试验方案标题、编号、版本号和日期。

（二）申办者的名称和地址。

（三）申办者授权签署、修改试验方案的人员姓名、职务和单位。

（四）申办者的医学专家姓名、职务、所在单位地址和电话。

（五）研究者姓名、职称、职务，临床试验机构的地址和电话。

（六）参与临床试验的单位及相关部门名称、地址。

第五十九条　试验方案中研究背景资料通常包含：

（一）试验用药品名称与介绍。

（二）试验药物在非临床研究和临床研究中与临床试验相关、具有潜在临床意义的发现。

（三）对受试人群的已知和潜在的风险和获益。

（四）试验用药品的给药途径、给药剂量、给药方法及治疗时程的描述，并说明理由。

（五）强调临床试验需要按照试验方案、本规范及相关法律法规实施。

（六）临床试验的目标人群。

（七）临床试验相关的研究背景资料、参考文献和数据来源。

第六十条　试验方案中应当详细描述临床试验的目的。

第六十一条　临床试验的科学性和试验数据的可靠性，主要取决于试验设计，试验设计通常包括：

（一）明确临床试验的主要终点和次要终点。

（二）对照组选择的理由和试验设计的描述（如双盲、安慰剂对照、平行组设计），并对研究设计、流程和不同阶段以流程图形式表示。

（三）减少或者控制偏倚所采取的措施，包括随机化和盲法的方法和过程。采用单盲或者开放性试验需要说明理由和控制偏倚的措施。

（四）治疗方法、试验用药品的剂量、给药方案；试验用药品的剂型、包装、标签。

（五）受试者参与临床试验的预期时长和具体安排，包括随访等。

（六）受试者、部分临床试验及全部临床试验的"暂停试验标准"、"终止试验标准"。

（七）试验用药品管理流程。

（八）盲底保存和揭盲的程序。

（九）明确何种试验数据可作为源数据直接记录在病例报告表中。

第六十二条　试验方案中通常包括临床和实验室检查的项目内容。

第六十三条　受试者的选择和退出通常包括：

（一）受试者的入选标准。

（二）受试者的排除标准。

（三）受试者退出临床试验的标准和程序。

第六十四条　受试者的治疗通常包括：

（一）受试者在临床试验各组应用的所有试验用药品名称、给药剂量、给药方案、给药途径和治疗时间以及随访期限。

（二）临床试验前和临床试验中允许的合并用药（包括急救治疗用药）或者治疗，和禁止使用的药物或者治疗。

（三）评价受试者依从性的方法。

第六十五条　制定明确的访视和随访计划，包括临床试验期间、临床试验终点、不良事件评估及试验结束后的随访和医疗处理。

第六十六条　有效性评价通常包括：

（一）详细描述临床试验的有效性指标。

（二）详细描述有效性指标的评价、记录、分析方法和时间点。

第六十七条　安全性评价通常包括：

（一）详细描述临床试验的安全性指标。

（二）详细描述安全性指标的评价、记录、分析方法和时间点。

（三）不良事件和伴随疾病的记录和报告程序。

（四）不良事件的随访方式与期限。

第六十八条　统计通常包括：

（一）确定受试者样本量，并根据前期试验或者文献数据说明理由。

（二）显著性水平，如有调整说明考虑。

（三）说明主要评价指标的统计假设，包括原假设和备择假设，简要描述拟采用的具体统计方法和统计分析软件。若需要进行期中分析，应当说明理由、分析时点及操作规程。

（四）缺失数据、未用数据和不合逻辑数据的处理方法。

（五）明确偏离原定统计分析计划的修改程序。

（六）明确定义用于统计分析的受试者数据集，包括所有参加随机化的受试者、所有服用过试验用药品的受试者、所有符合入选的受试者和可用于临床试验结果评价的受试者。

第六十九条　试验方案中应当包括实施临床试验质量控制和质量保证。

第七十条　试验方案中通常包括该试验相关的伦理学问题的考虑。

第七十一条　试验方案中通常说明试验数据的采集与管理流程、数据管理与采集所使用的系统、数据管理各步骤及任务，以及数据管理的质量保障措施。

第七十二条　如果合同或者协议没有规定，试验方案中通常包括临床试验相关的直接查阅源文件、数据处理和记录保存、财务和保险。

第七章　研究者手册

第七十三条　申办者提供的《研究者手册》是关于试验药物的药学、非临床和临床资料的汇编，其内容包括试验药物的化学、药学、毒理学、药理学和临床的资料和数据。研究者手册目的是帮助研究者和参与试验的其他人员更好地理解和遵守试验方案，帮助研究者理解试验方案中诸多关键的基本要素，包括临床试验的给药剂量、给药次数、给药间隔时间、给药方式等，主要和次要疗效指标和安全性的观察和监测。

第七十四条　已上市药品实施临床试验，研究者已充分了解其药理学等相关知识时，可以简化研究者手册。可应用药品说明书等形式替代研究者手册的部分内容，只需要向研究者提供临床试验相关的、重要的、以及试验药物最近的、综合性的、详细的信息。

第七十五条　申办者应当制定研究者手册修订的书面程序。在临床试验期间至少一年审阅研究者手册一次。申办者根据临床试验的研发步骤和临床试验过程中获得的相关药物安全性和有效性的新信息，在研究者手册更新之前，应当先告知研究者，必要时与伦理委员会、药品监督管理部门沟通。申办者负责更新研究者手册并及时送达研究者，研究者负责将更新的手册递交伦理委员会。

第七十六条　研究者手册的扉页写明申办者的名称、试验药物的编号或者名称、版本号、发布日期、替换版本号、替换日期。

第七十七条　研究者手册应当包括：

（一）目录条目：保密性说明、签字页、目录、摘要、前言、试验药物的物理学、化学、药学特性和结构式、非临床研究（非临床药理学、动物体内药代动力学、毒理学）、人体内作用（人体内的药代动力学、安全性和有效性、上市使用情况）、数据概要和研究者指南、注意事项、参考资料（已发表文献、报告，在每一章节末列出）。

（二）摘要：重点说明试验药物研发过程中具重要意义的物理学、化学、药学、药理学、毒理学、药代动力学和临床等信息内容。

（三）前言：简要说明试验药物的化学名称或者已批准的通用名称、批准的商品名；试验药物的所有活性成分、药理学分类、及其在同类药品中的预期地位（如优势）；试验药物实施临床试验的立题依据；拟定的试验药物用于疾病的预防、诊断和治疗。前言中应当说明评价试验药物的常规方法。

（四）在研究者手册中应当清楚说明试验用药品的化学式、结构式，简要描述其理化和药学特性。说明试验药物的贮存方法和使用方法。试验药物的制剂信息可能影响临床试验时，应当说明辅料成分及配方理由，以便确保临床试验采取必要的安全性措施。

（五）若试验药物与其他已知药物的结构相似，应当予以说明。

（六）非临床研究介绍：简要描述试验药物非临床研究的药理学、毒理学、药代动力学研究发现的相关结果。说明这些非临床研究的方法学、研究结果，讨论这些发现对人体临床治疗意义的提示、对人体可能的不利作用和对人体非预期效应的相关性。

（七）研究者手册应当提供非临床研究中的信息：试验动物的种属、每组动物的数目和性别、给药剂量单位、给药剂量间隔、给药途径、给药持续时间、系统分布资料、暴露后随访期限。研究结果应当包括试验药物药理效应、毒性效应的特性和频度；药理效应、毒性效应的严重性或者强度；起效时间；药效的可逆性；药物作用持续时间和剂量反应。应当讨论非临床研究中最重要的发现，如量效反应、与人体可能的相关性及可能实施人体研究的多方面问题。若同一种属动物的有效剂量、非毒性剂量的结果可以进行比较研究，则该结果可用于治疗指数的讨论，并说明研究结果与拟定的人用剂量的相关性。比较研究尽可能基于血液或者器官组织水平。

（八）非临床的药理学研究介绍：应当包括试验药物的药理学方面的摘要，如可能，还应当包括试验药物在动物体内的重要代谢研究。摘要中应当包括评价试验药物潜在治疗活性（如有效性模型，受体结合和特异性）的研究，以及评价试验药物安全性的研究（如不同于评价治疗作用的评价药理学作用的专门研究）。

（九）动物的药代动力学介绍：应当包括试验药物在所研究种属动物中的药代动力学、生物转化以及分布的摘要。对发现的讨论应当说明试验药物的吸收、局部以及系统的生物利用度及其代谢，以及它们与动物种属药理学和毒理学发现的关系。

（十）毒理学介绍：在不同动物种属中相关研究所发现的毒理学作用摘要应当包括单剂量给药、重复给药、致癌性、特殊毒理研究（如刺激性和致敏性）、生殖毒性、遗传毒性（致突变性）等方面。

（十一）人体内作用：应当充分讨论试验药物在人体的已知作用，包括药代动力学、药效学、剂量反应、安全性、有效性和其他药理学领域的信息。应当尽可能提供已完成的所有试验药物临床试验的摘要。还应当提供临床试验以外的试验药物的使用情况，如上市期间的经验。

（十二）试验药物在人体的药代动力学信息摘要，包括药代动力学（吸收和代谢，血浆蛋白结合，分布和消除）；试验药物的一个参考剂型的生物利用度（绝对、相对生物利用度）；人群亚组（如性别、年龄和脏器功能受损）；相互作用（如药物-药物相互作用和食物的作用）；其他药代动力学数据（如在临床试验期间完成的群体研究结果）。

（十三）试验药物安全性和有效性：应当提供从前期人体试验中得到的关于试验药物（包括代谢物）的安全性、药效学、有效性和剂量反应信息的摘要并讨论。如果已经完成多项临床试验，应当将多个研究和亚组人群的安全性和有效性数据汇总。可考虑将所有临床试验的药物不良反应（包括所有被研究的适应症）以表格等形式清晰概述。应当讨论适应症或者亚组之间药物不良反应类型及发生率的重要差异。

（十四）上市使用情况：应当说明试验药物已经上市或者已获批准的主要国家和地区。从上市使用中得到的重要信息（如处方、剂量、给药途径和药物不良反应）应当予以概述。应当说明试验用药品没有获得批准上市或者退出上市的主要国家和地区。

（十五）数据概要和研究者指南：应当对非临床和临床数据进行全面分析讨论，就各种来源的有关试验药物不同方面的信息进行概述，帮助研究者预见到药物不良反应或者临床试验中的其他问题。

（十六）研究者手册应当让研究者清楚的理解临床试验可能的风险和不良反应，以及可能需要的特殊检查、观察项目和防范措施；这种理解是基于从研究者手册获得的关于试验药物的物理、化学、药学、药理、毒理和临床资料。根据前期人体应用的经验和试验药物的药理学，也应当向研究者提供可能的过量服药和药物不良反应的识别和处理措施的指导。

（十七）中药民族药研究者手册的内容参考以上要求制定。还应当注明组方理论依据、筛选信息、配伍、功能、主治、已有的人用药经验、药材基原和产地等；来源于古代经典名方的中药复方制剂，注明其出处；相关药材及处方等资料。

第八章　必备文件管理

第七十八条　临床试验必备文件是指评估临床试验实施和数据质量的文件，用于证明研究者、申办者和监查员在临床试验过程中遵守了本规范和相关药物临床试验的法律法规要求。

必备文件是申办者稽查、药品监督管理部门检查临床试验的重要内容,并作为确认临床试验实施的真实性和所收集数据完整性的依据。

第七十九条 申办者、研究者和临床试验机构应当确认均有保存临床试验必备文件的场所和条件。保存文件的设备条件应当具备防止光线直接照射、防水、防火等条件,有利于文件的长期保存。应当制定文件管理的标准操作规程。被保存的文件需要易于识别、查找、调阅和归位。用于保存临床试验资料的介质应当确保源数据或者其核证副本在留存期内保存完整和可读取,并定期测试或者检查恢复读取的能力,免于被故意或者无意地更改或者丢失。

临床试验实施中产生的一些文件,如果未列在临床试验必备文件管理目录中,申办者、研究者及临床试验机构也可以根据必要性和关联性将其列入各自的必备文件档案中保存。

第八十条 用于申请药品注册的临床试验,必备文件应当至少保存至试验药物被批准上市后 5 年;未用于申请药品注册的临床试验,必备文件应当至少保存至临床试验终止后 5 年。

第八十一条 申办者应当确保研究者始终可以查阅和在试验过程中可以录入、更正报告给申办者的病例报告表中的数据,该数据不应该只由申办者控制。

申办者应当确保研究者能保留已递交给申办者的病例报告表数据。用作源文件的复印件应当满足核证副本的要求。

第八十二条 临床试验开始时,研究者及临床试验机构、申办者双方均应当建立必备文件的档案管理。临床试验结束时,监查员应当审核确认研究者及临床试验机构、申办者的必备文件,这些文件应当被妥善地保存在各自的临床试验档案卷宗内。

第九章 附 则

第八十三条 本规范自 2020 年 7 月 1 日起施行。